Campus Online de Medicina Materno-Fetal
«Caldeyro Barcia»

El Médico y las Demandas Judiciales

Campus Online de Medicina Materno-Fetal
«Caldeyro Barcia»

El Médico y las Demandas Judiciales

Manuel Gallo

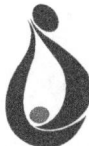

Título original
El Médico y las Demandas Judiciales

© Manuel Gallo Vallejo
2018

Editor
Manuel Gallo Vallejo

Diseño y diagramación
Jose M. Padilla
Instituto de Medicina Fetal Andaluz (IMFA)

ISBN: 9781793104830

Impreso en España
2018

Es una publicación de www.agoramedica.com

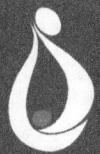

Proyecto Docente "Ágora Médica" (www.agoramedica.com)
Campus Online de Medicina Materno-Fetal «Caldeyro Barcia»
Diplomado en «Demandas Judiciales en Medicina»

Índice

Proyecto Docente "Ágora Médica" (www.agoramedica.com)
Campus Online de Medicina Materno-Fetal «Caldeyro Barcia»
Diplomado en «Demandas Judiciales en Medicina»

Dedicatoria

A mi amigo, hermano, profesor y sobre todo maestro Ernesto Fabre por todas sus enseñanzas recibidas en el mundo de las demandas y peritaciones judiciales.

Manolo Gallo

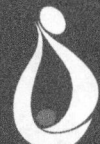

Proyecto Docente "Ágora Médica" (www.agoramedica.com)
Campus Online de Medicina Materno-Fetal «Caldeyro Barcia»
Diplomado en «Demandas Judiciales en Medicina»

Autor y Editor

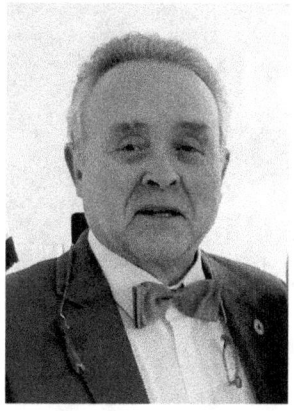

- Especialista en Obstetricia y Ginecología y Doctor en Medicina por la Universidad de Granada.
- Especialista en Perinatología por el CLAP de Montevideo y Universidad de la República (Uruguay).
- Director del Instituto de Medicina Fetal Andaluz (IMFA).
- Director de la Colección de Libros de Medicina Fetal y Perinatal (Ed. Amolca).
- Editor y Autor de tres libros sobre Monitorización Biofísica Fetal en Embarazo y Parto.
- Editor y Autor de dos libros de Demandas Judiciales en Medicina
- Presidente de Honor de la Sociedad Iberoamericana de Diagnóstico y Tratamiento Prenatal (SIADTP).
- Miembro de Honor de la Fundación Álvarez-Caldeyro Barcia (Montevideo).
- Miembro de Honor de las sociedades de Ecografía de Argentina, Perú, República Dominicana, Cuba, Ecuador y Venezuela.
- Perito Oficial para Demandas Judiciales de la SEGO.
- Ciudadano Ilustre de la ciudad de Asunción (Paraguay) y Guatemala Ciudad (Guatemala).
- Académico correspondiente extranjero de la Academia de Medicina del Paraguay.
- Profesor Visitante Extranjero de la Universidad Nacional de Asunción (Paraguay).
- Fundador y Director Científico del Proyecto Docente Ágora Médica y del Campus Online en Medicina Materno-Fetal "Caldeyro Barcia" (www.agoramedica.com).

Manuel Gallo Vallejo
(manologallo@agoramedica.com)

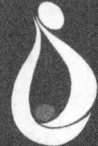
Proyecto Docente "Ágora Médica" (www.agoramedica.com)
Campus Online de Medicina Materno-Fetal «Caldeyro Barcia»
Diplomado en «Demandas Judiciales en Medicina»

Otros Autores

Fabre, Ernesto

Catedrático y Jefe del Servicio de Obstetricia y Ginecología. Hospital Clínico Universitario Lozano Blesa de Zaragoza. Facultad de Medicina. Universidad de Zaragoza. Instituto Aragonés de Ciencias de la Salud. Zaragoza. España. Perito Oficial de la Sociedad Española de Ginecología y Obstetricia (SEGO).

Kekiklian, Roberto

Profesor Adjunto de Obstetricia, Facultad de Medicina, Universidad de Buenos Aires. Presidente del Tribunal Superior de la Asociación Argentina de Perinatología. Gerente Médico de Caja de Seguros SA, Buenos Aires, Argentina. Coordinador del Área de Investigación en Docencia del Centro de Investigación en Salud Poblacional (CISAP), Buenos Aires, Argentina. Director de la Publicación Anales de Medicina Perinatal de Argentina.

Lapeña Aragües, Carlos María

Letrado del Ilustre Colegio Oficial de Médicos de Zaragoza. Abogado en ejercicio. Director del despacho: Lapeña-Aguirregomozcorta Abogados, S. L. P.

Lorenzo, Ricardo De

Abogado, Socio-Director del Bufete De Lorenzo Abogados (Madrid y Valencia). Académico Correspondiente Honorario de la Real Academia Nacional de Medicina. Presidente de la Asociación Española de Derecho Sanitario. Miembro del Comité de Presidentes de la Asociación Mundial de Derecho Médico y de la Asociación Iberoamericana de Derecho Sanitario. Asesor Jurídico para temas de responsabilidad profesional del Consejo General de Colegios de Médicos de España (Organización Médica Colegial Española).

Lorenzo y Aparici, Ricardo De

Abogado, Socio responsable del Área de Nuevas Tecnologías de De Lorenzo Abogados. Auditor de Protección de Datos Sanitarios. Máster en Derecho Sanitario. Experto en estrategia e innovación TIC sanitarias (Tecnologías de la Información y Comunicación).

Pérez de Oteyza, Jaime

Director del Departamento de Hematología y Oncohematología. HM Hospitales. Centro Integral Oncológico Clara Campal. Universidad CEU San Pablo. Madrid.

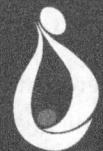

Proyecto Docente "Ágora Médica" (www.agoramedica.com)
Campus Online de Medicina Materno-Fetal «Caldeyro Barcia»
Diplomado en «Demandas Judiciales en Medicina»

Presentación

Este es un libro sobre Demandas Judiciales y el Médico, que creo de utilidad para todo el personal sanitario, ya que las demandas judiciales están aumentando, día a día, en España y en toda Latinoamérica, produciendo un gran y desconocido problema para el médico, ya que no estamos acostumbrados, dentro del ejercicio de nuestra profesión, a enfrentarnos con estos problemas de la justicia.

He incluido aspectos generales de las demandas judiciales que son de utilidad para el medico, en general y para todo el personal sanitario y también aspectos específicos, por mi condición de obstetra y ginecólogo, de esta especialidad, una de las más demandadas en los tribunales de justicia.

Sobre todo he intentado en este Manual, escribir de médico a médico, con ideas claras y huyendo de la terminología jurídica no fácilmente entendible por nosotros y para ello he introducido un capitulo al final a modo de "diccionario bilingüe: médico-jurídico", muy limitado, para intentar aclarar ciertos términos médicos para juristas y jurídicos para médicos.

Como es natural, entenderán que las Leyes y sentencias judiciales aquí mencionadas son las de España, pero no hay que olvidar que ya esta existiendo jurisprudencia entre sentencias de España y de Latinoamérica y viceversa.

Es muy conveniente que tengamos todos, médicos, juristas, medios de comunicación y familiares 2 conceptos muy claros:

a) Hay que ir desterrando el término de "error médico" y sustituyéndole por el de "resultado desfavorable". Lamentablemente para todos, los resultados desfavorables, van a seguir existiendo en nuestra especialidad y en Medicina. Es Ley de vida. Los médicos somos humanos y no Dioses.

b) La obligación del médico no es curar al enfermo (en la curación de un enfermo influyen muchos factores que se escapan del acto médico), sino actuar con diligencia, es decir aplicando la "lex artis". Nuestra obligación no es de resultados, sino de medios.

Igualmente los médicos y personal sanitario debemos tener en cuenta otro factor fundamental: Una historia clínica legible y bien cumplimentada, con informes completos, hora de inicio y finalización del acto médico, informes de pruebas diagnósticas complementarias y documento de consentimiento informado, es la mejor aliada del médico y una historia clínica mal cumplimentada es el peor enemigo del profesional sanitario.

La acusación de corporativismo que se nos hace a los médicos es falsa, ya que cuando un perito ha de hacer un informe oficial, tiene que hacerlo respetando sobre todo la verdad. Además no olvidemos que muchas demandas judiciales tienen su origen en otro médico del hospital o de otra institución que ha hecho a la paciente un comentario o una peritación totalmente negativa en relación con el acto profesional que hizo el medico.

Podríamos decir, recordando la famosa frase del político ingles Churchill, que nuestros adversarios están fuera del hospital y nuestros enemigos dentro (colegas y la misma institución hospitalaria, que muchas veces hace parecer, con su comportamiento, como si la demanda no fuese contra un medico de su hospital).

Más aún yo diría que en esta vida: hay amigos, conocidos, adversarios, enemigos, enemigos mortales y …. compañeros del hospital. La experiencia demuestra, lamentablemente, que ambas frases son verdad.

He sido solicitado, en reiteradas ocasiones, para realizar peritaciones judiciales, en la defensa de procesos jurídicos seguidos contra compañeros nuestros. Cuando he revisado el expediente judicial, en la historia clínica he observado, en forma reiterada, que en la mayoría de los casos, existían frecuentes errores burocráticos y documentales por parte del médico acusado, lógicos en médicos, pero poco justificables hoy día, si tenemos en cuenta el mundo en que vivimos y el profundo cambio que se ha producido en la relación medico-paciente.

Con la exclusiva idea de que la exposición de una serie de básicos comentarios, ideas y sugerencias, basados en mi experiencia profesional y en previas publicaciones de nuestro grupo de trabajo, pueda ser de utilidad a nuestros compañeros, he preparado este libro. Ojalá sea de utilidad.

El editor
Manuel Gallo

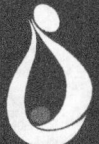
Proyecto Docente "Ágora Médica" (www.agoramedica.com)
Campus Online de Medicina Materno-Fetal «Caldeyro Barcia»
Diplomado en «Demandas Judiciales en Medicina»

Módulo I.
Conceptos
Fundamentales

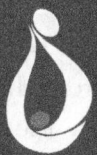

Proyecto Docente "Ágora Médica" (www.agoramedica.com)
Campus online de Medicina Materno-Fetal «Caldeyro Barcia»
Diplomado en «Demandas Judiciales en Medicina»
Módulo I. Conceptos Fundamentales
Unidad 1. Introducción

1

Introducción

Manuel Gallo

Según los informes de algunas compañías de seguros, las demandas judiciales contra médicos se han multiplicado por 20 en los últimos diez años. Y si a las denuncias propiamente dichas se suman las reclamaciones administrativas, y las protestas ante las Comisiones Deontológicas de los diversos Colegios de Médicos, las cifras se multiplican por cien.

El análisis pormenorizado de tales reclamaciones, nos reafirma en la idea de que en los últimos años, las relaciones médico-enfermo han sufrido un cambio de 180° y que una relación casi paternal se ha pasado a una relación de desconfianza, y a veces incluso de verdadera confrontación. Por otra parte se están introduciendo mecanismos de corrección absolutamente indeseables, no sólo para el médico, sino también y muy especialmente para el paciente y la sociedad, como por ejemplo la llamada «Medicina defensiva», una auténtica patología profesional, que el propio código ético de la Organización Médica Colegial subraya que es mala praxis. Se estima que actualmente el 69% de los médicos en España, ejerce la medicina defensiva por el temor a ser denunciado[1].

La afirmación del Magistrado del Tribunal Supremo, Soto Nieto[2] en 1995, de que «los supuestos en que un profesional sanitario puede verse implicado en su responsabilidad se acrecientan en proporción directa con el imparable progreso de la ciencia médica y la renovación incesante de sus técnicas», se ha visto confirmada con el tiempo.

Por otra parte, la demanda de la sociedad por técnicas de medicina perinatal (ecografía de alta resolución, monitorización fetal, doppler, amniocentesis, biopsia corial, cariotipo, etc.) se ha disparado en los últimos años de una forma espectacular, aumentando con ello las posibilidades de reclamaciones judiciales. El extraordinario avance de la medicina embrionaria y fetal, sin parangón en otras especialidades médicas, nos permite y exige cada vez realizar técnicas más precoces, más complejas y difíciles y por lo tanto de mayor «riesgo judicial».

El autor del estudio «Situación actual de la responsabilidad civil en el ámbito sanitario», publicado en 2006[3], asegura que en atención primaria un paciente es atendido en 4 o 6 minutos de promedio y uno de cada cien españoles está en lista de espera. «Todo ello lleva a un déficit en la atención y a un aumento en las reclamaciones», señala. Ante estas circunstancias «el 70% de los médicos actúa condicionado por el miedo a una demanda y de este porcentaje el 73% ha reconocido en diferentes foros médicos haber realizado prácticas de medicina defensiva».

El sistema de responsabilidad sanitaria no ha sido creado para permitir que toda paciente obtenga resarcimiento por un resultado desfavorable. Sin embargo, estamos en una de las oscilaciones del movimiento pendular por las que va pasando la interpretación de una legislación poco explícita sobre demandas sociales, cuyo resultado es el incremento de la judicialización por presuntas imprudencias médicas.

RANKING DE DENUNCIAS MÉDICAS

Esta siniestralidad por otra parte tiene unos «rankings» y los obstetras y ginecólogos vamos, por lo menos en el ámbito estatal, en segundo lugar, por detrás de los cirujanos plásticos y casi a la par con los anestesiólogos. Y dentro de la Obstetricia, el primer lugar de este siniestro escalafón parece ser que lo ocupamos los que nos dedicamos a la Medicina Perinatal y al Diagnóstico Prenatal.

En el ranking de denuncias por presunta mala praxis en España, destacan[4]:

1. Traumatología (complicaciones quirúrgicas)
2. Obstetricia (manejo del parto)
3. Servicios de Urgencias (diagnóstico de isquemia coronaria, fractura e ictus)
4. Cirugía general (complicaciones en cirugía intestinal y de vías biliares)
5. Ginecología (diagnóstico de patología maligna de la mama).

En Medicina satisfactiva (con obligación de resultado):

1. Oftalmología (cirugía refractiva y de catarata)
2. Cirugía estética (facial y mamaria)
3. Terapias esterilizadoras

Se ha estimado que el ajuste a los estándares de cuidado apropiados en los hospitales españoles podría evitar el 60% de los daños por efectos adversos relacionados con la atención obstétrica y el 50% de los relacionados con la asistencia en Ginecología[5]. Estamos hablando de efectos adversos que, según el estudio ENEAS, afectan al 3,2% de las pacientes obstétricas y al 10,4% de las ginecológicas.

El médico no puede permanecer ajeno a las estadísticas y debe ser consciente del problema que conlleva su ejercicio profesional, formándose en los aspectos básicos e imprescindibles para prevenir malos resultados y evitar demandas.

En un estudio realizado en España[1], el 17.7 de los médicos ha tenido un problema legal relacionado con el ejercicio de su profesión, mientras que el 60% conoce compañeros cercanos que han padecido este tipo de problemas en su entorno laboral. En este estudio se muestra que la actitud del médico ante la formación-información en materia médico-legal es positiva, ya que el 86,7% parece estar informado y al 13,3% no le importa el tema, destacando el hecho de que la formación médico-legal durante la licenciatura de Medicina es mala en casi el 50% de los casos, y además la información actual que se da al médico de estos temas la considera nula en un 39% de los casos. Estas cifras son, lógicamente, preocupantes e indican la necesidad de aumentar la información y la formación del médico en estos temas.

FACTORES SOCIALES

En el aumento de las demandas judiciales contra los médicos, están implicados varios tipos de factores sociales[6-8].

a. La población exige de la Medicina, rendimiento y eficacia. Se olvida que no siempre se pueden obtener los resultados diagnósticos o terapéuticos deseados y como no se consigue el bien buscado, se pone una demanda judicial.

b. El mayor grado de materialismo de nuestra sociedad, que sabe que de los médicos se pueden conseguir indemnizaciones y en definitiva, dinero. Es bien sabido, que muchas reclamaciones buscan, exclusivamente, la compensación económica. Este claro hecho esta haciendo que algunas de las grandes compañías de seguros, estén abandonando el ramo de la responsabilidad médica, como ha ocurrido con el grupo St.Paul, la 2.ª compañía de seguros de responsabilidad profesional médica en USA y uno de los líderes mundiales en este campo. Esta circunstancia producirá un incremento en las pólizas de los médicos.

c. El incremento de la asistencia hospitalaria, de la masificación, ya que favorece la imagen de maltrato del enfermo. En el hospital la relación médico-paciente suele ser corta e impersonal y ello favorece las reclamaciones. Por el contrario cuando la relación es larga y personal, como ocurre con el ejemplo de los trasplantes, las reclamaciones, a pesar del mal resultado, son la excepción.

d. El cambio negativo que ha experimentado en nuestra sociedad, la situación e imagen del médico, posiblemente como consecuencia de todo lo anterior.

TENDENCIA ACTUAL

Un dato muy importante es que las demandas judiciales antes iban más encaminadas hacia la mala praxis y sin embargo, ultimamente se dirigen hacia el daño desproporcionado y hacia el consentimiento informado. Se informan de cifras de 8 demandas judiciales por cada millón de actos sanitarios[9].

Ricardo De Lorenzo, Fundador y Presidente de la Asociación Española de derecho Sanitario, aboga claramente por mejorar la formación del médico y evitar errores en el consentimiento informado. Dice que 7 de cada 10 reclamaciones actuales se deben a falta de información o a vicios en el consentimiento informado. Asi mismo nos recuerda que los médicos tenemos la obligación de informar claramente a los ciudadanos de que el objeto de la medicina no es curar, sino atender con diligencia[10].

Los editores médicos de este Libro hemos sido solicitados, en reiteradas ocasiones, para realizar peritaciones judiciales, en procesos jurídicos seguidos contra compañeros nuestros. Cuando hemos revisado el expediente judicial, en la historia clínica hemos observado, en forma reiterada, que en la mayoría de los casos, existían frecuentes errores burocráticos y documentales por parte del médico acusado, lógicos en médicos, pero poco justificables hoy día, si tenemos en cuenta el mundo en que vivimos y el profundo cambio que se ha producido en la relación médico-paciente.

Con la exclusiva idea de que la exposición de una serie de básicos comentarios, ideas y sugerencias, basados en nuestra experiencia y en previas publicaciones de nuestro grupo de trabajo[11-33] pueda ser de utilidad a nuestros compañeros, hemos preparado este trabajo. Ojalá sea de utilidad.

Un tema importante y que debemos comentar en esta introducción del libro es la situación jurídica actual en relación con las modificaciones que ha habido en los últimos años sobre los aspectos jurídicos relacionados con las demandas judiciales en medicina.

SITUACIÓN JURÍDICA ACTUAL

En España, en la actualidad, la jurisprudencia ha vuelto claramente a la configuración de la responsabilidad médica como un supuesto de responsabilidad por culpa, alejándose así de alguna doctrina jurisprudencial, que en el pasado pudo provocar una verdadera preocupación al respecto[34,35].

Nos referimos a la línea de la cual puede considerarse el máximo exponente la Sentencia de 1 de julio de 1997, de la Sala Primera del Tribunal Supremo, que probablemente animó un buen número de reclamaciones. En esa sentencia, aunque más bien referida a la actuación del Servicio de Salud, se aludía a cuestiones tales como la inversión de la carga de la prueba y, aun más, a una propia responsabilidad objetiva.

Inversión de la carga de la prueba

La doctrina de la inversión de la carga de la prueba supone que una vez acreditado el daño por parte del paciente, la carga de la prueba quedaría desplazada y éste no tendría que probar la actuación negligente del médico, sino que el propio facultativo se vería obligado a demostrar que actuó de modo correcto, es decir, conforme a la lex artis.

Lo que en términos jurídicos se llama la «carga de la prueba» antes, debía ser aportada por la paciente o reclamante. Se aplicaba pues la doctrina de la obligación de actividad. Era necesario demostrar la falta de diligencia para apreciar incumplimiento. Actualmente la denunciante no tiene que demostrar nada de esto y es el médico quién tiene que demostrar su inocencia, es decir que la carga de la prueba ha pasado de la paciente denunciante, al médico.

Esta novedad, ya esta siendo aplicada en algunos tribunales latinoamericanos, como por ejemplo en la Argentina, según ha comunicado Ricardo Lens, abogado especialista en Derecho Sanitario[36].

La responsabilidad objetiva

La responsabilidad objetiva, dando un paso más, significa que producido el daño, su agente responde, sin que le quepa si quiera demostrar su actuación correcta. Esta responsabilidad objetiva se encuentra incorporada en la legislación sobre responsabilidad de productos, pero en ningún caso es aplicable a la actividad médica.

Como decimos, esta preocupante línea jurisprudencial ha sido corregida con posterioridad rotundamente por el Tribunal Supremo en numerosas Sentencias, entre las que cabría destacar, por su claridad, de 7 de mayo de 2007, en la que, con cita de las de 30 de enero de 2004, 15 de febrero de 2006, 26 de julio de 2006, 18 de diciembre de 2006 y 14 de febrero de 2007, se establece que. «La responsabilidad médica solo puede apreciarse cuando existe culpa o negligencia por parte de facultativo, que se concreta paradigmáticamente en la infracción de la lex artis ad hoc (reglas del oficio adecuadas al caso)».

No es aceptable la objetivación de la responsabilidad en un sistema de responsabilidad subjetiva o por culpa, como establece el artículo 1902 del Código Civil, ni tan siquiera mediante la doctrina del resultado desproporcionado, que sólo es admisible como procedimiento racional, encaminado, por vía de inferencias lógicas, a la demostración de la culpabilidad del autor del daño. Esta doctrina se confirma en la Sentencia del mismo Tribunal de 20 de noviembre de 2009, en la que puede leerse: «En el ámbito de la responsabilidad del profesional médico debe descartarse la responsabilidad objetiva y una aplicación sistemática de la técnica de la inversión de la carga de la prueba, desaparecida en la actualidad de la Ley de Enjuiciamiento Civil, salvo para supuestos debidamente tasados.

El criterio de imputación del artículo 1902 del Código Civil se funda en la culpabilidad y exige del paciente la demostración de la relación o nexo de causalidad y la de la culpa en el sentido de quedar plenamente acreditado en el proceso que el acto médico o quirúrgico enjuiciado fue realizado con infracción o no sujeción a las técnicas médicas o científicas exigibles para el mismo».

En cuanto a la aplicación de la legislación de consumidores y usuarios, también la Sentencia ya citada de 20 de noviembre de 2009, indica que «Según la más reciente jurisprudencia, dada su específica naturaleza, la responsabilidad fundada en la Ley de Consumidores y Usuarios no afecta a los actos médicos propiamente dichos, dado que es inherente a los mismos la aplicación de criterios de responsabilidad fundados en la negligencia por incumplimiento de la lex artis ad hoc. Por consiguiente la responsabilidad establecida por la legislación de consumidores únicamente es aplicable en relación con los aspectos organizativos o de prestación de servicios sanitarios.»

En el mismo sentido, las Sentencias de 26 de marzo y 17 de noviembre de 2004, de 5 y 26 de enero

de 2007 y de 4 de junio de 2009. Doctrina Jurisprudencial, esta, que se reitera en la Sentencia de 20 de mayo de 2011 con igual dicción que la que se acaba de transcribir.

Obligación de Resultados

Reflexión aparte merece, en nuestra opinión, en el panorama jurídico actual, la cuestión relativa a la llamada obligación de resultados, que se conecta con la llamada «medicina satisfactiva» de la que es la cirugía plástica (vulgarmente medicina estética) su principal exponente.

En efecto, así como la actividad médica general es calificada sistemáticamente en la jurisprudencia como una actividad de medios, en la que el facultativo cumple con poner a disposición del paciente todos los medios razonables según la lex artis ad hoc, en los casos de medicina no curativa sino satisfactiva, en que el paciente busca la mejora de su imagen personal, sin ser su intervención necesaria desde el punto de vista estricto de la salud, la jurisprudencia ha venido configurando la relación jurídica que entonces se establece entre médico y paciente como un contrato de obra (por contraposición al contrato de servicios) y, como consecuencia de ello, calificando como obligación de resultado, en el sentido de que el médico se comprometería a la obtención del resultado prometido al paciente que es la finalidad esencial del contrato de obra. De allí que en estos supuestos sea especialmente relevante el contrato en sí y adquiera, por lo tanto, una importancia capital el consentimiento informado, de manera que quede absolutamente claro a qué se compromete el médico y a qué no; qué puede garantizar y qué no le es posible asegurar al paciente.

En estos casos la última jurisprudencia del Tribunal Supremo, también ha corregido, en parte, alguna doctrina anterior, haciéndolo en Sentencias como la de 27 de septiembre de 2010, en donde se dice: «La distinción entre obligación de medios y de resultados no es posible de mantener en el ejercicio de la actividad médica, salvo que el resultado se pacte o se garantice, incluso en los supuestos más próximos a la llamada medicina voluntaria que a la necesaria o asistencial, cuyas diferencias tampoco aparecen muy claras en los hechos, sobre todo a partir de la asunción del derecho a la salud como una condición de bienestar en sus aspectos psíquicos y social, y no sólo físico (según se establece en las Sentencias de 30 de junio y 20 de noviembre de 2009)».

Obligación del médico es poner a disposición del paciente los medios adecuados y en especial ofrecerle la información necesaria en los términos que exige la Ley 14/1986 de 25 de abril, General de Sanidad, vigente en el momento de los hechos, teniendo en cuenta que los médicos actúan sobre personas, con o sin alteraciones de salud, y que la intervención médica está sujeta, como todas, al componente aleatorio propio de la misma, por lo que los riesgos o complicaciones que se pueden derivar de las distintas técnicas de cirugía utilizadas, especialmente la estética, son los mismos que los que resultan de cualquier otro tipo de cirugía: hemorragias, infecciones, cicatrización patológica o problemas con la anestesia, etc.

Lo contrario supone poner a cargo del médico una responsabilidad de naturaleza objetiva en cuanto se le responsabiliza exclusivamente por el resultado alcanzado en la realización del acto médico, equiparando el daño al resultado no querido ni esperado, ni menos aún garantizado, por esa intervención, al margen de cualquier valoración sobre culpabilidad y relación de causalidad, que, en definitiva, le impediría demostrar la existencia de una actitud médica perfectamente ajustada a la lex artis.

En cualquier caso, resulta evidente, en nuestra opinión, que en los supuestos en los que pudiera hablarse de medicina satisfactiva, hay que presentar una especialísima atención al contrato que se verifica con el paciente y al consentimiento informado.

Un punto que quisiéramos aclarar al comienzo de este trabajo, es que estas orientaciones van dirigidas a intentar ayudar a todos y cada uno de los especialistas que componen la Obstetricia y Ginecología, pero más concretamente la Medicina Perinatal y del Diagnóstico-Tratamiento Prenatal (por ser las facetas de nuestra especialidad más demandadas judicialmente), pero que para no tener que estar constantemente aludiendo a las distintas especialidades, vamos a utilizar la palabra médico como factor común de todas ellas. Lógicamente el lector notará fácilmente nuestra condición de obstetras y ginecólogos y también la de nuestros abogados, en la exposición.

BIBLIOGRAFÍA SELECCIONADA

1. Fuentes JC y Cabrera J. Curso de Medicina legal para médicos en atención primaria. www.diariomedico.com (07, noviembre, 2001).

2. Soto Nieto F: Daños derivados de negligencia médica. Tendencia progresiva hacia el establecimiento de un sistema de baremos. La Ley, 1995; 3773: 1-9.

3. Elguero JM. Situación actual de la responsabilidad civil en el ámbito sanitario. Madrid, 2006.

4. Responsabilidad civil y penal en Obstetricia. Manual de Riesgos Obstétricos. Ed. Castan, 2011.

5. Estudio ENEAS. Efectos adversos relacionados con la asistencia en Obstetricia y Ginecología. XXX Congreso de la SEGO, Barcelona 2009.

6. Fuentes JC y Cabrera J. Curso de Medicina legal para médicos en atención primaria. www.diariomedico.com (07, noviembre, 2001).

7. Rodríguez Pazos M. Responsabilidad médica. Jano, 6 de Enero de 1989, n.º 845.

8. Carrera JM.ª. Aspectos bioéticos y legales de las técnicas de diagnóstico prenatal. Prog Diag Prenat 1998.

9. Larios D. Publicación de Derecho Sanitario. 20, Febrero de 2012.

10. De Lorenzo R. El Mundo-Salud. 27 de Octubre de 2007.

11. Gallo M. Como prevenir las demandas judiciales en Medicina Fetal. En: Conceptos Fundamentales de Medicina Fetal y Perinatal (ed) M.Gallo y cols, capítulo 7: 183-201. Ed. Amolca, 2010.

12. Gallo M, Espinosa A, Fabre E. Aspectos medico-legales de la ultrasonografía en el diagnostico prenatal de malformaciones fetales. En: Ultrasonografía en Obstetricia. Ed. Bajo Arenas. En prensa, 2011.

13. Gallo M. Responsabilidad Civil de los Ginecólogos. Mesa Redonda: «El Ginecólogo y los Tribunales de Justicia». Colegio de Médicos de Málaga. Abril de 2001.

14. Gallo M, Fabre E, Palermo M y cols. Orientaciones para reducir las demandas judiciales en Diagnóstico Prenatal. Progr Diag Prenat 2001; 13 (4): 270-278.

15. Gallo M, Fabre E, Carrera JM et al. Guidelines to Reduce Lawsuits in Perinatal Medicine. Book of proceedings of

the 5th World Congress of Perinatal Medicine. Barcelona, September 23-27, 2001, p: 1267-1272. http://www.obgyn.net/medical.asp.

16. Carrera JM. The decalogue of prenatal ultrasonographic diagnosis. Prenatal and neonatal Medicine 1996; 1: 107-8.

17. Carrera JM. Principios Eticos Generales del Diagnóstico Prenatal. 1.ª Jornadas de Bioética en Obstetricia y Ginecología. Sociedad Española de Ginecología y Obstetricia. Juste, Madrid, 1999.

18. Gallo M. Memoria de la Sección de Diagnóstico Prenatal 1995-2003. Hospital Universitario Materno-Infantil de Málaga.

19. Carrera JM.ª. Aspectos bioéticos y legales de las técnicas de diagnóstico prenatal. Prog Diag Prenat 1998.

20. De Lorenzo R. Responsabilidad Legal del Profesional Sanitario. Edicomplet, Madrid, 2000.

21. De Lorenzo R y Martínez Pereda JM. El Médico y el farmacéutico ante el Codigo Penal. Edimsa, Madrid, 2003.

22. De Lorenzo R. Manuel Práctico de la ley Básica de Autonomía de los Pacientes para especialistas en Obstetricia y Ginecología. Saned, Madrid, 2003.

23. Carrera JM.ª. Aspectos bioéticos de las técnicas de diagnóstico prenatal. Comisión de Bioética en Obstetricia y Ginecología. Documentos. SEGO. 1999. www.sego.es.

24. Fabre E. Manual de Asistencia al Embarazo Normal (2.ª edición). Sección de Medicina Perinatal de la Sociedad Española de Ginecología y Obstetricia. Madrid, 2001.

25. Fabre E. Manual de Asistencia al Parto y Puerperio Normal. Sección de Medicina Perinatal de la Sociedad Española de Ginecología y Obstetricia. Madrid, 1995.

26. Fabre E. Manual de Asistencia al Embarazo Patológico. Sección de Medicina Perinatal de la Sociedad Española de Ginecología y Obstetricia. Madrid, 1997.

27. Fabre E. Manual de Asistencia al Parto y Puerperio Patológico. Sección de Medicina Perinatal de la Sociedad Española de Ginecología y Obstetricia. Madrid, 1999.

28. Carrera JM. Recomendaciones y Protocolos para el Diagnóstico Prenatal. Parte I y II. Asociación Europea de Medicina Perinatal. Monografía de Avances en Obstetricia y Ginecología. Wyeth Lederle, Madrid 1998.

29. De Lorenzo, R. Diario Médico, 7 de Noviembre de 2001.

30. De Lorenzo R. Noticias de Responsabilidad Médica. Noticias Médicas, n.º 3822, pag. 14, Noviembre de 2002.

31. De Lorenzo R. Noticias de Responsabilidad Médica. Noticias Médicas, n.º 3821, pag. 16, Noviembre de 2002.

32. Gallo M. Test Basal. En: Manual de Asistencia al Embarazo Normal (2.ª edición). Sección de Medicina Perinatal de la Sociedad Española de Ginecología y Obstetricia, Ed: E. Fabre. Madrid, 2001: 571-584.

33. Gallo M y cols. Meconio. Importancia médico-legal. En: Parto de Alto Riesgo y sus complicaciones. Capítulo 2.6, pagina 116-136. Eds: Vigil, Gallo, Espinosa y Ruoti. Ed. Amolca. 2012.

34. Lapeña C. Comunicación personal. Zaragoza 2012.

35. Carrera JM.ª. Aspectos bioéticos y legales de las técnicas de diagnóstico prenatal. Prog Diag Prenat 1998.

36. Lens R. VII Congreso Nacional de Derecho Sanitario. www.diariomedico.com (24, octubre, 2001).

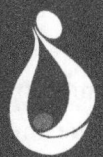

Proyecto Docente "Ágora Médica" (www.agoramedica.com)
Campus online de Medicina Materno-Fetal «Caldeyro Barcia»
Diplomado en «Demandas Judiciales en Medicina»
Módulo I. Conceptos Fundamentales
Unidad 2. Situación jurídica actual

2

Situación jurídica actual

Manuel Gallo

ÍNDICE

En España, hay un punto de inflexión en este incremento de las demandas, y tiene una fecha precisa: 1 de julio de 1997: Sentencia del Tribunal Supremo número 604. Esta sentencia que significó un giro de 180° en la doctrina del Tribunal Supremo, incluye tres novedades importantes:

DESVIACIÓN DE LA "CARGA DE LA PRUEBA"

Es la demostración documental o fáctica de una acusación.

Hasta este día, si alguien denunciaba a un médico por presunta mala praxis, tenía la obligación de demostrar que el médico había actuado con manifiesta negligencia, o por lo menos con falta de diligencia. Y naturalmente debía separarse claramente el error médico (que es humanamente inevitable) de la pura negligencia (que tiene "dolo").

Lo que en términos jurídicos se llama la "carga de la prueba" debía ser aportada por la paciente o reclamante. Se aplicaba pues la doctrina de la obligación de actividad. Era necesario demostrar la falta de diligencia para apreciar incumplimiento.

Actualmente la denunciante no tiene que demostrar nada de esto y es el médico o la administración sanitaria quién tiene que demostrar su inocencia, es decir que la carga de la prueba ha pasado de la paciente denunciante, al médico.

Esta novedad, ya esta siendo aplicada en algunos tribunales latinoamericanos, como por ejemplo en la Argentina, según ha comunicado Ricardo Lens, abogado especialista en Derecho Sanitario.

LA DOCTRINA JURÍDICA DE LA "OBLIGACIÓN DE LOS RESULTADOS"

Antes existía la doctrina jurídica de "obligación de actividades" y actualmente se ha sustituido por la obligación de resultados.

Es decir que lo que el médico ofrecía a las pacientes era un servicio médico de actividades, pero hoy se está convirtiendo en un servicio médico de resulta-

dos. De forma que si las cosas no salen como estaba previsto alguien tendrá que pagar, salvo que medie culpa por parte de la paciente o sucesos imprevisibles.

Es lo se denomina "obligación de resultados". La falta de obtención de estos resultados hace presumible la culpa. Esta doctrina es ya una realidad en especialidades como cirugía plástica y odontología y es muy posible que pronto lo sea en nuestra especialidad.

El Tribunal Supremo de España, viene estableciendo con carácter general que en el ejercicio de la medicina no puede exigirse al profesional de la misma una obligación de tener un resultado de curación del enfermo porque aquélla no es una ciencia exacta. No obstante, no se excluye la presencia de una mala praxis cuando el resultado producido sea desproporcionado con lo que es usual, según las reglas de la experiencia, el estado de la ciencia y las circunstancias de tiempo y lugar.

En este caso, la desproporción permite una inversión de la carga de la prueba que, si por norma y al no caber la objetivación de culpa en el actuar médico, corre a cargo de quien la alega, es decir, el paciente.

La desmesura del resultado producido ha de llevar al facultativo a acreditar aquellos pormenores imprevisibles o inevitables que hayan distorsionado el buen hacer que a todo médico se le presupone como norma, desde la obtención del título de especialista que se le ha otorgado previa demostración de unos conocimientos suficientes, de la actualización permanente de estos con asentamiento en la experiencia propia y en el progreso de la ciencia.

La vulneración de esta norma no puede quedar redimida por la instrucción que del acto se proporcione al paciente, ni por el simple consentimiento que éste preste a su causa, porque ni una ni otra alcanzan a ese no ortodoxo hacer. La aplicación de la teoría del daño desproporcionado por nuestros tribunales a casos de graves secuelas al feto durante el periodo neonatal viene siendo ampliamente estimada, y habrá de ser muy tenida en cuenta por los médicos especialistas en su quehacer cotidiano adoptando las necesarias cautelas.

Ya existen fallos judiciales que desprecian un formulario de consentimiento informado en cirugía estética, por no comprometerse al resultado. Igualmente y en un tema más cercano a nuestra especialidad, en urología, hay una sentencia que condena a un médico porque la vasectomía es de obligación de resultado.

PRINCIPIO DE "RESPONSABILIDAD OBJETIVA"

Se sienta el principio de "responsabilidad objetiva", es decir, que todo daño es resarcible mientras sea previsible.

Y por tanto hay que indemnizar todo daño y en todo caso la carga de la prueba incumbe fundamentalmente al médico, y no al paciente. En otras palabras, a la paciente le basta con acusarnos, no tiene que demostrar que hemos actuado negligentemente, somos nosotros que debemos demostrar que hemos actuado correctamente y de acuerdo con la "Lex Artis".

La situación se complica con la aplicación del nuevo Código Penal, que contiene dos artículos sorprendentes:

- *Artículo 157.* El que, por cualquier medio o procedimiento, causare en un feto *una lesión o enfermedad* que perjudique gravemente su normal desarrollo, o provoque en el mismo una grave tara física o psíquica, será castigado con pena de prisión de uno o cuatro años e inhabilitación especial para ejercer cualquier profesión sanitaria, para prestar servicios de toda índole en clínicas, establecimientos o consultorios ginecológicos, públicos o privados, por tiempo de dos a ocho años.
- *Artículo 158.* El que por imprudencia grave, cometiera los hechos descritos en el artículo anterior será castigado con las penas de arresto de 7 a 24 fines de semana e inhabilitación especial para ejercer cualquier profesión sanitaria, o para presentar servicios de toda índole, en clínicas, establecimientos o consultorios ginecológicos pú-

blicos o privados, por un tiempo de seis a tres años. La embarazada no será penada a tenor de este precepto.

Aparte de su peculiar redacción, la lectura de estos dos artículos inevitablemente induce a formularse algunas preguntas, ¿de qué se habla?, ¿de complicaciones surgidas en la extracción de un feto, o en la práctica del diagnóstico prenatal?, ¿de una agresión directa o accidental contra el feto o la madre?, ¿se penalizan las lesiones pero no la muerte del feto?

El 14 de Diciembre de 1998, entraba en vigor en España, la nueva ley de la Jurisdicción Contenciosa, que conllevada una importante reforma de la responsabilidad Sanitaria, en el sentido de que eliminaba la posibilidad de la querella civil contra los médicos del Servicio Nacional de Salud (INSALUD), pero por otra parte abría una vía al aumento de las demandas por la vía penal. En opinión del magistrado de la Sala Penal del Tribunal Supremo Español, José Manuel Martínez-Pereda, "la nueva normativa va a hipertrofiar notoriamente el número de reclamaciones penales, por el claro retraso que ya padece la jurisdicción contenciosa que desalentará a los pacientes y les obligará a buscar alternativas". Es la reacción natural de lo que el magistrado denomina "el paciente impaciente".

A pesar de todo, parece que ser objeto de un procedimiento judicial no equivale, gracias a Dios, a ser considerado culpable y, las cosas parece que se van tranquilizando un poco. Y, por esto, desde diversas instituciones judiciales y desde el mundo del derecho en general, se nos pretende tranquilizar asegurando que el número de condenas, tanto lo penal como por lo civil, es mínimo. Según parece alrededor del 9% de demandas. Sin embargo diversas compañías de seguros, y sus razones tendrán, consideran que el índice de siniestralidad es tan grande, que algunas incluso han decidido salirse de este mercado.

Por otra parte nos tememos que, ni los legisladores, ni los jueces, ni las compañías de seguros valoren realmente el desprestigio profesional que se cierne sobre un médico cuando, a pesar de ser declarado inocente con todos los pronunciamientos favorables, ha sido acusado de negligencia o mala práctica. Y no digamos ya las angustias que todo ello conlleva, un verdadero "vía crucis" para el médico. Porque además la máquina judicial no es precisamente rápida, sino todo lo contrario, con esperas de 4-5 años como promedio.

Efectivamente, como se señala anteriormente, en nuestro país, un punto de inflexión en el incremento de las demandas tiene una fecha precisa, el 1 de julio de 1997, en que se dictó la Sentencia de la Sala de lo Civil del Tribunal Supremo nº 604, la cual incluye las tres novedades importantes en materia de responsabilidad civil de los Médicos Especialistas, expuestas anteriormente.

Sin embargo, debe tenerse en cuenta que el ámbito de responsabilidad de los médicos (utilizamos este término, al igual que los autores del documento, como factor común de todas las especialidades que componen la familia de la Obstetricia y Ginecología) es mucho más amplio que el de la responsabilidad civil a que hace referencia la Sentencia de la Sala de lo Civil del Tribunal Supremo de 1 de julio de 1997.

En efecto, tras la reforma legal llevada a cabo en relación con el artículo 9.4 de la Ley Orgánica 1/1985, de 1 de julio, del Poder Judicial y la promulgación de la Ley 29/1998, de 13 de julio, Reguladora de la Jurisdicción Contencioso Administrativa, cuyo artículo 2. e) señala que el Orden Jurisdiccional Contencioso Administrativo conocerá de las cuestiones que se susciten en relación con la responsabilidad patrimonial de las Administraciones Públicas, cualquiera que sea la naturaleza de la actividad o el tipo de relación de que derive, no pudiendo ser demandadas aquéllas por éste motivo ante los Órdenes Jurisdiccionales Civil o Social; sin embargo, la Sala de Conflictos de Competencia del Tribunal Supremo, al menos en dos ocasiones, ha entendido que, cuando se demande directamente a la compañía aseguradora de la responsabilidad civil del médico, conocerá de la cuestión litigiosa la Jurisdicción Civil.

En consecuencia, en el momento presente las acciones sobre exigencia de responsabilidad por actos diagnósticos o terapéuticos de los profesionales sanitarios solamente pueden deducirse ante:

a) *El Orden Jurisdiccional Contencioso Administrativo* siempre y cuando el evento dañoso se haya producido en el ámbito de organización de la Sanidad Pública.

b) *El Orden Jurisdiccional Penal*, cuando el acto dañoso revista las características del ilícito penal, esto es del delito o falta y,

c) *El Orden Jurisdiccional Civil*, en el caso de que el médico preste sus servicios en el ámbito de organización de la medicina privada o, prestándolos en el ámbito de la medicina pública, cuando se demande por el paciente directamente a la Compañía Aseguradora del mismo.

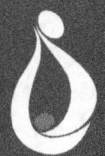
Proyecto Docente "Ágora Médica" (www.agoramedica.com)
Campus online de Medicina Materno-Fetal «Caldeyro Barcia»
Diplomado en «Demandas Judiciales en Medicina»
Módulo I. Conceptos Fundamentales
Unidad 3. Agresiones a personal sanitario y código penal

3

Agresiones a personal sanitario y código penal

Manuel Gallo

ÍNDICE

INTRODUCCIÓN

En los últimos cinco años se han contabilizado más de 2.000 agresiones a médicos en toda España. En ocho de cada diez casos, con lesiones físicas. Una vez en el juzgado, esos ataques se pueden considerar tanto faltas como delitos, algo que la Organización Médica Colegial (OMC) lleva años peleando por cambiar.

Tras los médicos, los enfermeros son los profesionales que sufren más agresiones, según un estudio reciente del Ministerio de Sanidad que habla de 30.000 profesionales sanitarios que sufrieron algún tipo de agresión física o verbal entre 2008 y 2012.

ESTUDIOS REALIZADOS

Hay dos estudios importantes en nuestro país, el realizado por el Colegio de Médicos de Jaén y el del Colegio de Médicos de Barcelona.

En el primero de ellos se aportan varios datos interesantes:

1. El 58% de los facultativos de atención primaria había sufrido alguna agresión a lo largo de su carrera, correspondiendo el 85% a abusos verbales, el 67,5% a amenazas y el 12,5% a agresiones físicas.

2. Según estos datos, la frecuencia de agresiones en nuestro país está muy por encima de lo publicado por la Organización Internacional del Trabajo, cuyos datos (publicados en el año 2004) referían que, de todos los trabajadores, son los de las administraciones públicas el colectivo que sufre mayor porcentaje de amenazas en el trabajo (12%), y los profesionales de la salud los que concentran la mayoría de actos violentos (24%). En el estudio del Colegio de Médicos de Jaén, esto se relaciona con la masificación de las consultas y con un déficit de comunicación médico-paciente.

3. En relación a las características del paciente agresor, se concluye que no existe un "perfil tipo",

sino que cualquier usuario del sistema sanitario puede producir una agresión, posiblemente por la frustración que genera el no ver satisfechas las expectativas por las que se acude al médico.

Y en este sentido hay muchas causas: la no consecución de la receta que se considera necesaria, la no realización de pruebas diagnósticas, la no remisión a consulta especializada o los largos tiempos de espera. Problemas, además, agravados por la masificación de las consultas y la escasez de tiempo para atender a los pacientes, que deriva en un trato despersonalizado que dificulta la comprensión y la amabilidad por ambas partes, en un ambiente sanitario en el que se ha propiciado una relación estrecha entre trabajador y usuario de la sanidad en el que el médico ha perdido su figura de referente social, quedando al mismo nivel que el paciente.

El trabajo realizado por el Colegio de Médicos de Barcelona dio lugar a la puesta en marcha de una Unidad Integral de Violencia contra los Médicos, con un acuerdo explícito de colaboración con los Mossos d´Esquadra para el seguimiento y coordinación de actuaciones, en el año 2012.

En dicho estudio realizaron una encuesta para conocer la frecuencia de la violencia real en los centros de trabajo del área de Barcelona, en el que resaltan los siguientes datos:

• El 33% de los médicos había sufrido algún tipo de violencia, y entre ellas, el 44% fueron agresiones verbales, el 28% agresiones físicas y el 26% amenazas.

• El estudio también determinó qué servicios eran la diana de mayores agresiones, con una distribución del 45% para los servicios de urgencia, un 28,6% para los centros de Atención Primaria y un 13,7% para las salas de hospitalización.

Analizando los datos sobre agresión verbal de ambos estudios, nos parecen tan importantes que podemos concluir que es necesario denunciar no sólo la violencia física grave, sino también la verbal, porque la perpetuación del problema sólo conlleva falta de motivación en el trabajo y efectos para la salud psicológica que pueden ser importantes incluso en ausencia de agresión física.

De hecho, algunos autores, consideran que la experiencia de haber sufrido episodios de agresión, ya sea física o verbal, y más aún el vivir cotidianamente bajo la amenaza de volver a sufrirlos, es sin duda alguna una importantísima fuente de estrés laboral que se puede ver agravada en caso de que los profesionales no perciban apoyo por parte de compañeros y directivos.

El abordaje desde las instituciones de forma preventiva sólo será eficaz si se tiene un conocimiento profundo que sólo puede conseguirse con la colaboración de los gestores y profesionales sanitarios.

Debe considerarse la visión, aunque sea breve, del marco legal que nos ampara, ya que actualmente el médico ostenta el carácter de funcionario público en el ejercicio de sus funciones, con el consiguiente agravamiento de las sanciones que se juzgan como delito de atentado, y conllevan prisión de uno a tres años, multa e inhabilitación para sufragio pasivo y la comunicación de antecedentes al Registro Central de Penados.

Desde el punto de vista legal, las injurias e insultos son faltas a las personas catalogadas en el artículo 620 del código penal, o bien falta al orden público en el artículo 634. Las amenazas son faltas a las personas tipificadas en el artículo 620.

De forma más general, la Ley 31/1995 de Prevención de Riesgos Laborales, en su artículo 14, establece que los trabajadores tienen derecho a una protección eficaz en materia de seguridad y salud en el trabajo. Es deber del empresario la protección de los trabajadores frente a los riesgos laborales; esto incluye a las Administraciones Públicas respecto del personal a su servicio.

ESTATUTO MARCO

Concretamente, en el Estatuto Marco del Personal Estatutario de los Servicios de Salud, el artículo 17 dice que el personal tiene "derecho a recibir asistencia y protección de las Administraciones Públicas y Servicios de Salud en el ejercicio de su profesión o en el desempeño de sus funciones".

Por todo lo referido hasta aquí, creemos que es importante que los profesionales tengan un marco de referencia amplio que pivote sobre tres pilares:

1. El *preventivo*: no sólo con formación, que también, en habilidades de la comunicación y manejo de situaciones de riesgo, sino además garantizando la correcta puesta en práctica de:
   - *Medidas de seguridad pasiva*: colocación adecuada de dispositivos de alarma o interfonos en consultas, diseño de salidas alternativas en los espacios de consulta e, incluso, valoración de la posibilidad de que no haya un profesional único en actividades que se consideren de riesgo.
   - *Medidas de seguridad activa*: y en este caso sí que hay que hacer hincapié en que en los servicios de urgencias hospitalarios, así como en algunos Centros de Salud de Atención Primaria con población conflictiva, se debe disponer de servicio de seguridad externo, en cuyo contrato debe explicitarse claramente la definición de funciones, así como las condiciones de lugar, tiempo y modo en que deben realizarse.
   - *Medidas en la atención domiciliaria*: importante tanto para los profesionales del SUMMA como de los Centros de Salud que hacen su trabajo en zonas de población que puedan considerarse conflictivas; se deben recomendar acciones protocolarias ante la realización de visitas a domicilios que pudieran entrañar riesgos para los profesionales.
2. La función de los Servicios de Prevención de Riesgos Laborales, considerando que las actividades que realizan en cuanto a la "ergonomía" de los trabajadores, están dirigidas a promover y proteger la salud de los mismos, al "controlar, adaptar y reducir aquellos factores que atentan contra el mantenimiento del nivel de salud disponible" en un sentido amplio.

O lo que es lo mismo, la ergonomía, además de tener como objetivo evitar accidentes de trabajo, también tiene una perspectiva de bienestar, tratando de adaptar las condiciones de trabajo al trabajador con el fin de aumentar el confort y la eficacia productiva. Ambos parámetros pueden verse afectados en caso de una agresión que, en definitiva, desde el punto de vista de la Salud Laboral, tiene la consideración de "accidente de trabajo" y, por tanto, si se requiere una baja, debe ser dada con este concepto, más si el agredido va a requerir con posterioridad una "adaptación del puesto de trabajo".

3. *La denuncia*: no tenemos que dejarlo pasar, porque nunca es excusa el miedo a las consecuencias o no conocer la vía para denunciar los hechos. Una vez que hemos sufrido una agresión, se deben poner en marcha los mecanismos legales que garanticen la reparación del daño causado.

En síntesis:

- Dejar registro en la historia clínica de lo sucedido y recabar toda la información posible sobre el agresor, la situación y los testigos.

- Comunicar el incidente, por anecdótico que parezca, a la Dirección Asistencial/Gerencia/Director de centro, según corresponda, e incluso al Colegio Oficial de Médicos, para que cada uno inicie los procedimientos propios de cada institución.

    Ante nuestro órgano directivo, hay que pedir el certificado de trabajador público para poder calificarlo como atentado a funcionario público. Del mismo modo, hay que solicitar la suspensión de la relación médico-paciente, mediante el cambio del mismo a otro centro y, si ello no es posible, efectuar el cambio de adscripción a otro médico.

- Solicitar asistencia médica con parte de lesiones (físicas o psicológicas), como apoyo a la posible denuncia legal.

- Traslado al Servicio de Prevención de Riesgos Laborales, solicitando informe lo más detallado posible sobre las lesiones sufridas y el tratamiento pautado. En caso de que se pre-

cise baja laboral, se considerará "accidente de trabajo".

- Denunciar ante la Fiscalía, Juzgado, Guardia Civil o Policía. En este punto, ha de hacerse notar que existe un procedimiento, firmado en el año 2008, entre la Fiscalía de Madrid y el Ilustre Colegio Oficial de Medicos de Madrid (ICOMEM) donde se explicita claramente cómo deben tratarse las agresiones a los médicos. Por tanto, la primera opción de denuncia debe considerarse ante la Fiscalía de Madrid.

REFORMA DEL CÓDIGO PENAL

La aprobación en el Congreso de los Diputados de la reforma del Código Penal en 2015, pone fin a esa heterogeneidad: agredir a médicos o profesores cuando trabajan es atentado contra la autoridad y conlleva hasta cuatro años de cárcel.

Una enmienda al artículo 550 del Código Penal aclara cuándo se produce un atentado contra funcionarios sanitarios y educativos, algo que la jurisprudencia ya venía recogiendo en muchos casos por la aprobación de normativas autonómicas y pronunciamientos judiciales.

La consideración abarca a 570.000 funcionarios docentes, según datos del Ministerio de Educación. También a 115.000 médicos y 165.000 enfermeros contabilizados en el Sistema Nacional de Salud, además de fisioterapeutas, técnicos y otros profesionales que se suman a otros empleados públicos ya considerados autoridad, como jueces o policías.

El articulo 550 del código penal español dice:

Son reos de atentado los que agredieren o, con intimidación grave o violencia, opusieren resistencia grave a la autoridad, a sus agentes o funcionarios públicos, o los acometieren, cuando se hallen en el ejercicio de las funciones de sus cargos.

Los atentados serán castigados con las penas de prisión de uno a cuatro años y multa de tres a seis meses si el atentado fuera contra autoridad

[...] *actos de atentado los cometidos contra los funcionarios docentes o sanitarios que se hallen en el ejercicio de las funciones propias de su cargo, o con ocasión de ellas.*

LA ORGANIZACIÓN MEDICA COLEGIAL

Juan José Rodríguez Sendín, presidente de la OMC, calificó este cambio como "el logro más importante en la lucha contra esta lacra" cuando presentó en marzo de 2015 los últimos datos sobre agresiones a facultativos.

La OMC creó en 2009 un Observatorio Nacional de Agresiones poco después de la muerte de la doctora María Eugenia Moreno, una residente de 34 años que fue asesinada por un paciente mientras trabajaba en un centro de salud de Moratalla (Murcia).

Pasados los años, muchas fiscalías provinciales fueron firmando protocolos o acuerdos con los sistemas sanitarios regionales para considerar las agresiones como delito de atentado. Incluso cuatro comunidades autónomas —Aragón, Valencia, Extremadura y Castilla y León— han aprobado leyes que así lo prevén.

Hay contento y a la vez disgusto con la reforma. Contento porque las denuncias ante una agresión a un médico van a ser tratadas de forma homogénea, considerándolas delito y con pena de cárcel para el agresor. Y disgusto porque se ha dejado pasar la oportunidad de hacer una ley específica, que incluyera también las amenazas, injurias, vejaciones y coacciones. No incluirlo de alguna manera supone que se permite la gratuidad del insulto al médico.

Los profesores y médicos de centros privados y concertados quedan fuera de la consideración de autoridad pública. La Organización Médico Colegial (OMC) ha pedido que se incluya a los médicos de la privada, sobre los que aumentaron los ataques en 2014. Un asunto importante que hay que aclarar es la situación de los profesionales de hospitales de gestión privada como los cuatro que ha abierto Madrid en los últimos años.

A efectos de servicios y acceso, son hospitales públicos, pero los médicos están contratados por una empresa privada. Por lo tanto se pide que todo el que trabaje en el sector público, con independencia del modelo de gestión, deba ser considerado autoridad igual.

TAMBIÉN LOS PROFESORES

No solo los sanitarios quedarán más protegidos. La Fiscalía General del Estado considera desde 2008 que también los profesores tienen la condición de autoridad a efectos penales. Así lo estableció en una circular para las fiscalías de toda España.

Ya distintas comunidades autónomas han impulsado normativas para proteger a los docentes públicos. Madrid abrió el debate en 2009. Le siguieron La Rioja, Comunidad Valenciana, Galicia y Castilla-La Mancha, entre otras. La LOMCE (Ley Orgánica para la Mejora de la Calidad Educativa) de 2013 incluye a directores y profesores como "autoridad pública" y reconoce que su testimonio prevalece sobre el de la familia o el alumno en caso de conflicto.

En el caso de los docentes, el sindicato ANPE elabora un informe anual a partir de las llamadas que reciben a la Oficina del Defensor del Profesor. El curso pasado 2014 registraron 3.300 llamadas de profesores. El 7% de ellas aludían a agresiones de alumnos y el 1%, de padres o familiares.

El cambio en el Código Penal apuntala así una realidad que ya se venía reconociendo. En los últimos años se han producido un gran número de sentencias en las que se ha condenado por el delito de atentado a padres y alumnos.

Ser autoridad en el Código Penal supone también responsabilidades. Si un docente da un cachete, por ejemplo, se considerará ahora delito de lesiones. Dirigirse a un alumno con un '¡Cállate, gordito!' era una amonestación administrativa y ahora es un delito contra la dignidad de la persona.

El cambio es importante pero no suficiente, parece ser, ya que hay que mejorar los protocolos de intervención e implicar a profesores, familias y autoridades. Hacer pedagogía y evitar estos casos.

SINDICATO AMYTS

En **AMYTS** *(Asociación de Médicos y Titulados Superiores de Madrid)*, se facilita apoyo a los pro-fesionales médicos que han sufrido agresiones como consecuencia del trabajo, acompañando al profesional en el itinerario marcado en el siguiente protocolo de apoyo:

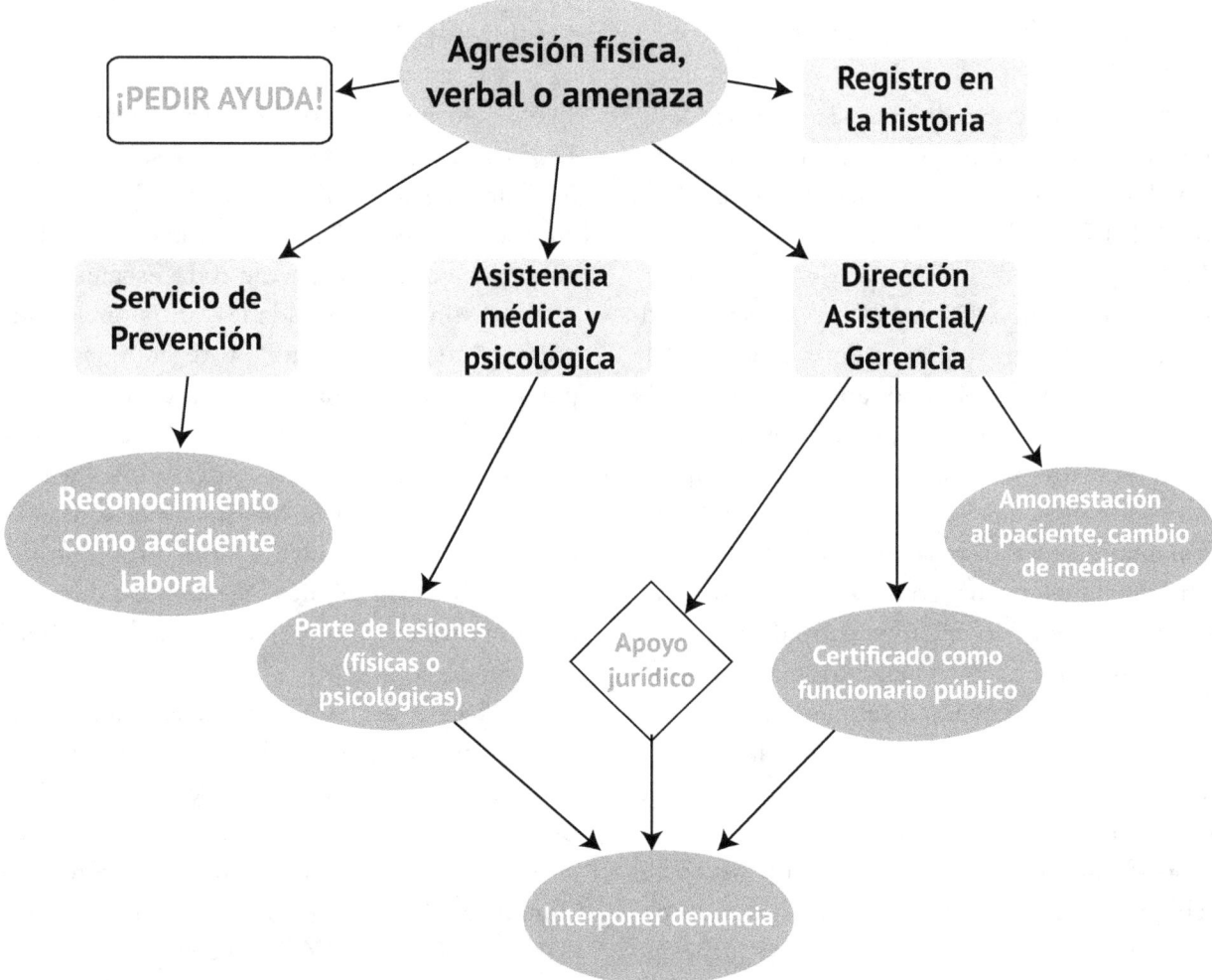

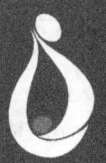

Proyecto Docente "Ágora Médica" (www.agoramedica.com)
Campus online de Medicina Materno-Fetal «Caldeyro Barcia»
Diplomado en «Demandas Judiciales en Medicina»
Módulo I. Conceptos Fundamentales
Unidad 4. Situación de las Demandas Judiciales en Latinoamérica

4

Situación de las Demandas Judiciales en Latinoamérica

Roberto Keklikián

EVOLUCIÓN DE LAS DEMANDAS JUDICIALES Y DE LOS ASEGURAMIENTOS

Las demandas judiciales contra profesionales médicos se han incrementado sostenidamente durante las últimas décadas en Latinoamérica tanto en su cantidad como en la diversidad de sus causas y como en la cantidad de países latinoamericanos en los que la litigiosidad ha aumentado desde su casi inexistencia hasta una importante incidencia en los costos del Sistema de Salud (debida a pago de resarcimientos por daños, gastos de defensa en juicios donde el médico es finalmente declarado inocente y costo de los aseguramientos acorde con los anteriores).

Por ejemplo, en Argentina 1 de cada 5 médicos tienen o han tenido una demanda por mala praxis, los juicios han encarecido significativamente el costo del sistema y resulta casi imposible realizar prestaciones para entidades de salud si previamente no se contrata un seguro con adecuada cobertura.

El riesgo siniestral es de tal magnitud que la mayor parte de las compañías de seguros en varios países latinoamericanos han dejado de ofrecer la cobertura por sus características de «riesgo de cola larga» (en Argentina es reclamable hasta 10 años después debiendo la aseguradora mantener previsiones y responder durante ese lapso). Salvo excepciones, la tendencia se caracteriza por compañías de seguros específicamente o principalmente dedicadas a este riesgo, las que en caso de malos resultados afrontan el riesgo de quiebra dejando desamparados a los contratantes de su cobertura.

LOS REPROCHES QUE GENERAN DEMANDAS

Hasta comienzos del siglo XXI, la responsabilidad médica que se demandaba era la referida a secuelas dañosas permanentes en los pacientes, como por ejemplo la parálisis cerebral en el recién nacido. Los letrados de la parte demandada centraban la defensa ya sea en la inexistencia del daño, ya sea en la ausencia de un error culpable (la obligación médica es en general «de medios» y no «de resultados»), o ya sea en la falta de nexo entre el daño y el error objetivado.

Sin embargo, en la última década comenzaron a tornarse más frecuentes reclamos por «errores» que se asociaban a:

- Ausencia de consentimiento informado.
- Pérdida de chance por parte del paciente.
- Daños temporarios que no dejaron secuela alguna.
- Otras causales varias de reclamo.

La responsabilidad civil comenzó a admitir pruebas más laxas respecto del daño reclamado y/o de su causalidad, siguiéndose el criterio que esta conducta favorecería «mayor responsabilidad social» para evitar causar daños. La realidad a nivel de la Medicina es que los médicos siempre tuvieron un alto nivel de precaución para evitar daños a sus pacientes (tan antiguo como el *primum non nocere* por todos conocido) y que estos criterios originan el aumento de la llamada «Medicina defensiva» que a nadie beneficia pero que crece día a día impulsada por el aumento de la litigiosidad y la aparición de fallos sólo preocupados por «resarcir a la víctima» sin acreditar objetivamente en la instancia judicial si realmente existe un victimario responsable o no lo hay.

LOS FALLOS JUDICIALES. DIVERSOS CRITERIOS APLICADOS

La responsabilidad médica ha sido ponderada con distintos criterios en los fallos judiciales. Con el objeto de ser didácticos, ejemplificaremos algunos clasificándolos esquemáticamente en:

- Condenatorios
- Absolutorios
- Intermedios

A continuación citaremos algunos fallos que toman distintos criterios extraídos de la Jurisprudencia

Argentina, recordando que los ordenamientos legales en la mayor parte de las naciones latinoamericanas presentan fuertes similitudes por derivar en común del Derecho Continental Europeo.

CRITERIOS CONDENATORIOS

Cuando está en juego la vida de una persona, el descuido o la negligencia más leves adquieren gravedad (CNC, Sala F, Mayo 1988 La Ley 1989, 587, n. 308).

Encontrándose comprometidos los derechos esenciales a la vida y a la dignidad de la persona -preexistentes a todo ordenamiento positivo- no cabe tolerar ni legitimar comportamientos indiferentes o superficiales que resultan incompatibles con el recto ejercicio de la medicina (JA. 1990-II-60, n. 40).

CRITERIOS NO CONDENATORIOS

En lo que hace al diagnóstico y tratamiento, la responsabilidad del médico sólo puede declararse en supuestos de faltas graves, de evidentes y groseras infracciones al arte de curar (CNEsp. CC Sala IV, Mayo 1988. La Ley 1988, 527, n. 116).

El médico que asume la atención de un enfermo nunca puede prometer la conservación de la vida del paciente ni la extirpación de la dolencia ... su obligación surgiría, en cambio, plena y categórica, si la falta cometida deriva de la inobservancia de las reglas de prudencia y atención o es producto de un grueso error científico (CNC, Sala F, 1988. JA. 1988, 334, n. 89).

CRITERIOS INTERMEDIOS

Tratándose de responsabilidad médica cada caso debe ser resuelto con un alto criterio de equidad, sin excesiva liberalidad para no consagrar prácticamente la impunidad con el consiguiente peligro para el enfermo; y sin excesiva severidad que lleve a tornar imposible el ejercicio de la medicina (C 5a. CC Córdoba, mayo 1984. La Ley 1985, 558, n. 164).

La responsabilidad médica ha de apreciarse con suma prudencia, teniendo en cuenta la índole de esa profesión, su carácter «algo conjetural» y los riesgos que su ejercicio supone en el estado actual de dicha ciencia-arte» (ED. 1981, 599, n. 159).

Para que pueda configurarse esta clase de responsabilidad es preciso que se acredite fehacientemente, que hubo negligencia, falta de idoneidad o imprudencia (ED. 1986, 509).

FALLOS EN LOS CASOS DE CONTROVERSIA CIENTÍFICA

Los temas de controversia médica obviamente no son pocos. La doctrina coincide en que *los jueces no pueden pronunciarse en litigios sobre puntos dudosos de la ciencia médica. La culpa comienza donde terminan las discusiones científicas* (Ed. 1982, 588, n. 11). Sin embargo, la actual accesibilidad de bibliografía y la llamada «medicina basada en evidencias» pueden ser utilizadas por las partes con razonable posibilidad de ser tomadas en cuenta en los fallos. El Consenso Argentino sobre Parálisis Cerebral se desarrolla con una metodología que parte de medicina basada en evidencias, y por ende los peritos médicos sólo podrían discrepar con el Consenso oponiéndole evidencia de igual o mayor nivel taxonómico. La simple opinión de un perito es un elemento de menor nivel en la taxonomía del conocimiento científico que un Consenso de Expertos (profesores universitarios) con información insumo de significativa calidad (medicina basada en evidencias).

LA FALTA MÉDICA SIN DAÑO PUEDE GENERAR UNA SANCIÓN ADMINISTRATIVA

La inobservancia de los reglamentos y de los deberes del cargo, constituyen otras formas de responsabilidad médica que podrán circunscribirse a la esfera administrativa si no se ocasionara daño al paciente, o sumarse a ello la instancia judicial si se lo provoca (CNC, Sala G, 1983. ED. 1984, 639, n. 19).

Este último fallo es aplicable a quien se retira de la guardia sin el relevo correspondiente. Si no produjera consecuencias dañosas corresponde la sanción administrativa. Si se hubiere causado daño, se le debe agregar la instancia judicial.

Cuando se reclama por mala praxis médica es importante establecer el nexo causal (relación de causalidad entre el daño y la culpa) para que exista responsabilidad:

La esencia de la obligación del médico impide considerar que la mera causación de un daño, permita inferir o descontar la existencia de culpa (CNC, Sala D, 1981. La Ley 1984, 672, n. 251).

ANÁLISIS DE DEMANDAS JUDICIALES EN LA ESPECIALIDAD DE OBSTETRICIA Y GINECOLOGÍA

Al realizar el análisis de 280 casos de demandas en Tocoginecología ocurridas entre 1998 y 2010 en Argentina, en 27 casos la culpa del profesional demandado resultaba evidente, en 98 casos resultaba controversial la existencia de la culpa y en 155 casos era clara la inexistencia de culpa.

La Fig. 4-1 muestra la clara prevalencia de demandas donde no existía culpa por parte del profesional a quien se acusaba, sin embargo un factor

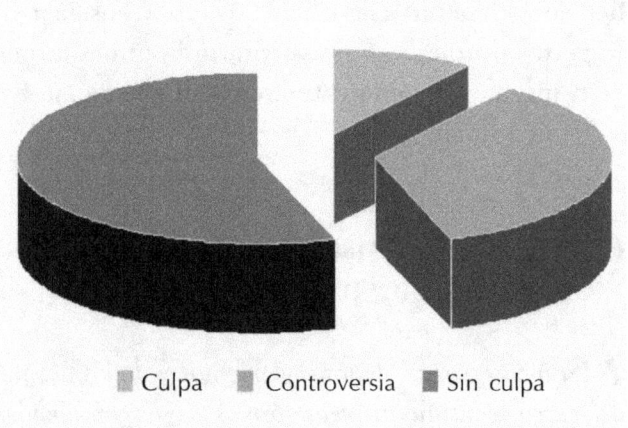

■ Culpa　■ Controversia　■ Sin culpa

Fig. 4-1. Análisis de culpabilidad sobre 280 demandas por mala praxis en la especialidad de tocoginecología.

puede explicar esta desproporción: el 100% de las demandas se originaron frente a un mal resultado y en la mayor parte de los casos no había fundamentación de nexo causal con algún supuesto error médico. La mayoría sostenía que el daño «per se» suponía un posible error médico «a investigar» y muchas de ellas estaban redactadas con terminología errónea o burda (por ejemplo utilizar como sinónimos los términos «circular de cordón» y «procidencia de cordón»). En ningún caso, aún tras haberse puesto en evidencia groseras falencias los jueces desestimaron las demandas, limitándose simplemente a que se corrigieran los términos groseramente equivocados o no se consideraran párrafos absurdos (en nuestra opinión, lo dicho por cada una de las partes es prueba de su diligencia y seriedad procesal, la que no debiera soslayarse en ningún caso).

En los 155 casos en que era clara la inexistencia de culpa, solo 57 la tenían correctamente documentada en la Historia Clínica. En 98 casos pese a existir claros indicios de ausencia de culpa, falencias documentales permitían a la parte acusadora continuar con la demanda con una razonable expectativa de obtener algún tipo de resarcimiento por un error reclamable desde que la lógica formal de la redacción de la historia clínica, pese a que en la realidad material no había ocurrido.

En 250 casos se había otorgado a la parte actora el beneficio de litigar sin gastos. Sólo 32 casos se encontraban a cargo de especialistas del Cuerpo Médico Forense y los restantes a cargo de peritos sorteados de entre una nómina de expertos. 100% de las pericias correspondientes a especialistas del Cuerpo Médico Forense respetaban cabalmente la «lex artis» pericial, mientras que esta situación se registró en tan solo 50% de los peritos sorteados de entre una nómina de expertos. Los errores cometidos por este último grupo de peritos resultaron groseros y posibles de evidenciar en 15 causas, las que fueron elevadas al Cuerpo Médico Forense (pero pese a esto, tan solo en 6 casos se decretó la nulidad de la pericia y la pérdida de honorarios por parte del perito y en ningún caso le cupo al perito sanción alguna por el daño que su pericia errónea hubiese causado a quienes eran juzgados)

Por esta situación la Asociación Argentina de Perinatología ha propuesto reformar los Códigos de Procedimiento para que toda demanda por mala praxis médica deba ser fundada adjuntando a la misma un dictamen médico de parte previo, que en ningún caso debería omitir informar para ser fundado:

a. Cuál es el daño
b. Cuál es el error o culpa médica
c. Cuál es el nexo causal entre ambos

Los peritos médicos deberían ser responsabilizados por la calidad y rigor científico de sus pericias, visto que toda pericia es una «experticia» y debiera realizarse con metodología científica apropiada.

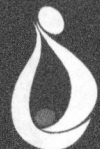

Proyecto Docente "Ágora Médica" (www.agoramedica.com)
Campus Online de Medicina Materno-Fetal «Caldeyro Barcia»
Diplomado en «Demandas Judiciales en Medicina»

Módulo II.
Formación Legal del Médico

Proyecto Docente "Ágora Médica" (www.agoramedica.com)
Campus Online de Medicina Materno-Fetal «Caldeyro Barcia»
Diplomado en «Demandas Judiciales en Medicina»

Proyecto Docente "Ágora Médica" (www.agoramedica.com)
Campus online de Medicina Materno-Fetal «Caldeyro Barcia»
Diplomado en «Demandas Judiciales en Medicina»
Módulo II. Formación Legal del Médico
Unidad 5. He recibido una Demanda Judicial: ¿Qué hago?

5

He recibido una Demanda Judicial: ¿Qué hago?

Manuel Gallo
Carlos M.ª Lapeña

ÍNDICE

Todo profesional que interviene en la actividad asistencial está obligado no sólo a la correcta prestación de sus técnicas, sino al cumplimiento de los deberes de información y de documentación clínica y al respeto de las decisiones adoptadas libre y voluntariamente por el paciente. (Artículo 2.6 de la Ley 41/2002 de 14 de noviembre).

INTRODUCCIÓN

Hemos querido comenzar este capítulo con una idea que es el resumen de lo que nos parece más fundamental de la actitud que estimamos necesaria para una buena y adecuada defensa en los procesos de responsabilidad dirigidos contra facultativos médicos y ello porque, sin perjuicio de que el tema que nos corresponde se refiere a la práctica ante la recepción de una «demanda judicial», no podemos dejar pasar la ocasión sin decir que la actitud ante una demanda no puede entenderse sino es en un contexto previo, en el que resulta trascendental en bastantes ocasiones, la debida observancia de lo que se acaba de transcribir.

Sin duda que el carácter de expertos de quienes intervienen posteriormente en este libro, proporcionarán ya al lector, un panorama claro de todas aquellas cuestiones jurídicas que al médico le interesa conocer.

Por ello la presente exposición tiene un contenido claramente práctico, de quien dirige un Despacho en el que durante muchos años se ha defendido a diario al Profesional Médico y de un médico que es Perito Oficial de la Sociedad Española de Ginecología y Obstetricia (SEGO).

¿ES CORRECTA LA TERMINOLOGÍA DE DEMANDA JUDICIAL?

Antes de nada permítasenos hacer una aclaración terminológica que conecte la precisión técnica con el tratamiento vulgar que en ocasiones tienen las dicciones utilizadas. Es cierto que en el mundo real, los interesados dicen haber recibido una «demanda judicial» dando a esta expresión un contenido amplio que, como vamos a ver, no se corresponde exactamente con la precisión terminológica jurídica.

En efecto, en este ámbito jurídico se denomina demanda exclusivamente al escrito iniciador de un proceso fundamentalmente en el ámbito civil y también en el laboral y en el Contencioso-administrativo; pero no es así en el ámbito penal, en el que el proceso puede iniciarse de oficio o, lo que es más habitual en temas médicos, en virtud de una denuncia o una querella formulada por el afectado, cuya diferencia es sustancialmente que en la segunda se ejercita la acción penal, pero que no parece un tema en el que debamos detenernos dados los fines de este texto.

Y como quiera que la estadística de la práctica nos demuestra que la mayor parte de las actuaciones contra médicos suele producirse inicialmente en el ámbito penal, lo cierto es que decir entonces «he recibido una demanda judicial», es una imprecisión técnica, perfectamente admisible y utilizada en el lenguaje vulgar, pero cuyo deslinde parecía necesario efectuar.

Entendida pues la cuestión como «qué hacer ante una actuación judicial», sea del orden que sea, que se dirige contra un facultativo, nos proponemos dar, sobre todo y como se ha dicho, una respuesta eminentemente práctica.

¿QUÉ PASOS DEBO SEGUIR ANTE UNA ACTUACIÓN O DEMANDA JUDICIAL?

Son los siguientes:

Buscar asesoramiento legal adecuado

Lo primero que hay que hacer, es buscar asesoramiento legal. Para ello tenemos 3 vías:

a. En España habitualmente lo que hacemos los médicos es dirigirnos a la Asesoría Jurídica del Colegio de Médicos y allí los letrados nos darán la primera asesoría sobre la Demanda recibida.

b. Una alternativa es dirigirse a la Sociedad Científica correspondiente, en este caso la Sociedad Española de Ginecología y Obstetricia (SEGO), en donde el gabinete jurídico nos asesorará convenientemente.

c. Otra alternativa válida es dirigirse directamente a un despacho de abogados, que conozcamos o que se nos haya indicado, y expongamos el tema correspondiente. En países donde gabinete jurídico del Colegio de Médicos o de la Sociedad Científica, no existe, suelen haber alternativas oficiales a las que debemos dirigirnos.

Si somos conscientes de nuestras propias limitaciones, incluso en la especialización que nos parece poseer, habremos de ser necesariamente respetuosos hacia el conocimiento profesional de otras materias que nos son ajenas y, en consecuencia, es lógico recomendar que ante cualquier situación que presente por lo inhabitual o lo extraño una dificultad, procure buscarse siempre el asesoramiento profesional óptimo.

La práctica enseña que un tanto por ciento muy alto de los errores que puedan cometerse en la defensa de un determinado supuesto, se producen en los primeros momentos, en los que el interesado, sin ningún asesoramiento previo y con la mejor de las voluntades, puede equivocarse. Y ese error cometido al principio resulta luego de muy difícil subsanación.

Comunicación con la compañía de seguros que asume la responsabilidad civil

Inmediatamente después de buscar la asesoría legal adecuada, debe producirse la comunicación a la compañía de seguros que asegure la responsabilidad civil, y decimos que inmediatamente después porque la obtención del asesoramiento debiera preceder a todo, pues puede ser necesario incluso para formular la comunicación al seguro. El plazo para tal comunicación suele venir establecido en las diferentes pólizas en 7 días y lo habitual es que el mismo gabinete de abogados con el que hemos hablado inicialmente, hagan esta comunicación a la compañía de seguros.

En la actualidad es difícil pensar que un facultativo médico ejerza la profesión en cualquiera de sus formas sin disponer de un seguro de responsabilidad civil. En el orden del ejercicio privado, la Ley 44/2003 de Ordenación de las Profesiones Sanitarias, en su artículo 46 establece la obligatoriedad de que los profesionales sanitarios que ejerzan en el ámbito de la asistencia sanitaria privada suscriban el oportuno seguro de responsabilidad, o un aval u otra garantía financiera que cubra las indemnizaciones que se puedan derivar de un eventual daño a las personas causado con ocasión de la prestación de la asistencia o servicios. El mismo precepto establece que en el supuesto de profesiones colegiadas, los Colegios Profesionales pueden adoptar las medidas necesarias para facilitar a sus colegiados el cumplimiento de esta obligación. Puede afirmarse que así es en todo el territorio español.

Por otro lado, quienes ejercen en un ámbito público suelen estar cubiertos por el seguro de responsabilidad que tenga suscrito la Administración a la cual prestan sus servicios o su trabajo. En cualquier caso, actuando con la debida prudencia, todo profesional debería comprobar la existencia de esa cobertura.

En ocasiones, también la cobertura puede venir tanto del seguro del que disponga la Administración Pública, como del propio seguro del Colegio de Médicos, que en esos casos suele estar previsto como un «plus» de cobertura sobre el de la referida Administración.

Saber qué tipo de Demanda Judicial es

Efectuada esta primera exposición, y antes de detenernos un poco más en la cuestión de los seguros, estimamos que es conveniente hacer una pequeña referencia a los distintos órdenes jurídicos en que puede producirse la reclamación contra el facultativo, pues el aseguramiento tiene un alcance distinto, según de qué orden se trate.

A modo de resumen, y para que se comprenda mejor lo que seguirá, diremos que, excluido el orden social (en el que en la práctica no se producen reclamaciones), los tres órdenes en que, de hecho, puede plantearse una acción judicial contra cualquier médico son el *orden civil, el orden penal y el orden Contencioso-administrativo*. Habitualmente el más utilizado por los reclamantes al principio suele ser el orden penal, en alguna menor medida el orden Contencioso-administrativo, mientras que el orden civil suele ser mucho menos utilizado en los inicios de la reclamación, sin perjuicio de que se inicien también procesos ante esa jurisdicción civil, habitualmente como consecuencia del sobreseimiento en la vía penal previa.

Orden Contencioso-Administrativo

En el orden contencioso-administrativo, se requiere siempre que la demandada sea una Administración Pública, de suerte que la afectación del médico es aquí, como se habrá visto, inicialmente colateral.

Normalmente en este orden, de incidencia menor y que por eso tratamos en primer lugar, todo suele comenzar el día en que el facultativo recibe un requerimiento de la Administración para la que trabaja a fin de que realice un informe de la atención prestada a un determinado usuario, como consecuencia de la reclamación que éste ha presentado ante la propia Administración (normalmente el Servicio de Salud correspondiente).

En este orden administrativo el interesado (paciente) no puede acudir directamente a la vía judicial (llamada, en este caso, contencioso-administrativa) sino que legalmente se ve compelido a efectuar primero una reclamación administrativa previa, que permita a la Administración decidir acerca de la solicitud de indemnización que plantee el ciudadano. Sólo desestimada en dicha vía administrativa su pretensión, podrá acudir el interesado a la jurisdicción contencioso-administrativa, es decir, a los Tribunales de Justicia.

Cuando al facultativo se le solicita ese informe suele ser en el seno de la tramitación de esa reclamación administrativa, por la que el paciente solicita el reconocimiento por la administración de su responsabilidad y en consecuencia el compromiso a indemnizarle en una determinada cantidad.

A partir del momento en que el médico emita (preferiblemente ya con el asesoramiento legal correspondiente) su informe, podrán pasar meses hasta que pueda tener nuevo conocimiento del caso. Y este nuevo conocimiento, aunque en teoría podía producirse como consecuencia de la interposición de recurso contencioso-administrativo y formulación de demanda, no solo contra la administración actuante sino contra el mismo, en la práctica se producirá como consecuencia de la obligación que impone la Ley reguladora de la Jurisdicción Contencioso-administrativa de notificar el proceso a todos los que aparecieran como posibles interesados en el expediente, concediéndoles el plazo legal (establecido en 9 días) para poder comparecer en dicho procedimiento.

Será entonces cuando el médico deberá obtener el asesoramiento jurídico necesario (o mejor, retomar el iniciado al tiempo de emitir el informe) para decidir si comparece o no en dicho procedimiento que irá principalmente dirigido contra la Administración. No cabe dar reglas generales en este caso, como no sea la antedicha de asesorarse inmediatamente, pues la decisión definitiva sobre si comparecer o no, debe ser estudiada en cada caso.

En conclusión, la búsqueda del asesoramiento jurídico debe ser la regla que observe el facultativo desde el principio, es decir desde el mismo momento que es requerido para informar.

Orden Penal

El orden penal es el que, como hemos dicho, suele marcar el inicio de las tribulaciones en que se ve inmerso el facultativo frente al que se presenta una reclamación. Se ha dicho, y no sin razón, que este orden tiene ventajas en el sentido de poder ser impulsado de oficio, de ser mucho más barato, de poder obtener pruebas sin costo (especialmente el informe del médico forense) y de crear una situación de ánimo en el denunciado o querellado que le haga proclive a pactar algún tipo de acuerdo.

Expuesto a manera de síntesis, el procedimiento se tramita a través de dos fases:

Fase de Instrucción

En el llamado Juzgado de Instrucción, en la que se produce la declaración del médico, así como de otros testigos, la aportación de la historia clínica y en la generalidad de los casos el informe del médico forense adscrito al Juzgado correspondiente.

La declaración, como imputado, supone una situación difícil en la mayoría de los casos, al enfrentarse al médico a un entorno que le es desconocido, con la carga propia de tratarse de una actuación penal. Contar con un buen asesoramiento es, en esos momentos, de la máxima importancia. La declaración no se le puede tomar sino es en presencia de un abogado, que será el que él designe, y sólo en el caso de que no hubiera hecho uso de tal facultad se le debería designar de oficio, ante la prohibición legal de tomarle declaración sin asistencia letrada. Esa primera declaración es trascendental y por eso debe ser minuciosamente preparada con el letrado que le vaya a asistir, cuya especialización en la materia aportará, sin duda, al médico un plus de tranquilidad, confianza y eficacia. Y decimos que es trascendental porque en ocasiones se ha podido comprobar que la mayor parte de los errores de la estrategia defensiva pueden producirse precisamente en esa primera declaración.

Fase de Juicio Oral (si procede)

Con todo el material que se vaya instruyendo, el Juez archivará o sobreseerá el procedimiento, o dictará Auto abriendo juicio oral, supuesto éste en el que el médico se enfrentará a un proceso, que normalmente será ante el Juzgado de lo Penal, salvo que el hecho se considere mera falta, en cuyo caso será enjuiciado por el propio Juzgado que haya instruido las diligencias.

El médico debería, en cualquier caso, colaborar del modo más activo y efectivo posible a su propia defensa, asesorando al Letrado sobre cuestiones médicas, buscando todo tipo de protocolos de Sociedades Científicas o de su Hospital (si los hubiere), referencias bibliográficas, sugiriendo pruebas que puedas solicitarse en su defensa, etc.

Dentro de este apartado, ha que señalar, también, que la generalidad de las pólizas denominadas de responsabilidad civil excluyen la cobertura de ésta en los supuestos de delitos de los denominados «dolosos», es decir de aquellos casos en los que el sujeto tiene la «conciencia y voluntad» de realizar la acción punible, como contraposición a los delitos denominados «imprudentes» o «negligentes», en los que la acción punible se comete por descuido, imprudencia o negligencia.

Orden Civil

En el orden civil el proceso comienza, como se ha dicho, mediante la formulación de una demanda que el médico recibirá en su domicilio, junto con el emplazamiento para que pueda comparecer ante el Juzgado y contestar dicha demanda, normalmente en un plazo de 20 días. A partir de ese momento deberá también de designar abogado que le defienda (y procurador que lo represente), salvo que esa facultad esté reservada en la póliza (lo que es bastante común) a la compañía que asegura la responsabilidad civil. Aun así, cuando pueda existir un conflicto de intereses el asegurador (la compañía aseguradora) deberá comunicarlo inmediatamente al médico asegurado y éste tendrá la posibilidad de designar a su propia defensa, y en tal supuesto, el asegurador quedará obligado a abonar los gastos de tal dirección jurídica hasta el límite pactado en la póliza.

Ahora bien, es necesario detenerse un poco más en este ámbito civil y por lo que respecta a exclusiones de cobertura que suelen ser comunes y generalizadas en las pólizas de responsabilidad civil diseñadas y ofertadas en relación con el ejercicio de la medicina.

a) *En primer lugar, haremos una breve referencia al consentimiento informado,* ya que la ausencia de éste suele ser contemplada como causa de exclusión de la cobertura. No vamos a abundar aquí más sobre la necesidad y la conveniencia de que se sea estricto y cuidadoso en el cumplimiento de todas las obligaciones relacionadas con el consentimiento informado.

b) *En segundo lugar, suele excluirse la medicina estética,* así como la llamada medicina satisfactiva, de modo que en esos casos no suele haber cobertura.

Medicina Estética y Satisfactiva

El adecuado tratamiento en los supuestos de medicina estética y satisfactiva, debe efectuarse antes de la producción de la reclamación, por medio de una elaboración muy cuidadosa e incluso prolija del consentimiento informado de manera que queden claramente establecidos los términos del contrato entre el paciente-cliente y el facultativo.

El problema proviene en que este tipo de medicina ha sido considerado tradicionalmente por la jurisprudencia como una obligación de resultado (ver apartado siguiente), en contraposición al concepto de obligación de medios que se predica de la medicina que se viene a llamar «curativa» para distinguirla de la puramente «satisfactiva». Al venir aplicando la jurisprudencia a este tipo de actuaciones el concepto de arrendamiento de obra (no de servicio) se llega a la conclusión de que al paciente se le garantiza un resultado, por lo que, como se dice, resulta de trascendental importancia delimitar qué es lo que se pretende con esa intervención, cuáles son los riesgos, expuestos lo más pormenorizadamente posible, a qué se compromete el médico interviniente, y qué riesgos, claramente especificados, asume el paciente-cliente, con especial referencia a la garantía o no de posibles resultados estéticos, que tan subjetivos resultan en su apreciación.

Comprender adecuadamente el marco en el que se desarrollan todas estas cuestiones tiene una utilidad innegable y puede resultar incluso más aleccionador que establecer un catálogo, necesariamente finito, de posibles actuaciones, que luego se podrán ver desbordadas por la realidad.

Pero esta consideración y sobre todo la dimensión práctica de esta colaboración obliga a señalar, a continuación una relación a modo de reglas generales de actuación, que como se ha dicho se podrán ver desbordadas luego por el caso concreto, pero que sí suponen una orientación mínima, probablemente imprescindible.

Y estas recomendaciones las haremos tanto desde el lado de lo que se debe hacer como desde el lado de lo que no se debe hacer.

¿QUÉ ES LO QUE DEBO HACER?

1. *Tratar adecuadamente el problema.* Lo primero que se debe hacer, por elemental que parezca, es partir de la consideración de que cuando se recibe una reclamación sea en el orden que sea, se tiene un problema, y que los problemas adecuadamente tratados, y si se les presta la atención suficiente, suelen poderse resolver satisfactoriamente.

2. *No hacer nada antes del asesoramiento jurídico.* La regla general inicial y aunque sea formulada de modo que parezca más bien un no hacer, es que, pro-activamente, debe abstenerse uno de cualquier actuación antes de recibir el adecuado asesoramiento jurídico.

3. *Recopilar toda la información posible para el abogado.* De cara a que ese asesoramiento sea lo más adecuado y efectivo posible, debe procurarse recopilar la mayor cantidad de información antes de la entrevista con el letrado, de modo que éste disponga de los suficientes elementos para poder diseñar, desde el principio, una estrategia de defensa adecuada.

4. *Elaborar un guión o informe del caso clínico.* Para ello suele ser una recomendación aceptable la elaboración de un guión de los aspectos que se consideran más importantes o, incluso si el tiempo lo permite, la realización de un memorándum más o menos extenso.

5. *Colaborar activamente con el letrado.* Debe colaborarse activamente en la preparación de las pruebas, especialmente de la prueba pericial que por su contenido técnico puede quedar fuera del alcance del letrado defensor, pues para su planteamiento adecuado serán necesarios, normalmente, los conocimientos técnicos que el propio médico posee.

6. *Procurar un letrado especializado.* De ahí también, que procurarse siempre una dirección letrada especializada en este tipo de procesos, tenga una ventaja indudable, como ya se ha sugerido, pues facilitará la comprensión real de la situación, del alcance de las pruebas y de su trascendencia, al tiempo que hará que el planteamiento ante el Tribunal de Justicia sea el más adecuado.

7. *Contactar con otros demandados.* En el supuesto de que haya otros demandados o denunciados, habitualmente resultará aconsejable un contacto con ellos que permita el intercambio de opiniones.

8. *Abstenerse de reconocimiento de responsabilidad.* También de modo necesario debe abstenerse de cualquier reconocimiento de la propia responsabilidad, pues ello, además, suele estar prohibido por el seguro.

¿QUÉ ES LO QUE NO DEBO HACER?

1. *Reunirse con la parte contraria o su abogado, sin asesoramiento legal.* Entre lo que no debe hacerse, en principio, nunca, se puede citar el hablar o acudir a cualquier reunión con la parte contraria y su abogado, sin el asesoramiento oportuno.

2. *No hacer informes escritos sin asesoramiento legal.* Una vez producida la demanda o reclamación, debe evitarse la emisión de informes escritos, sino son éstos elaborados con el asesoramiento jurídico adecuado.

3. *Evitar recibir documentos sin asesoría legal.* También se debe evitar la suscripción de cualquier tipo de documento, que no haya sido considerado aceptable por la dirección letrada.

4. *Contacto verbal con la parte demandante.* Por las mismas razones, se debe evitar el mantenimiento de conversaciones con el demandante o sus allegados, la entrega de documentos originales y la entrega de la historia clínica o sus datos, obviamente, salvo cuando resulta exigibles en cumplimiento de la legalidad vigente.

5. *Evitar la obsesión con la Demanda.* En el ámbito personal resulta muy recomendable no obsesionarse con lo ocurrido, pues sabido es que una mente obsesionada se halla probablemente en las antípodas de una mente clara y despierta.

RECOMENDACIONES EN RELACIÓN CON LAS RECLAMACIONES DE RESPONSABILIDAD MÉDICA

Para concluir vamos a tratar de efectuar algunas recomendaciones que no por la apariencia de lugares comunes, dejan de ser menos trascendentes en relación con las reclamaciones de responsabilidad médica.

Consentimiento Informado

Este apartado, como es fácilmente previsible, debe ser encabezado por un llamamiento con una *elaboración adecuada del consentimiento informado*, de modo que éste sea suficiente para que el interesado pueda adoptar su decisión con todas las garantías.

Como señala la Ley 41/2002 el consentimiento informado es la: «conformidad libre, voluntaria y consciente de un paciente, manifestada en el pleno uso de sus facultades después de recibir la información adecuada, para que tenga lugar una actuación que afecta a su salud».

De acuerdo con esa misma norma legal, la información que debe transmitirse al paciente es toda la disponible sobre cualquier actuación en el ámbito de su salud, si bien se reconoce el derecho del paciente a no ser informado, lo que deberá hacerse constar por escrito. La información, entre otras características, ha de ser comprensible para el paciente.

En los casos en que dicho consentimiento deba ser obtenido por escrito (intervención quirúrgica, procedimientos diagnósticos y terapéuticos invasores y, en general, aplicación de esos procedimientos que suponen riesgos o inconvenientes de notoria y previsible repercusión negativa sobre la salud) deberá contener, al menos, los siguientes aspectos:

a) Las consecuencias relevantes o de importancia que la intervención origina con seguridad.
b) Los riesgos relacionados con las circunstancias personales o profesionales del paciente.
c) Los riesgos probables en condiciones normales, conforme a la experiencia y al estado de la ciencia o directamente relacionados con el tipo de intervención.
d) Las contraindicaciones, complicaciones y posibles efectos segundarios.

Tiempo de reflexión para el paciente

Suele ser también recomendable que entre el momento en que se proporciona la información al paciente y éste adopta la decisión transcurra un lapso de tiempo que asegure que el paciente haya podido reflexionar sobre dicha decisión.

No «abandono del paciente»

Debe prestarse también mucha atención a lo que pudiera denominarse «abandono del paciente», es decir, la falta del seguimiento adecuado de su evolución clínica, sobre todo tras intervenciones quirúrgicas, pues ello puede dar lugar a procedimientos que se funden, precisamente, en un seguimiento inadecuado.

Adecuada documentación del proceso

Del mismo modo es necesario esforzarse en la adecuada documentación del proceso, con un cumplimiento lo más exacto posible de la historia clínica, pues dicha historia podrá ser un elemento fundamental para la defensa a la hora del enjuiciamiento de la actuación ante un Tribunal.

No vulnerar la confidencialidad

No debe olvidarse tampoco lo grave que puede resultar para el facultativo vulnerar la confidencialidad, pues ello comporta un tipo delictivo específico, cuyas consecuencias pueden ser graves, ya que el artículo 199 del Código Penal castiga al profesional que, con incumplimiento de su obligación de sigilo o reserva, divulgue los secretos de otra persona, con la pena de prisión 1 a 4 años, multa de 12 a 24 meses e inhabilitación especial para dicha profesión por tiempo de 2 a 6 años.

Conclusión Final

En el mundo actual resulta imposible evitar que se produzcan reclamaciones en todos los órdenes, pero quien sea cuidadoso a la hora de prevenirlas, y preste la adecuada atención si es que suceden, estará en mejores condiciones de salir indemne de la situación, que es de lo que se trata.

BIBLIOGRAFÍA SELECCIONADA

1. Responsabilidad civil y penal en Obstetricia. Manual de Riesgos Obstétricos. Ed. Castan, 2011.
2. Estudio ENEAS. Efectos adversos relacionados con la asistencia en Obstetricia y Ginecologia. XXX Congreso de la SEGO, Barcelona 2009.
3. Gallo M. Como prevenir las demandas judiciales en Medicina Fetal. En: Conceptos Fundamentales de Medicina Fetal y Perinatal (ed) M.Gallo y cols, capítulo 7: 183-201. Ed. Amolca, 2010.
4. Gallo M, Espinosa A, Fabre E.. Aspectos médico-legales de la ultrasonografía en el diagnostico prenatal de malformaciones fetales. En: Ultrasonografía en Obstetricia. Ed. Bajo Arenas. 2011.
5. De Lorenzo R. Responsabilidad Legal del Profesional Sanitario. Edicomplet, Madrid, 2000.
6. De Lorenzo R. Manuel Práctico de la ley Básica de Autonomía de los Pacientes para especialistas en Obstetricia y Ginecología. Saned, Madrid, 2003.

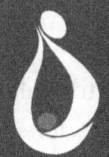

Proyecto Docente "Ágora Médica" (www.agoramedica.com)
Campus online de Medicina Materno-Fetal «Caldeyro Barcia»
Diplomado en «Demandas Judiciales en Medicina»
Módulo II. Formación Legal del Médico
Unidad 6. Historia Clínica del Paciente (e-mail y teléfono)

6

Historia Clínica del Paciente (e-mail y teléfono)

Ricardo De Lorenzo
Ricardo De Lorenzo y Aparici
Manuel Gallo

ÍNDICE

INTRODUCCIÓN

Una historia clínica incompleta o incorrectamente cumplimentada, es siempre un factor negativo para el médico: falta de información médica en la historia, es sinónimo de «negativa o desfavorable» información, es lo que hemos leído y oído muchas veces en sentencias y procesos judiciales[1].

Según la Ley Básica de Autonomía del Paciente y de Derechos y Obligaciones en Materia de Información y Documentación Clínica[2], ya antes referida en capítulos anteriores, la historia clínica queda configurada[3] como un conjunto de documentos que es necesario conservar para el futuro —un periodo mínimo de cinco años— por motivos judiciales y, además, por razones «epidemiológicas, de investigación o de organización y funcionamiento del Sistema Nacional de Salud». En este sentido, la norma establece que será aplicable la Ley de Protección de Datos[4] a la documentación clínica[5].

El período mínimo de cinco años[6] no interfiere en el resto de normativas autonómicas, que han previsto plazos de tiempo más extensos (Cataluña, por ejemplo, contempla en estos momentos 15 años)[7]. Por otra parte, la ley nacional encomienda a las autonomías aprobar «las disposiciones necesarias para que los centros sanitarios puedan adoptar las medidas técnicas y organizativas adecuadas para archivar y proteger las historias clínicas y evitar su destrucción o su pérdida accidental», en clara alusión a los casos periódicos de infracciones y denuncias[8].

DERECHO DEL PACIENTE

La Ley 41/2002 en su artículo 18. 1 consagra el derecho del paciente a acceder a la documentación de la historia clínica y a obtener copia de los datos que figuran en ellos.

Dado el concepto de documentación clínica que utiliza el artículo 3 de la Ley 41/2002, parece claro que el derecho de acceso del paciente a la documentación de la historia clínica y a obtener copia de los datos que figuran en ella es independiente del soporte en el que se contengan los datos relativos a la historia clínica: el paciente tiene derecho a acceder a sus datos, ya estén recogidos en papel, en soporte informático o en cualquier otro.

Por otro lado, el titular del derecho de acceso es literalmente el paciente, es decir, la persona que requiere o ha requerido asistencia sanitaria, y está o ha estado sometida a cuidados profesionales para el mantenimiento o recuperación de su salud. Ello concuerda con la titularidad que el paciente tiene en cuento al derecho a la información y a emitir el consentimiento informado. A pesar de la literalidad del artículo 18.1[9] podría también entenderse también como titular del derecho de acceso al «usuario de los servicios sanitarios», habida cuenta que el artículo 10 de la Ley General de Sanidad[10] establece el derecho de «todo paciente o usuario» a que quede constancia de la información obtenida en todos sus procesos asistenciales, información ésta que se incorpora normalmente a la historia clínica.

El derogado artículo 61 de la Ley General de Sanidad refería el derecho de acceso al historial clínico «a los pacientes y a los enfermos». Por el contrario, el Real Decreto 63/1995, de 20 de enero, lo refiere al «interesado», lo que suscitaba la duda de si terceras personas, distintas del propio paciente, podrían tener de derecho de acceso a la historia clínica[11].

El derecho de acceso a la historia clínica lo ostenta el paciente frente al centro sanitario bajo cuya custodia están las historias clínicas, pero como puede darse el caso, contemplado en el artículo 17.5 de la Ley 41/2002, de profesionales que desarrollen su actividad de manera individual, a quienes la Ley hace responsables de la gestión y custodia d la documentación asistencial que generen, en estos casos el derecho se ejercita frente a dicho profesional. Confirma dicha interpretación lo dispuesto en el artículo 18.4 en cuanto al derecho de acceso a la historia clínica de pacientes fallecidos por las personas vinculadas a él por razones familiares o de hecho. Este precepto dispone que quienes pueden facilitar o no el acceso a la historia clínica, dependiendo de los casos, son los «centros sanitarios y los facultativos de ejercicio individual».

Por otro lado, la norma básica también contempla la facultad del personal sanitario que ejerza funciones de inspección, evaluación, acreditación y planificación, de «acceso a las historias clínicas en el cumplimiento de sus funciones de comprobación de la calidad de la asistencia». En lo que se refiere a los límites[12] del acceso a la historia por parte de los pacientes, la norma básica permite a los médicos «oponer al derecho de acceso la reserva de sus anotaciones subjetivas», que protege el derecho de terceros[13].

Por lo que se refiere al derecho de acceso del paciente a la documentación contenida en la historia clínica, en principio no puede ejercitarse en perjuicio del derecho de terceras personas a la confidencialidad de los datos que constan en ella recogidos en interés terapéutico del paciente, ni en perjuicio del derecho de los profesionales participantes en su elaboración, dado que éstos pueden oponer al derecho de acceso la reserva de sus anotaciones subjetivas.

PROPIEDAD DE LA HISTORIA CLÍNICA

Desde luego el tema está en íntima relación con la cuestión relativa a la propiedad de la historia clínica. Lógicamente, si se mantuviera que la propiedad de la historia clínica corresponde al paciente, sobraría cualquier pregunta en cuanto al derecho de acceso a la misma. Sin embargo, el legislador no ha querido enfocar el problema desde la perspectiva de la propiedad de la historia clínica, sino desde la óptica del acceso a la misma, resolviendo las cuestiones que se plantean en torno a esta última cuestión.

Tal y como dispone expresamente el artículo 18. 3 de la Ley 41/2002 establece que el derecho de acceso del paciente no se puede ejercitar *en perjuicio del derecho de los profesionales participantes en su elaboración, los cuales pueden oponer al derecho de acceso la reserva de sus anotaciones subjetivas.*

Esta posibilidad de oponer reservas al derecho de acceso por parte del paciente en cuanto a las observaciones, apreciaciones o anotaciones subjetivas, se apoya también en el derecho a la confidencia-

lidad de tales apreciaciones que corresponde a los profesionales sanitarios. Lo que ocurre es que en la práctica cuando se solicita copia de los datos que figuran en la historia clínica por parte del paciente o de las personas que legítimamente pueden acceder a los mismos, podría interpretarse que el profesional puede seleccionar los datos que va a facilitar.

En cuanto a los límites del derecho de acceso a la historia clínica por parte de terceros, la cuestión aparece recogida de una manera un tanto asistemática en el artículo 18. 4. Según este precepto, en cualquier caso, el acceso de un tercero a la historia clínica motivado por un riesgo para su salud debe limitarse a los datos pertinentes, sin que se facilite información que afecte a la intimidad del fallecido, ni a las anotaciones subjetivas de los profesionales, ni aquello que perjudique a terceros.

Parece que no estamos ante cualquier tercero, sino que el precepto se está refiriendo a las personas vinculadas a los pacientes fallecidos por razones familiares o de hecho, que son los únicos a los que los centros sanitarios y los facultativos pueden facilitar el acceso a la historia clínica, salvo que el fallecido lo hubiese prohibido expresamente y así se acredite. Lo que ocurre es que la redacción de esta parte del precepto resulta un tanto equívoca, pues literalmente se refiere al acceso a la historia clínica por parte de un tercero «motivado por un riesgo para su salud». Acaso lo que quiere decir el legislador es que, a pesar de la prohibición expresa del fallecido, si existe tal riesgo para la salud del tercero, siempre se le debe reconocer legitimación para acceder a la documentación clínica de aquél.

En todo caso, las limitaciones que tiene el tercero en cuanto al derecho de acceso son similares a las analizadas anteriormente con relación al paciente. Se vuelve a reiterar lo relativo a las anotaciones subjetivas por parte de los profesionales sanitarios. Y, por lo que se refiere a la confidencialidad de los datos, no se pueden facilitar informaciones que afecten a la intimidad del fallecido. Pero tampoco las que se refieran a terceros que puedan aparecer en la historia clínica en interés terapéutico del paciente fallecido.

CONTENIDOS DE LA HISTORIA CLÍNICA

La historia clínica debe ineludiblemente estar bien cumplimentada en todos sus campos. Datos y textos legibles y firma del médico acompañada del nombre. Cuanta más información haya en ella, hablando en términos generales, más datos habrá en defensa del médico. Este aspecto de la historia clínica es especialmente importante en la medicina privada, en donde a veces, se ven historias prácticamente en blanco, siendo este un factor muy negativo para el médico.

En lo que concierne al contenido de la historia clínica, debe de señalarse que, antes de la promulgación de la Ley 41/2002, de 14 de noviembre, y desde un punto de vista médico, se señalaban una serie de datos que debiera contener una historia clínica[14]. Así, se ha dicho que debieran reflejar todos los datos de la anamnesis, exploración, tratamiento, evolución y catamnesis final, incluyendo, en definitiva, toda la evolución de la enfermedad desde que empieza el tratamiento hasta el alta.

En todo caso, a la hora de seleccionar los datos que deben ser contenidos en la historia clínica, debiera tenerse en cuenta lo siguiente:

a) Que dichos datos puedan obtenerse con exactitud y con un coste razonable.
b) Que sean necesarios para todos los pacientes y profesionales.
c) Que no sean obtenidos por otras fuentes.
d) Que se adapten a los niveles de confidencialidad habituales y que sean periódicamente revisados acerca de su utilidad y coste de obtención y registro.

A diferencia de lo establecido en el, derogado, artículo 61 de la Ley 14/1986, de 25 de abril, General de Sanidad, que prescribía que la historia clínica era única por cada paciente, la Ley 41/2002, de 14 de noviembre, en su artículo 14. 2, señala que *cada centro archivará las historias clínicas de sus pacientes, cualquiera que sea el soporte papel, audiovisual, informático o de otro tipo en el que consten, de manera que queden garantizadas su seguridad, su correcta conser-* *vación y la recuperación de la información,* de tal modo que, en teoría, en el momento presente pueden existir varias historias clínicas por cada paciente.

Pues bien, sentado lo anterior, la necesidad de datos sanitarios irá en función de la finalidad que se persiga con la historia clínica y de la función que la misma deba reseñar, puesto que no tendrán idéntico contenido la historia clínica elaborada por un Especialista en Ginecología y Obstetricia o la historia clínica elaborada por el Especialista en Medicina Familiar y Comunitaria.

En todo caso, tras la promulgación de la Ley 41/2002, de 14 de noviembre, el artículo 15 de la misma señala que:

1. La historia clínica incorporará la información que se considere trascendental para el conocimiento veraz y actualizado del estado de salud del paciente. Todo paciente o usuario tiene derecho a que quede constancia por escrito o en el soporte técnico más adecuado, de la información obtenida en todos sus procesos asistenciales, realizados por el servicio de salud tanto en el ámbito de la atención primaria como en el de atención especializada.

2. La historia clínica tendrá como fin principal facilitar la asistencia sanitaria, dejando constancia de todos aquellos datos que, bajo criterio médico, permitan el conocimiento veraz y actualizado del estado de salud. El contenido mínimo de la historia clínica será el siguiente:

a) La documentación relativa a la hoja clínico – estadística.
b) La autorización de ingreso.
c) El informe de urgencia.
d) La amnanesis y la exploración física.
e) La evolución.
f) Las órdenes médicas.
g) La hoja de interconsulta.
h) Los informes de exploraciones complementarias.
i) El consentimiento informado.
j) El informe de anestesia.
k) El informe de quirófano o de registro del parto.

l) El informe de anatomía patológica.

m) La evolución y planificación de cuidados de enfermería.

n) La aplicación terapéutica de enfermería.

o) El gráfico de constantes.

p) El informe clínico de alta.

Los párrafos b), c), i), j), k), l), ñ) y o) sólo serán exigibles en la cumplimentación de la historia clínica cuando se trate de procesos de hospitalización o así se disponga.

3. La cumplimentación de la historia clínica, en los aspectos relacionados con la asistencia directa al paciente, será responsabilidad de los profesionales que intervengan en ella.

4. La historia clínica se llevará con criterios de unidad y de integración, en cada institución asistencial como mínimo, para facilitar el mejor y más oportuno conocimiento por parte de los facultativos de los datos de un determinado paciente en cada proceso asistencial.

Conforme a lo señalado en el artículo citado anteriormente, pueden obtenerse las siguientes conclusiones relativas al contenido de la historia clínica:

1. Son los profesionales sanitarios encargados de la prestación de la asistencia sanitaria a los pacientes, los que han de decidir qué datos se incorporan a la historia clínica, y todo ello bajo su responsabilidad (apartados 1 y 3 del artículo 15).

2. En concordancia con lo establecido en la Ley Orgánica 15/1999, de 13 de diciembre, de Protección de Datos de Carácter Personal, el soporte en el que consta la información sanitaria puede ser tanto el papel como cualquier otro medio técnico (informático o telemático) que se considere conveniente.

3. Estamos ante una norma «de mínimos», en el sentido de que, respetando el contenido esencial de la historia clínica que se detalla en el artículo 15 de la Ley 41/2002, tanto las Comunidades Autónomas como los centros, servicios y establecimientos sanitarios, pueden ampliar dicho contenido esencial.

4. La normativa dictada al respecto por las Comunidades Autónomas no difiere, en gran medida, del contenido mínimo de la historia clínica contenido en la Ley 41/2002, de 14 de noviembre.

CARACTERÍSTICAS DE LA HISTORIA CLÍNICA

Algunos titulares de los Órganos Judiciales, se ha quejado, en las resoluciones judiciales que resuelven demandas sobre responsabilidad médica, de que en la mayor parte de los casos, los jueces tienen que analizar historias «ininteligibles y escuetas», abogando por que el médico haga constar de forma legible y clara lo que está realizando, el tratamiento que está aplicando al paciente e incluso las anotaciones subjetivas que considere oportunas, ya que estas podrían quedar al margen de la historia clínica en un procesamiento judicial[15].

1. **Historia Clínica Completa**. No presentar una Historia Clínica completa puede ser motivo de una sentencia condenatoria. Con relación a cumplimentar correctamente la historia clínica del paciente, es de destacar que multitud de resoluciones judiciales de todos los ámbitos jurídicos (civil, penal, contencioso administrativo y laboral) han venido fundamentando las absoluciones o condenas de los médicos —o de las Administraciones Sanitarias— en los datos contenidos en los historiales clínicos de los pacientes, habiéndose llegado a acuñar la expresión de que *una historia clínica bien cumplimentada es la mejor aliada del médico y una historia clínica mal cumplimentada es el peor enemigo del profesional sanitario*[16].

2. **Historia Legible**. Los profesionales que intervienen en los procedimientos judiciales (jueces y magistrados, abogados, fiscales...) suelen afirmar con asiduidad que hay muchas quejas sobre la documentación médica en los pleitos sobre responsabilidad de los profesionales sanitarios. Entre esos problemas habituales sobre la documentación están los informes ilegibles o incompletos, los que omiten las revisiones, observaciones y comentarios del médico,

los conflictos médico / enfermera y la desvirtuación del contenido del informe médico.

Las dificultades de lectura son un problema habitual de los informes médicos. Los médicos deberían de ser capaces, por lo menos, de leer sus propios manuscritos, pues en caso contrario quedaría en entredicho su credibilidad ante el juez, especialmente si otro médico-perito es incapaz de leer los argumentos que, supuestamente, sirven de apoyo a aquél para su propia defensa.

Los informes médicos ilegibles no sólo perjudican la credibilidad del médico al que se le exige una indemnización de daños y perjuicios, sino que tienen además un efecto negativo sobre la credibilidad de otros médicos y profesionales del mismo sector sanitario, quienes supuestamente leen dichos informes médicos y actúan de acuerdo con ellos. Imaginemos la reacción del juez si, el perito al que se le encomienda emitir un informe sobre la diagnosis y tratamiento de la paciente por parte del médico encargado de su caso, admite que no puede leer los datos del informe del Ginecólogo. Podrá presumirse entonces que los demás profesionales que actúan en los actos médicos relacionados con la Medicina Perinatal tampoco pudieron leer el informe del médico responsable cuando se lo presentaron en el curso del tratamiento de la paciente en dicho Servicio.

3. Informes Completos. Los informes incompletos son otro problema serio de la documentación sanitaria. Algunos profesionales suelen ser muy concisos a la hora de escribir las notas más significativas de la historia pero, desgraciadamente, si se deduce frente a los mismos una demanda judicial por daños y perjuicios, suele defenderse mejor al médico que ha escrito demasiado que al profesional que ha escrito poco.

4. Notas de otros profesionales. Las notas escritas por otros profesionales, especialmente las de los ingresos de urgencia, son una información valiosa y necesaria para que el tratamiento sea correcto. El médico debe revisar todas las anotaciones de los demás profesionales. Las notas incongruentes pueden proporcionar al juez una imagen confusa de la asis-

tencia. Igualmente, debe procurarse evitar inexactitudes si el médico revisa las notas y resúmenes evolutivos antes de firmarlos, para tener la seguridad de que la información es correcta.

5. Anotar la hora correcta del Acto Médico. Un aspecto muy importante, es la anotación de la hora correcta en la que se realiza cualquier acto médico y también cuando se finaliza. Sería muy conveniente actualizar regularmente, con el cambio de la hora que se realiza 2 veces al año, todos los aparatos electrónicos que tienen incorporada la hora en sus registros, es decir monitores fetales, ecógrafos, computadoras, etc., con objeto de sincronizar la hora real con la de los registros gráficos.

6. Informes y Documentos. Debe realizarse siempre un informe al ingreso de la paciente y otro informe al alta final y quedar una copia de ambos en la historia clínica. Asimismo, en la historia clínica deben quedar todos los documentos, de texto y gráficos, de pruebas diagnósticas y terapéuticas realizadas a la paciente (ecografías, doppler, monitorizaciones, analíticas, etc.).

7. No escribir comentarios emotivos. En ningún caso están justificados los comentarios emotivos ni las manifestaciones de extrañeza por parte del médico en relación con la documentación sanitaria de cualquier paciente. Teniendo en cuenta la libertad de acceso con que cuentan los pacientes en relación con sus datos sanitarios, un comentario humorístico o despectivo hecho sobre los mismos, o una anotación subjetiva mal escogida, puede constituir el desencadenante del pleito por responsabilidad, o hacerlo más difícil de entender. Además, las quejas y las críticas de otros profesionales sanitarios recogidas en la documentación sanitaria pueden con frecuencia dar lugar a que se presente una demanda judicial, e incluso a que se aumente la cuantía de los daños a indemnizar.

8. Modificaciones de documentos sanitarios. Es recomendable que las modificaciones de los documentos sanitarios se lleven a cabo con sumo cuidado. Es posible que la documentación sanitaria refleje errores o descuidos, pero las correcciones, tachaduras y los comentarios adicionales intercalados entre líneas del documento original pueden complicar la situación del médico y posiblemente desacrediten la objetividad del médico y del informe. No es recomendable llevar a cabo rectificaciones donde parezca que alguien trata de anular algo. La credibilidad es un factor crucial en cualquier litigio y en un informe de Medicina Perinatal corregido se pierde fácilmente la credibilidad del médico.

Cuando es absolutamente necesario introducir un cambio en la documentación médica, por inexactitudes o errores anteriores, es recomendable que el escrito inicial permanezca legible y, en el siguiente documento que tenga que cumplimentarse, escribir una nueva anotación, firmada y fechada, donde se exprese la necesidad de efectuar la corrección. Si es preciso recoger más información, las anotaciones podrán recogerse en una página adicional, donde quede registrada claramente la última de ellas.

Sobre todo es aconsejable que el médico no debe nunca borrar la información ni alterar los documentos que existan una vez que se haya iniciado un proceso judicial, puesto que ello sería constitutivo de un delito de falsificación de documento público.

9. Venta o traspaso de una Clínica. Un aspecto importante a tener en cuenta cuando se produce la venta de una clínica, es la valoración de la misma que se realiza en función de una serie de activos, como pueden ser el local y el equipamiento, pero ¿qué ocurre con la «cartera de clientes»? Sin duda, éste es uno de los bienes más valorados cuando se produce la compra venta de cualquier negocio. No obstante, en el caso que nos ocupa, en el sector sanitario, nos encontramos ante una «cartera de clientes» «sui generis», puesto que esos clientes son pacientes, cuya información está compuesta por su historia clínica, que incluye aquéllos datos que más afectan a la intimidad de las personas, datos que se comunican al profesional sanitario como consecuencia de una especial relación de confianza.

Por este motivo, con carácter previo a la venta de un archivo de historiales clínicos, práctica que incurriría en una infracción muy grave de la Ley Orgánica 15/1999, de Protección de Datos de Carácter Personal, se deben cumplir una serie de obligaciones legales.

En primer lugar, el nuevo titular de la clínica se convierte en responsable de un fichero que deberá declarar en la Agencia Española de Protección de Datos, que estará formado por los datos de los pacientes que pueda recibir del titular anterior de la Clínica y por los datos de sus nuevos pacientes. Por tanto, como responsable de un fichero deberá implementar todas las medidas de seguridad que la normativa establece y cumplir con todas las obligaciones estipuladas en la misma.

Asimismo, de conformidad con la normativa, antes de proceder a la comunicación de los datos de estos pacientes, se les debe informar de la situación en la que se encuentra la clínica. No debemos olvidar que, con carácter general, es el paciente quien debe consentir que sus datos sean cedidos, por lo que es importante que se le informe correctamente para que sea él quien autorice esta comunicación de datos.

Por tanto, ante un traspaso de una clínica en la que se incluya la venta de la cartera de clientes, deberá tenerse en cuenta la normativa de protección de datos porque nos encontramos ante datos especialmente protegidos y de otro modo se estaría incurriendo en una conducta sancionable por la Agencia Española de Protección de Datos.

10. Nuevas Tecnologías Informáticas y Audiovisuales. Por último, respecto a la documentación sanitaria, resulta evidente que, en la actualidad resulta cada vez más frecuente la utilización de nuevas tecnologías informáticas y audiovisuales[17], lo que conlleva determinadas obligaciones, debiendo destacar como una de las más importantes contempladas en la Ley Orgánica 15/1999, de 13 de diciembre, de Protección de Datos de Carácter Personal la de implementar unas medidas técnicas y organizativas que garanticen la seguridad de los datos de carácter personal en los Centros sanitarios y eviten su alteración, pérdida o accesos no autorizados. Las medidas de seguridad están recogidas en el Real Decreto 1720/2007, de 21 de diciembre, que aprueba el Reglamento de desarrollo de la citada Ley y una de ellas es la obligación de todas las organizaciones de disponer de un *Documento de Seguridad*.

En este documento deben quedar reflejadas las medidas de seguridad que la organización debe cumplir, que en el caso de hospitales, Clínicas y Centros sanitarios serán de nivel alto puesto que se recaban datos de salud de los pacientes. Asimismo, se deben reflejar los protocolos adoptados a nivel interno para llevar a cabo las medidas de seguridad a las que están obligados, es decir, se deberán definir las políticas internas para la realización de copias de seguridad, para la asignación de contraseñas, para la destrucción del papel, etc.

En concreto, el artículo 88 del Reglamento que desarrolla la LOPD, establece que el Documento de Seguridad, deberá recoger como mínimo los siguientes aspectos:

- Ámbito de aplicación del documento con especificación detallada de los recursos protegidos.
- Medidas, normas, procedimientos de actuación, reglas y estándares encaminados a garantizar el nivel de seguridad exigido en este reglamento.
- Funciones y obligaciones del personal en relación con el tratamiento de los datos de carácter personal incluidos en los ficheros.
- Estructura de los ficheros con datos de carácter personal y descripción de los sistemas de información que los tratan.
- Procedimiento de notificación, gestión y respuesta ante las incidencias. Los procedimientos de realización de copias de respaldo y de recuperación de los datos en los ficheros o tratamientos automatizados.
- Las medidas que sea necesario adoptar para el transporte de soportes y documentos, así como para la destrucción de los documentos y soportes, o en su caso, la reutilización de estos últimos.

Si bien se trata de un documento interno de cada organización, puede ser requerido por la Agencia Española de Protección de Datos y en este caso deberá ser puesto a su disposición, motivo por el que su contenido debe estar siempre actualizado de manera que responda a la situación real del Centro Sanitario.

A efectos prácticos, la única forma de garantizar que este Documento se mantiene actualizado es asignar esta tarea a una persona del Centro, que en caso de ser un fichero que deba cumplir las medidas de seguridad de nivel alto como es el caso, será el responsable de seguridad. Esta figura, de conformidad con el artículo 3 del Reglamento que desarrolla la LOPD tiene la función de coordinar y controlar las medidas de seguridad aplicables. Así, se encargará de llevar un registro de todas las incidencias del personal con acceso a los datos, de verificar que se dispone de protocolos internos para el cumplimiento de las medidas de seguridad y que estos se llevan a cabo o de analizar los resultados obtenidos en las auditorías técnicas bienales, entre otras tareas.

Asimismo, cuando se produzcan cambios relevantes en la organización, en los sistemas de información o en los criterios organizativos de la información, se deberá proceder a la revisión del Documento de Seguridad y a su actualización.

Por tanto, para el correcto cumplimiento de la normativa de protección de datos no sólo es necesario cumplir con las medidas de seguridad que el Reglamento exige, sino que éstas deben quedar recogidas y definidas en el Documento de Seguridad, documento que debe mantenerse actualizado en todo momento y que puede ser requerido por la Agencia Española de Protección de Datos.

Uno de los mayores riesgos a los que los centros sanitarios se enfrentan con la implantación de las nuevas tecnologías y la gestión de los datos sanitarios específicamente las historias clínicas en formato electrónico es la salida no autorizada de información.

El centro sanitario debe poner los medios necesarios para asegurar la integridad de la información, y para evitar pérdidas y accesos indebidos, no sólo por ser una de las obligaciones que la Ley Orgánica de

Protección de Datos dispone, sino por el daño que un acto de este tipo puede provocar en la imagen de un Hospital o una clínica, afectando directamente a la calidad asistencial prestada. Sin embargo, en la mayoría de los casos, cuando se produce una pérdida de datos no se debe a una actuación maliciosa por parte de los trabajadores, sino a la falta de concienciación de los riesgos que puede conllevar sacar información del centro.

Por este motivo, los hospitales deben invertir en formación para sus trabajadores, para que conozcan los riesgos que una acción a la que ya estamos tan habituados como puede ser utilizar el correo electrónico o grabar información en un pen drive, puede conllevar cuando se adjuntan datos de salud de pacientes. En estos casos el tamaño es proporcional al riesgo de pérdida, cuanto más pequeño sea el soporte que contiene la información, más probable será su pérdida accidental.

Los centros deben tener una política de seguridad respecto de la posibilidad de sacar información. Así, sólo el personal que para el desarrollo de sus funciones necesite trabajar con información fuera del centro, podrá ser autorizado. En casos puntuales, deberá existir un registro en el que el responsable autorice al empleado a sacar la información fuera del centro sanitario.

Igualmente, para asegurar la fiabilidad de los soportes es el centro quien debe ponerlos a disposición de sus trabajadores, así éstos cumplirán con unos requisitos mínimos de seguridad, como permitir el cifrado de los datos y verificar el correcto funcionamiento de los mismos, que garantice la integridad de los datos que se copian.

Una vez garantizada la fiabilidad del soporte y habiendo restringido al personal autorizado para grabar datos y sacarlos fuera del centro sanitario, se está limitando la posibilidad de que ocurra cualquier incidencia. No obstante, es muy importante concienciar a los usuarios de estos soportes que cuando la documentación incluya datos de pacientes se debe cifrar el contenido de los mismos, o al menos establecer contraseñas que dificulten la lectura de los documentos puesto que de esta manera ante la posible pérdida del dispositivo, en principio, evitaríamos que el contenido fuese accesible por personas no autorizadas.

Se debe igualmente informar asimismo a los trabajadores de qué deben hacer con la documentación que han sacado del centro, ya que no sería correcto que la grabaran en sus ordenadores personales puesto que se estarían tratando datos de carácter personal sin las medidas de seguridad adecuadas. Una vez que ese fichero temporal ha perdido su utilidad debe ser borrado o destruido.

Así las cosas, se deben tener en cuenta todos los aspectos referentes a la seguridad, puesto que, independientemente de las sanciones económicas que la Agencia puede imponer ante su inobservancia, de cara a los pacientes, noticias como la pérdida de documentación o los accesos indebidos debilitan la relación médico–paciente que debe basarse en la garantía más absoluta de la confidencialidad de sus datos.

EL INFORME DE ALTA

Al contrario de lo que ocurre con la historia clínica, el informe de alta se encuentra regulado con carácter general en la Ley 41/2002, de 14 de noviembre[18] y, con carácter provisional[19], en la Orden de 6 de septiembre de 1984, que establece la obligatoriedad de su elaboración para los pacientes que habiendo sido atendidos en un establecimiento sanitario público o privado, hayan producido al menos una estancia.

De acuerdo con la Orden, el informe debe ser entregado en mano al paciente, o, por indicación del médico responsable, a un familiar o allegado, en el momento en el que se produzca el alta en el establecimiento, archivándose una copia en el expediente, de tal manera que sea fácilmente localizable por medio del Libro de Registro.

En el informe de alta han de constar:

a) Día, mes y año de admisión.
b) Día, mes y año de alta.

c) Motivo de alta. Por curación o mejoría, alta voluntaria, fallecimiento, o traslado a otro Centro para diagnóstico y/o tratamiento.

d) Motivo inmediato del ingreso.

e) Resumen de la historia clínica y exploración física del paciente.

f) Resumen de la actividad asistencial prestada al paciente, incluyendo, en su caso, los resultados de las pruebas complementarias más significativas para el seguimiento de la evolución del enfermo. En caso de fallecimiento, si se hubiera realizado necropsia se expondrán los hallazgos más significativos de ésta, en un apartado específico.

g) Diagnóstico principal.

h) Otros diagnósticos, en su caso.

i) Procedimientos quirúrgicos y/o obstétricos en su caso.

En caso de parto, se especificará para cada producto de la concepción, su peso al nacer, sexo y estado natal del recién nacido.

j) Otros procedimientos significativos, en su caso.

k) Recomendaciones terapéuticas.

El diagnóstico definitivo puede sustituirse por un diagnóstico provisional en el caso de que falten datos para entregar el definitivo, que será remitido al paciente, familiar o representante legal.

EL CERTIFICADO

En general, el certificado no es otra cosa que un documento que se expide con la finalidad de dejar constancia de determinados hechos o actos que figuran en los archivos, libros o registros que lleva el certificante.

Los certificados son sin duda uno de los documentos que con mayor frecuencia pueden solicitarse de los profesionales, con la finalidad inmediata antedicha, aunque puedan tender a justificar ulteriormente alguna otra circunstancia: ausencias laborales, exención de servicios personales, etc.[20].

La Ley no hace sino remitir a disposiciones de rango menor los casos en los que será obligatorio extender el certificado y los requisitos que habrá de contener, ya que no los exige directamente, ni impone requisitos especiales para su redacción[21].

Por su parte, los Estatutos Generales de la Organización Médica Colegial, aprobados por Decreto 1018/1980, de 19 de mayo, distinguen los certificados médicos normales de los de beneficencia y, dentro de cada uno de ellos, el certificado ordinario, válido para todos los efectos que no exijan otro especial, el de defunción, que se utiliza para acreditar ésta con la forma, requisitos y efectos señalados en la legislación vigente, el certificado para enfermos psíquicos, a efectos del ingreso de pacientes en establecimientos psiquiátricos, las actas de exhumación y embalsamamiento y los certificados médicos para conductores de vehículos y para poseedores de armas de fuego, que actualmente están regulados en disposiciones especiales.

Debe tenerse en cuenta que, en el supuesto en el que la certificación se solicite en el curso de una investigación policial o judicial, será muy útil que el médico cuente con algún tipo de oficio requiriéndole la presentación o elaboración del certificado.

El artículo 397 del Código Penal castiga al facultativo que librare el certificado falso con la pena de multa de tres a doce meses, mientras que si el certificante es autoridad o funcionario público, la pena es de suspensión de tres meses a dos años (artículo 398)[22].

Con respecto al artículo 311 del Código Penal anterior, desaparece el requisito de que el certificado fuera precisamente de enfermedad o lesión con el fin de eximir a una persona de algún servicio público. La falsedad se castiga por tanto como hecho objetivo, cualquiera que sea su finalidad y cualquiera que sea el contenido certificado.

Es preciso cuidar por tanto la expedición de certificados, poniendo especial cuidado en el examen del paciente previamente a su expedición[23].

Por otro lado, y como consecuencia de la obligación de secreto, debe ser precisamente el paciente la persona que solicite y a quien se entregue el certificado, salvo designación expresa por su parte de que sea receptor una persona distinta.

LOS PARTES

De los certificados se distinguen los partes, que son aquellos documentos cuya finalidad es comunicar un hecho a la autoridad competente. El carácter oficial de la documentación puede dar lugar en consecuencia, a que en lugar de aplicarse los artículos 397 y 398 del Código Penal, que castigan la falsificación de certificados, resulte de aplicación el artículo 391 del mismo Código, que castiga con las penas de prisión de tres a seis años, multa de seis a veinticuatro meses e inhabilitación especial por tiempo de dos a seis años a la autoridad o funcionario público que en el ejercicio de sus funciones cometa falsedad:

1.º Alterando un documento en alguno de sus elementos o requisitos de carácter esencial.
2.º Simulando un documento en todo o en parte, de manera que induzca a error sobre su autenticidad.
3.º Suponiendo en un acto la intervención de personas que no la han tenido, o atribuyendo a las que han intervenido en él declaraciones o manifestaciones diferentes de las que hubieran hecho.
4.º Faltando a la verdad en la narración de los hechos.

La Ley de Enjuiciamiento Criminal establece, por su parte, la obligación de denuncia de accidentes y lesiones al establecer en su artículo 262 que los que por razón de su cargo, profesión u oficio tengan noticia de algún delito público, están obligados a denunciarlo inmediatamente al Ministerio Fiscal, al Juez competente o al funcionario de policía más próximo si se trata de un delito flagrante, agravando la responsabilidad en el caso de que quien hubiere omitido dar parte fuere un profesor en medicina o cirugía.

Desaparecida la falta que castigaba el artículo 576 del antiguo Código Penal, la omisión del parte de accidente o lesiones únicamente se encuentra castigada con la multa de 250 ptas. como máximo[24].

Un supuesto especial de partes se regula en el artículo 351 de la Ley de Enjuiciamiento Criminal para el tratamiento de la víctima de envenenamiento heridas o lesiones, en cuyo caso, el médico forense o el designado por el Juez Instructor que no estuviera conforme con el tratamiento o plan curativo empleado por el facultativo nombrado por el paciente, deben participarlo al Juez, a los efectos de tenerlo presente para cuando en su día haya de fallarse el asunto.

ENTREGA A LA PACIENTE DE MATERIAL AUDIOVISUAL

Como ya comentamos en el capítulo de Básicos conocimientos legales, en relación con la entrega a la paciente de un DVD tras la exploración ecográfica, debemos saber que la paciente tiene derecho, conforme a lo dispuesto en los apartados 3 y 3 de la Ley 41/2002, de 14 de noviembre, Básica Reguladora de la Autonomía del Paciente y de Derechos y Obligaciones en Materia de Información y Documentación Clínica, a decidir libremente, después de recibir la información adecuada[25], entre las opciones clínicas disponibles, debiéndose tener en cuenta que, toda actuación en el ámbito de la sanidad requiere, con carácter general, el previo consentimiento – que deberá prestarse por escrito en los supuestos previstos en la ley – de los pacientes o usuarios y que dicho consentimiento debe obtenerse después de que el paciente reciba una información adecuada[26], siendo dudoso que la entrega del vídeo o DVD tras la realización del diagnóstico prenatal, pudiera equivaler a la información exigida por la ley, si se tiene en cuenta que el artículo 4.2 de la Ley Reguladora de la Autonomía del Paciente exige que dicha información se comunique al paciente de forma comprensible y adecuada a sus necesidades, por lo que resultaría necesario, para cumplir este requisito legal, que algún facultativo interpretara la ecografía e informase respecto a dicha interpretación al paciente.

Las dudas referentes a cuándo debe utilizarse la información escrita han sido resueltas tanto por la

Doctrina[27] y por la Jurisprudencia, señalando que, en primer lugar, se debe insistir en que la historia clínica[28] sigue siendo el lugar físico por antonomasia para registrar los procesos de información y consentimiento, aunque los profesionales sanitarios no suelan entenderlo así. De hecho se recomienda a dichos profesionales que adquieran el hábito de incluir en las hojas de «evolución clínica», o en la misma historia comentarios y anotaciones acerca de aquello que hablan con sus pacientes. Además de ser un signo de calidad tiene valor probatorio a efectos jurídicos.

En segundo lugar, se especifican por los expertos algunos criterios que indican cuándo una intervención es susceptible de información escrita, criterios estos que coinciden con los que establece la Ley 41/2002, de 14 de noviembre[29] se establecen para el consentimiento por escrito y que son:

a) Aquellos procedimientos que sean invasores requieren el uso de información escrita, aunque aquí el problema que se plantea es definir qué se entiende por procedimiento invasor.

b) Aquellos procedimientos diagnósticos o terapéuticos que supongan riesgos e inconvenientes, notorios y previsibles, no inherentes a la actuación clínica (per se), que repercutan de manera importante en las actividades de la vida cotidiana.

c) Cuanto más dudosa sea la efectividad de un procedimiento diagnóstico o terapéutico, más necesario es desarrollar cuidadoso procesos de información y consentimiento y, por tanto, más necesario el uso del soporte escrito.

En relación con el material audiovisual de pruebas complementarias diagnósticas, una ecografía de diagnóstico prenatal o una amniocentesis genética, resulta evidente que, en la actualidad resulta cada vez más frecuente la utilización de nuevas tecnologías informáticas y audiovisuales, tanto en la Sanidad Pública como en la Privada, por lo que podría entenderse que la entrega de una copia completa del vídeo a la paciente, o a las personas vinculadas a ella por razones familiares o de hecho, puede equiparar-

se al derecho reconocido a los pacientes o usuarios en la Ley Reguladora de la Autonomía del Paciente, antes citada, esto es, a que quede constancia de todo su proceso, sirviendo en este caso la entrega de la copia del vídeo como entrega de la parte de la historia clínica, que corresponde a esa exploración.

USO DEL TELÉFONO

En lo que afecta a la emisión de consejos o instrucciones por vía telefónica, es frecuente que haya pacientes que telefonean al Servicio de Obstetricia y Ginecología, o al médico de consulta o de guardia, pidiendo asesoramiento. Si la llamada telefónica no estaba fijada de antemano y la efectúa un paciente sin relación con ningún médico del servicio, el único consejo que debería darse al paciente es que acuda personalmente a dicho servicio.

No es recomendable dar consejos terapéuticos en tales circunstancias puesto que la posibilidad de un error se incrementa considerablemente. Si es posible, conviene anotar el nombre del paciente que hizo la llamada, el motivo de la misma y una nota sobre la indicación hecha al comunicante de que debía personarse en el centro sanitario ya que, si más adelante, surge cualquier duda sobre la desatención del paciente, se podrá comprobar el valor de esta anotación.

Por último, si un paciente se halla esperando los resultados de unas pruebas diagnósticas y expresa su deseo de marcharse para recogerlos más tarde, la incomodidad se minimiza y el riesgo de desatención del médico disminuye considerablemente si se hace constar dicha circunstancia en la documentación sanitaria y se le entregan al paciente instrucciones explícitas para que se persone algún tiempo después para que quede enterado de los resultados pendientes, con la precaución de que si dichos resultados son anormales, el paciente debe volver al servicio para someterlo a revisión.

Este tipo de instrucciones pueden, después, ser consignadas en la hoja de evolución del paciente y, además, resulta conveniente que se prevea la manera de comunicarse con el paciente desde el servicio médico, para el supuesto de que el mismo no acudiese al centro para conocer los resultados después de un tiempo de espera prudente.

USO DEL E-MAIL

En relación con el **uso del «e-mail» o correo electrónico**, para comunicarse con las pacientes o para enviar informe clínicos, el Comité Permanente de Médicos Europeos (CPME) ha aprobado un documento [30] en el que analiza el uso del e-mail en la relación entre médicos y pacientes, identificando una serie de beneficios y riesgos que debemos conocer, ya que hoy día se puede aceptar el correo electrónico como parte de la Historia Clínica.

La irrupción del correo electrónico en la Historia Clinica del paciente nos obliga a conocer la legalidad sobre su uso y por ello es muy recomendable conocer la Ley de Servicios de la Sociedad de la Información y de Comercio, publicada en la página WEB del Ministerio de Ciencia y Tecnología en 2002[31].

Finalmente, no podemos olvidar que ya existen sentencias judiciales que valoran la Historia Clínica como prueba de que se ha informado al paciente y por lo tanto en algunos casos podría sustituir al documento de Consentimiento Informado[32].

BIBLIOGRAFÍA Y COMENTARIOS AL TEXTO

1. La documentación clínica constituye uno de los elementos fundamentales en la relación Médico–Paciente, reiteradamente reconocido por nuestra Doctrina y Jurisprudencia como medio para acreditar la cumplimentación por parte de los profesionales sanitarios de los derechos reconocidos, con carácter básico, en la Ley 41/2002, de 14 de noviembre, Básica Reguladora de la Autonomía de los Pacientes y de Derechos y Obligaciones en Materia de Información y Documentación Clínica, así como elemento esencial de prueba de la conducta observada por el profesional sanitario.

   Sin embargo, la regulación de la documentación clínica ha sido objeto, con posterioridad a la entrada en vigor de la Ley General de Sanidad, de diversas matizaciones y ampliaciones, llevadas a cabo por normas y disposi-

ciones de distinto rango. Así, por ejemplo, la Ley Orgánica 15/1999, de 13 de diciembre, de Protección de Datos de Carácter Personal califica los datos relativos a la salud de los ciudadanos como datos especialmente protegidos, estableciendo un régimen singularmente riguroso para su obtención, custodia y eventual cesión, habiendo sido ya esta defensa de la intimidad de los datos sanitarios puesta de manifiesto por la Directiva Comunitaria 95/46, de 24 de octubre, en la que, además de reafirmarse la defensa de los derechos y libertades de los ciudadanos europeos, en especial de su intimidad relativa a la información relacionada con su salud, se apunta la presencia de otros intereses generales como los estudios epidemiológicos, las situaciones de riesgo grave para la salud de la colectividad, la investigación y los ensayos clínicos, etc.

2. Ley 41/2002, de 14 de noviembre. La Ley reguló con carácter básico la documentación clínica, entre la que cabe citar el documento del consentimiento informado, el documento de instrucciones previas, la historia clínica, el informa de alta y la emisión de certificados médicos, señalando, por último, el artículo 23 de dicha Ley que los profesionales sanitarios, además de las obligaciones señaladas en la materia de información clínica, tienen el deber de cumplimentar los protocolos, registros, informes, estadísticas y demás documentación asistencial o administrativa, que guarden relación con los procesos clínicos en los que intervienen, y los que requieran los centros o servicios de salud competentes y las autoridades sanitarias, comprendidos los relacionados con la investigación médica y la información epidemiológica.

3. Derogado el artículo 61 de la Ley General de Sanidad, el cual mientras estaba vigente contuvo la definición legal de historia clínica, el actualmente en vigor artículo 3 de la Ley 41/2002, de 14 de noviembre, define la historia clínica como *«el conjunto de documentos que contienen los datos, valoraciones e informaciones de cualquier índole sobre la situación y la evolución clínica de un paciente a lo largo del proceso asistencia»*

4. Ley Orgánica 15/1999, de 13 de diciembre, Real Decreto 1720/2007, de 21 de diciembre, así como la Ley 2/2011, de 4 de marzo, de Economía Sostenible (LES), que en su Disposición final quincuagésima octava, se dedica a la Ley Orgánica 15/1999 de 13 de diciembre, de Protección de Datos de Carácter Personal, modificando especialmente su régimen sancionador.

   Régimen sancionador en el que se introduce la figura del apercibimiento como alternativa a la multa, de modo que la Agencia Española de Protección de Datos podrá aplicarlo de forma excepcional, no iniciando el procedimiento sancionador cuando los hechos fuesen constitutivos de infracción leve o grave y el infractor no hubiese sido sancionado o apercibido con anterioridad.

   La ley modifica la calificación de determinadas infracciones. Así, la cesión de datos que no sean especialmente protegidos se tipifica como infracción grave, en lugar de muy grave, y la transmisión de los datos a un encargado del tratamiento sin dar cumplimiento a los deberes formales establecidos en el artículo 12 constituye una infracción leve.

Igualmente se amplía el número de criterios para graduar las sanciones. A título de ejemplo, se permite graduar el importe de la sanción en función del volumen de negocio del infractor o si el mismo acredita que tenía implantados procedimientos adecuados de actuación en la recogida y tratamiento de los datos de carácter personal. El número de criterios se establece en diez, lo que permitirá a la Agencia poder establecer unas sanciones más ajustadas y acordes con la realidad que esté detrás de cada infracción. A la par, también se amplían los criterios para la consideración de la escala de sanciones inmediatamente inferior a la inicialmente aplicable. En este sentido, cabe destacar el reconocimiento espontáneo de su culpabilidad por parte del infractor o que la entidad infractora haya regularizado su situación de forma diligente. Por último, se aumenta la cuantía mínima de las sanciones correspondientes a las infracciones leves (de 601,01 a 900 euros) y se reduce el límite superior (de 60.101,01 a 40.000 euros).

5. No debe olvidarse que la Agencia Española de Protección de Datos está facultada para realizar inspecciones a los Centros Sanitarios en virtud del artículo 37 de la Ley Orgánica de Protección de Datos que establece entre sus funciones la de «velar por el cumplimiento de la legislación sobre protección de datos y controlar su aplicación, en especial en lo relativo a los derechos de información, acceso, rectificación, oposición y cancelación de datos». Por su parte, el artículo 28 del Real Decreto 428/1993, de 26 de marzo, por el que se aprueba el Estatuto de la Agencia de Protección de Datos, establece que «compete, en particular, a la Inspección de Datos efectuar inspecciones, periódicas o circunstanciales, de oficio o a instancia de los afectados, de cualesquiera ficheros de titularidad pública o privada».

6. Como es sabido, la Ley 41/2002, de 14 de noviembre, básica reguladora de la autonomía del paciente y de derechos y obligaciones en materia de información y documentación clínica, establece en su artículo 17 la obligación de conservar la documentación clínica durante el tiempo adecuado a cada caso y, como mínimo, cinco años contados desde la fecha del alta de cada proceso asistencial.

7. La Ley 16/2010, de 3 de junio, de modificación de la Ley 21/2000, de 29 de diciembre, sobre los derechos de información concerniente a la salud y la autonomía del paciente, y la documentación clínica, actualizó los periodos de conservación de la historia clínica que deberán ser tenidos en cuenta por aquellos centros sanitarios y profesionales que ejerzan en Cataluña.

En Cataluña, se promulgó, con carácter anterior a la citada Ley 41/2002, la Ley 21/2000, en la que se establecía que la historia clínica se debía conservar como mínimo hasta veinte años desde la muerte del paciente. Como es evidente esto generó numerosos problemas a los centros médicos y profesionales sanitarios puesto que era de gran dificultad conocer la fecha de fallecimiento de un paciente, más aún cuando podía tratarse de un paciente que no acudía a la clínica desde hacía tiempo. Esta situación, en la práctica, generó que la documentación se guardara indefinidamente, provocando problemas de espacio y almacenamiento de la documentación clínica, repercutiendo en la organización y funcionamiento de los centros.

Por este motivo y dado que la finalidad principal de la historia clínica es garantizar una prestación sanitaria adecuada, la nueva normativa ha venido a modificar el plazo de conservación de la misma partiendo, como hace la Ley Básica 41/2002, de la fecha del alta asistencial.

No obstante, no se dispone de un plazo único de conservación de las historias sino que se establece un periodo de 15 años a contar desde la fecha del alta asistencial para la conservación de los siguientes documentos: las hojas de consentimiento informado, los informes de alta, los informes quirúrgicos y el registro de parto, los datos relativos a la anestesia, los informes de exploraciones complementarias, los informes de necropsia y los informes de anatomía patológica.

La documentación no mencionada expresamente y que forma parte de la historia clínica podrá destruirse transcurridos cinco años desde la fecha de alta. Asimismo, se dispone la creación de una comisión técnica en materia de documentación clínica, que se compondrá de representantes de la Consejería Catalana de Sanidad, de la Agencia Catalana de Protección de Datos y si procede por los entes y organismos adscritos, las organizaciones que agrupan los centros y las instituciones sanitarias de Cataluña y las sociedades científicas. Esta comisión deberá establecer una serie de criterios en función de los cuales deberá conservarse la documentación que sea relevante a efectos asistenciales, que debe incorporar el documento de voluntades anticipadas, y la documentación que sea relevante, especialmente, a efectos epidemiológicos, de investigación o de organización y funcionamiento del Sistema Nacional de Salud.

8. En junio de 2010 la Agencia de Protección de Datos de la Comunidad de Madrid resolvió una denuncia interpuesta contra un Hospital público presentada por una paciente a quien se le había remitido un informe médico del Servicio de Ginecología y Obstetricia compuesto por dos páginas, estando la primera página referida a esta paciente pero no así la segunda, que contenía resultados de una prueba médica referida a otra persona. Ante esta situación la Agencia de Protección de Da-

tos de la Comunidad de Madrid ha manifestando que aunque se haya tratado de un error puntual respecto del que ya se han adoptado medidas para su no reiteración, ha conllevado una manipulación de una historia clínica con la consiguiente comunicación al interesado de un dato de salud erróneo en tanto que no corresponde a su persona y una desatención de las medidas de seguridad necesarias para garantizar el acceso no autorizado de terceros a datos de salud. Por este motivo, la Agencia ha resuelto declarando que el Hospital ha incurrido en una conducta tipificada como una infracción grave de la normativa de protección de datos. En el mismo mes la Agencia ha sancionado a un Centro sanitario por su responsabilidad en la difusión de datos personales de pacientes a través de Internet por parte de uno de los trabajadores del centro. En concreto, la Policía encontró un archivo en el entorno compartido de Emule que contenía datos personales relativos a la salud de varias personas, conteniéndose datos tales como el nombre y apellidos, dirección, DNI, fecha de nacimiento, nº de seguridad social, nº de historia, fecha de consulta, fecha de alta, tipo de ingreso, médico asignado, diagnóstico realizado, enfermedad, exploración y antecedentes personales. La Agencia resuelve estableciendo la responsabilidad del centro sanitario, aunque la conducta haya sido realizada por un trabajador, por incumplimiento de las medidas de seguridad y de la vulneración del deber de secreto.

Por último debe hacerse mención a una de las reclamaciones más frecuente en el ámbito sanitario, que es la denegación del ejercicio de acceso a la historia clínica. En el caso que nos ocupa una paciente solicitó copia de su historia clínica que le fue entregada de manera incompleta. Presentada la denuncia por el paciente ante la Agencia de Protección de Datos de la Comunidad de Madrid, manifestó el Hospital que una de las razones por la que no se hacía entrega del historial clínico completo era porque el paciente se encontraba hospitalizado alegando que el derecho de acceso de la peticionaria decae a favor del derecho fundamental a la asistencia del paciente. Tras realizar un análisis de la normativa, tanto de protección de datos como sanitaria, la Agencia resuelve manifestando que si bien la finalidad de la historia clínica es ser el instrumento fundamental para garantizar una asistencia adecuada a los pacientes esto no es incompatible con el derecho del paciente a obtener copia de dicha historia clínica, a que el acceso a sus datos personales obrantes en la historia clínica se haga cumpliendo los procedimientos, plazos y formas previstas en la Ley, siendo el Hospital el responsable de conjugar ambos derechos del paciente

9. Que tan solo alude, literalmente, al «paciente» como sujeto con posibilidad de acceso al historial clínico.

10. No derogado en todos sus apartados por la Disposición Derogatoria Única de la Ley 41/2002.

11. Algunos autores habían argumentado que el Anexo del Real Decreto contradecía lo dispuesto en una norma de rango superior, como era el artículo 61 de la Ley General de Sanidad, por lo que debía estarse a lo dispuesto en este precepto. Otros autores han propuesto una interpretación correctora del punto 5.6 del Anexo I del Real Decreto, en el sentido de que, a pesar de utilizar el legislador la expresión «interesado», el derecho se refiere a la comunicación o entrega de un ejemplar de su historia clínica o de determinados datos contenidos en la misma, de manera que el interesado sólo puede serlo el paciente y no una tercera persona.

12. De acuerdo con lo que dispone el artículo 18 de la Ley 41/2002, de 14 de noviembre, el acceso a la historia clínica, tanto por parte del paciente como por parte de terceros en los casos en que se permite no es enteramente libre. El artículo 18.2 regula los límites de acceso del paciente, y el artículo 18.4 los límites que se aplican al derecho de acceso por terceros.

13. Ver De Lorenzo y Aparici, O. *Las anotaciones subjetivas de la historia clínica, La problemática de las anotaciones subjetivas en la ley 41/2002.* Actas del XII Congreso Nacional de Derecho Sanitario. También *¿Quién puede eliminar de la HC las anotaciones subjetivas?* Diario Médico 25/10/2005.

14. Gallo Vallejo FJ, *La historia clínica en atención primaria.* Editorial Dupont Pharma. Madrid 1996, Página 13, señala que el contenido mínimo de la historia clínica debería ser el siguiente:

1.- Número de historia.; 2.- Número de Seguridad Social; 3.- Fecha de apertura.; 4.-Nombre y apellidos; 5.- Fecha de nacimiento; 6.- Dirección postal; 7.- Teléfono; 8.- Sexo; 9.- Estudios; 10.- Profesión; 11.- Actividad Laboral; 12.- Situación Laboral; 13.- Riesgos Laborales (actuales o pasados; 14.- Estado civil/situación familiar; 15.- Antecedentes personales; 16.- Intervenciones quirúrgicas; 17.- Alergias medicamentosas; 18.- Estado de inmunización según edad y sexo; 19.- Factores de riesgo; 20.- Hábitos tóxicos; 21.- Tipo o grado de invalidez físico psíquica, 22.- Antecedentes familiares que supongan riesgo; 23.- Datos de TA, peso y talla; 24.- Control ginecológico, según protocolo; 25.- Lista de problemas; 26.- Medicamentos crónicos; 27.- Identificación de proveedor médico; 28.- Uso de prótesis; 29.- Transfusiones de sangre recibidas; 30.- Animales domésticos en el domicilio; 31.- Reconocimiento inicial.

15. Los historiales clínicos tienen el carácter de documento público, conforme a lo establecido en el artículo 317 de la Ley 1/2000, de 7 de enero, de Enjuiciamiento Civil.

16. Ver Sentencias del Tribunal Supremo (Sala de lo Penal), de 24 junio 1991, RJ 1991\4795 sobre Valoración de la Historia Clínica como elemento probatorio; Núm. 25/1997 (Sala de lo Civil), de 27 enero RJ 1997/21 sobre Obligación de custodia sobre la Historia Clínica del Centro Sanitario; Núm. 462/1998 (Sala de lo Civil), de

22 mayo RJ 1998\3991 sobre Valoración de la Historia Clínica como medio de prueba. Igualmente del Tribunal Superior de Justicia Cantabria (Sala de lo Contencioso-Administrativo), de 16 mayo 2001, RJCA 2001\741 sobre La Historia Clínica como contenido fundamental de derecho de información. También de la Audiencia Provincial Barcelona (Sección 6ª), de 25 abril 2003, Jurisdicción Penal JUR 2003\166680 sobre los siguientes contenidos: La historia clínica no es un documento de propiedad exclusiva del paciente. El uso de la Historia Clínica como documento probatorio no supone vulneración de la intimidad del paciente. Igualmente el Tribunal Superior de Justicia Castilla-La Mancha núm. 384/2003 (Sala de lo Contencioso-Administrativo, Sección 2ª), de 2 junio; JUR 2003\246582; Tratando de las excepciones al derecho-deber de secreto del médico. Cede en función de valores de interés general. Pautas para realizar la consulta de las Historias Clínicas para los casos de requerimientos judiciales. Debemos igualmente reseñar los Autos de la Audiencia Provincial Tarragona (Sección 2ª), de 26 julio 2004 de la Jurisdicción Penal; JUR 2004\223958 que analiza la confidencialidad y la reserva de los datos clínicos, como manifestación específica del derecho a la intimidad. Solamente puede ceder en los casos previstos en la ley, como es el caso de la investigación judicial y el Audiencia Provincial Barcelona núm. 494/2004 (Sección 6ª), de 22 septiembre de la Jurisdicción Penal; JUR 2004\281914 que analiza el robo o sustracción de un una historia clínica supone una vulneración del derecho constitucional a la intimidad. Son igualmente reseñables las Sentencias de la Audiencia Nacional (Sala de lo Contencioso-Administrativo, Sección 4ª), de 26 noviembre 2003 de la Jurisdicción Contencioso-Administrativa; JUR 2004\50765 cuyo contenido trata sobre El derecho de acceso a la historia clínica tienen su sede en el artículo 135 de la Constitución Española. El acceso a la Historia Clínica con fines judiciales, epidemiológicos, de salud pública, de investigación o de docencia, se rige por lo dispuesto en la Ley 15/1999, de Protección de datos. De la Audiencia Provincial Guipúzcoa núm. 2289/2004 (Sección 2ª), de 29 noviembre de la Jurisdicción Civil; JUR 2005\51038 que trata sobre el valor probatorio de la historia clínica. Obligación de guardar el secreto profesional. Y el auto de la Audiencia Provincial Vizcaya núm. 45/2005 (Sección 3ª), de 18 enero, Jurisdicción Civil; JUR 2005\77704 sobre solicitud de historial clínico. Estimación de familiar fallecido. Ausencia de prohibición expresa del mismo. Necesidad de efectuar análisis ponderativo de todas las circunstancias concurrentes durante el ingreso con finalidad de documentar y en su caso dirigir acción contra quienes entiende concurre presunta responsabilidad.

17. Por ejemplo la Agencia de Protección de Datos de la Comunidad de Madrid ha aprobado una instrucción la 1/2009, de 17 de diciembre que tiene gran incidencia en el sector sanitario como es el tratamiento de datos personales de los recién nacidos en los centros asistenciales sanitarios integrados en la Red Sanitaria Única de Utilización Pública de la Comunidad de Madrid, que serán igualmente del interés de todos los centros médicos privados, ya que otorgan mayor seguridad jurídica en la aplicación de la normativa, que en ocasiones presenta ciertas dudas interpretativas, partiendo de la premisa que establece que todos los niños, niñas y adolescentes tienen derecho a ser correctamente identificados desde su nacimiento, de conformidad con la Ley 6/1995, de 28 de marzo, de Garantías de los Derechos de la Infancia y la Adolescencia en la Comunidad de Madrid.

La Agencia de Protección de Datos de la Comunidad de Madrid establece el tratamiento que se debe dar al Documento de Identificación Sanitaria Materno-Filial, cuya cumplimentación es obligatoria en la Comunidad de Madrid y que recoge datos identificativos de la madre, del recién nacido y del profesional sanitario que lo cumplimenta, así como datos relativos a las circunstancias del nacimiento y las huellas dactilares de la madre y de su hijo.

18. Artículo 20, a cuyo tenor «todo paciente, familiar o persona vinculada a él, en su caso, tendrá el derecho a recibir del centro o servicio sanitario, una vez finalizado el proceso asistencial, un informe de alta con los contenidos mínimos que determina el artículo 3. Las características, requisitos y condiciones de los informes de alta se determinarán reglamentariamente por las Administraciones Sanitarias Autonómicas»

19. Véase la Disposición Transitoria Única de la Ley 41/2002, de 14 de noviembre, a cuyo tenor, el informe de alta se regirá por lo dispuesto en la Orden del Ministerio de Sanidad de 6 de septiembre de 1984, mientras no se desarrolle legalmente lo dispuesto en el artículo 20 de esta Ley».

20. La Instrucción 2/2009, de 21 de diciembre de la Agencia de Protección de Datos de la Comunidad de Madrid, se refiere al tratamiento de datos personales en la emisión de justificantes médicos, siendo de aplicación en los casos en los que el trabajador tenga que justificar la ausencia al trabajo motivada por enfermedad común o accidente no profesional, siempre que la ausencia no haya derivado en la necesidad de solicitar un parte de baja, y en aquellos casos en los que el trabajador tenga derecho a un permiso retribuido como consecuencia de la operación o enfermedad de un pariente o persona con la que exista una relación de hecho y deba acreditar esa situación para justificar el citado permiso.

Esta Instrucción resulta muy interesante puesto que la emisión de los justificantes generaba hasta la fecha cierta inseguridad en los Centros. Así se refleja en las Resoluciones de la Agencia Española de Protección de

Datos dictadas sobre esta materia de las que se deduce que se entregaban justificantes médicos a personas no autorizadas por el paciente que posteriormente han sido utilizados en procedimientos judiciales de divorcio y custodia de los hijos y que contenían datos a todas luces excesivo.

21. El artículo 22 de la Ley 41/2002, de 14 de noviembre, con respecto a la emisión de certificados médicos, dispone que «todo paciente o usuario tiene derecho a que se le faciliten los certificados acreditativos de su estado de salud. Estos serán gratuitos cuando así lo establezca una disposición legal o reglamentaria».

22. Código Penal aprobado por Ley Orgánica 10/1995, de 23 de noviembre.

23. Ver Código de Deontología Médica. Guía de Ética Médica de la Organización Médica Colegial española de julio de 2011

24. En el ámbito administrativo, el Real Decreto 2210/1995, de 28 de diciembre, por el que se crea la Red Nacional de Vigilancia Epidemiológica, obliga a los médicos en ejercicio, tanto en el sector público como del privado, a declarar obligatoriamente determinadas enfermedades, bien mediante simple declaración numérica, bien nominativamente.

25. La Ley Ley 41/2002, de 14 de noviembre, básica reguladora de la autonomía de los pacientes y de los derechos de información y documentación clínica de Derechos de los Pacientes regula la información Sanitaria, sobre el derecho a la información asistencial; sobre el titular de la información asistencial y sobre el derecho a la información epidemiológica. Arts. 4,5 y 6.

26. Como dice el artículo 4.1 de la Ley de Derechos de los Pacientes la información se transmitirá, como regla general, de forma verbal, debiendo dejar constancia de la misma en la historia clínica, y comprendiendo, como mínimo, la finalidad y la naturaleza de cada intervención, sus riesgos y sus consecuencias.

Esta regulación legal de la información debe ponerse en relación con lo dispuesto en el artículo 8.2 de la propia Ley, según el cual el consentimiento prestado por el paciente será verbal, como regla general, si bien deberá prestarse por escrito en los supuestos legalmente previstos. De este modo, bastaría la transmisión de la información de forma verbal cuando el paciente pueda consentir también verbalmente, siendo necesaria, por el contrario, la prestación de la información en forma escrita en aquéllos casos en los que la Ley establece que el consentimiento debe ser prestado también por este mismo medio, pues si se consiente por escrito debería quedar también acreditado en forma escrita qué es lo que se está consintiendo, que será lo que el profesional sanitario ha informado al paciente. En todo caso, siendo esta la regla general respecto a la forma de la información, habrá que estar a cada caso concreto que se presente para adoptar la decisión más conveniente.

27. Grupo de Expertos en Información y Documentación Clínica. Documento final. Madrid, 26 de noviembre de 1997.Ministerio de Sanidad y Consumo 1998.

28. Ver MÉJICA GARCÍA, J.M. La Historia Clínica. Estatuto Básico y Propuesta de Regulación, obra que agota la materia. Edisofer, S.L. Madrid 2002. Igualmente CANTERO RIVAS, R. Cuestiones relativas a la historia clínica. La Ley 19964 y La historia clínica. Biblioteca de Derecho y ciencias de la Vida. Editorial Comares. Granada 2002.. Junto a CRIADO DEL RÍO, M.T. La Historia Clínica Médico Legal. Colex 1999.

29. Artículo 8.2.

30. Recomendaciones del CPME. www. Diariomedico.com (e-mail)

31. Ley de Servicios de la Sociedad de la Información y de Comercio. Ministerio de Ciencia y Tecnología 2002.

32. Audiencia Provincial de Barcelona. Correo Médico, 24 febrero -2 de Marzo 2003, página 8.

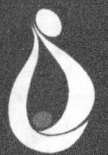

Proyecto Docente "Ágora Médica" (www.agoramedica.com)
Campus online de Medicina Materno-Fetal «Caldeyro Barcia»
Diplomado en «Demandas Judiciales en Medicina»
Módulo II. Formación Legal del Médico
Unidad 7. Informacion y Consentimiento Informado

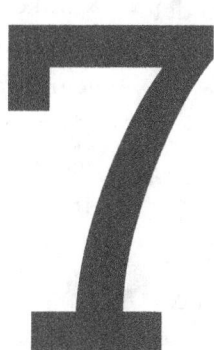

Informacion y Consentimiento Informado

Ricardo De Lorenzo

ÍNDICE

EL DERECHO A LA INFORMACIÓN SANITARIA

La nueva definición de la relación médico-paciente, operada por la Ley Básica de Autonomía del Paciente y de Derechos y Obligaciones en Materia de Información y Documentación Clínica, tiene una de sus principales manifestaciones en el derecho de información del paciente. Con carácter básico, puede señalarse que la información tiene el carácter de derecho autónomo del paciente, puesto que es independiente de una eventual intervención médica, pero, a su vez, constituye el presupuesto o antecedente necesario del consentimiento informado, de manera que su omisión o defectuoso cumplimiento se constituye como causa generadora de responsabilidad profesional[1].

La trascendencia de la Ley 41/2002, de 14 de noviembre y del Convenio de Oviedo en la regulación del derecho a la información del paciente exige profundizar en su régimen jurídico y, de este forma, en el presente Capítulo se pretende responder a los interrogantes sobre «quién debe informar», «de qué se debe informar» y «cómo se debe informar», analizándose, desde el punto de vista subjetivo, quiénes son los profesionales sanitarios que tienen el deber de informar, delimitando la figura del «médico responsable», y quién es el destinatario de esa información, con particular atención al derecho de los menores e incapaces. En el aspecto objetivo, tras perfilar el contenido del derecho de información del paciente, se abordarán los supuestos sobre los que decae el deber de informar, ya sea por situaciones de riesgo, de estado de necesidad terapéutica o, más comúnmente, por la renuncia del paciente a su derecho a la información. Y, finalmente, se estudiarán los aspectos formales del derecho a la información, cuales son los relativos a la forma, habitualmente oral de la información, y a la constancia de la información en la historia clínica.

Por lo que se refiere al régimen jurídico del derecho a la información[2], establecido en la Ley 41/2002, de 14 de noviembre, debe destacarse lo siguiente:

La información clínica

Desde una perspectiva científica y etimológica, tras destacarse su procedencia del término griego Kliniké, la doctrina[3] la define como «medicina clínica, cuidador, medios prestados al enfermo que guarda cama». Sin embargo, el legislador[4] conceptúa la información clínica como «todo dato, cualquiera que sea su forma, clase o tipo, que permite adquirir o ampliar conocimientos sobre el estado físico y la salud de una persona o la forma de preservarla, cuidarla, mejorarla o recuperarla».

De acuerdo con la anterior definición, la información clínica es la que se obtiene a partir de la relación médico paciente y para el ejercicio de los derechos y la imposición de obligaciones derivados de tal relación. Constituye el elemento objetivo de la relación médico paciente en sus variadas facetas de obtención, utilización, archivo, custodia y transmisión. Por ello, la información clínica tiene un carácter personalizado e individual, pues se refiere a un paciente concreto y constituye el substrato necesario para que el paciente pueda adoptar las decisiones que afecten a su salud con plena autonomía.

La información asistencial[5]

El término «información asistencial» suele referirse a la de un paciente en concreto, y alude al conjunto de información que se le debe prestar sobre su estado de salud con anterioridad, durante y después de su atención médica y a lo largo de todo su proceso y en cada una de sus etapas.

La información sanitaria[6]

Es la información relativa al Sistema Nacional de Salud, o al Servicio de Salud de una Comunidad Autónoma, sobre los servicios y unidades asistenciales disponibles y su forma de acceso. La información sanitaria, por ende, tiene un carácter más global, referida a la organización sanitaria y al modo de acceder a la misma por los pacientes o usuarios. Constituye un deber general de las Administraciones Públicas y de los Servicios Sanitarios a fin de que los pacientes o usuarios conozcan sus programas, sus prestaciones, su funcionamiento y su acceso, y puedan desarrollar sus derechos y cumplir sus deberes[7].

De algún modo, los términos información clínica, asistencial y sanitaria podrían imaginarse a modo de círculos concéntricos en los que el relativo a la información sanitaria tendría un carácter general —todo lo relativo a la organización de la salud en el Estado o en una Comunidad Autónoma— y comprende la información clínica del paciente, la información asistencial y la información epidemiológica. La información asistencial tiene un carácter más particular —todo lo relativo a la salud de un individuo inmerso en un proceso de asistencia en el servicio sanitario. Y, finalmente, la información clínica tendría aún un carácter más reducido y, si se prefiere, técnico y específico, que se identifican con el dato que forma parte del elemento objetivo de la relación médico paciente.

La información epidemiológica

Puede entenderse como la información que afecta a los problemas sanitarios de una colectividad en la medida que implican un riesgo para la salud colectiva o individual[8]. El concepto y significado de la epidemiología ha sufrido mutaciones, pues si bien inicialmente se identificaba con la «ciencia o doctrina de las epidemias», posteriormente se ha identificado como la «ciencia de los fenómenos masa»[9].

La información terapéutica[10]

Se referiría a los pacientes no hospitalizados, y su objeto sería el modo de vida, las precauciones que habría que guardar el paciente, los modos alimenticios, los análisis y pruebas periódicas a los que tendría que someterse, etc. La finalidad de la misma es facilitar el deber de colaboración en el tratamien-

to que corresponde, desde luego, al paciente, pero también a quienes deben, moral o jurídicamente, prestarle asistencia.

Pues bien, a la vista de las distintas acepciones del término «derecho del paciente a la información», desde el punto de vista del derecho positivo, la misma aparece, cuando menos, en un triple dimensión o proyección.

En primer lugar, la información es elemento delimitador del ámbito de aplicación y objeto de regulación de la Ley 41/2002, de 14 de noviembre[11].

En segundo lugar, la información es un presupuesto o exigencia previa del consentimiento escrito[12] y del derecho de elección de médico y de centro. La información, pues, constituye desde este punto de vista, un prius con respecto del consentimiento cuanto de la acción del médico y centro asistencial, pues ambos derechos deben ir precedidos de una información adecuada, exigencia legal que se reitera específicamente en la regulación del consentimiento informado[13].

Finalmente, y en tercer lugar, la información no sólo constituye uno de los ejes o materias de la relación médico paciente y no sólo es presupuesto del consentimiento informado, sino que también aparece recogida con una pluralidad de significados en la Ley 41/2002, de 14 de noviembre[14].

Desde el punto de vista de la jurisprudencia, el derecho de información se configura como uno de los elementos integrantes de la lex artis ad hoc[15].

SUJETOS DEL DERECHO A LA INFORMACIÓN

El paciente

El paciente ostenta la «titularidad originaria del derecho a la información». Semejante titularidad reviste los caracteres de ser esencial, primaria, originaria, limitada y renunciable, frente a la «titularidad derivada», que es la correspondiente a las personas distintas del paciente —más concretamente, a las personas vinculadas con el paciente (artículo 5.1) y al representante legal (artículo 5.2) y que reúne los caracteres de delegada, complementaria y compartida[16].

En relación con el paciente, la Ley 41/2002, de 14 de noviembre, distingue cuatro estadios con relación a su edad:

- El menor no maduro (0 a 12 años), cuyo consentimiento corresponde a sus padres o a su representante legal.
- El menor no maduro (12 a 16 años), respecto del cual hay que pedirle opinión.
- El menor maduro (16 a 18 años), cuya opinión es vinculante, con algunas excepciones.
- La mayoría de edad (a partir de los 18 años), coincidente con la plena mayoría de edad médica[17].

De la regulación legal contenida en la Ley 41/2002, con respecto al consentimiento informado de los menores, cabe destacar la idea de que, con anterioridad a la mayoría de edad, el menor puede realizar determinados actos, básicamente relacionados con los derechos de la personalidad, sin el consentimiento de su representante legal, siempre que sus condiciones de madurez se lo permitan. Pero la cuestión fundamental sigue siendo la de determinar la «mayoría de edad sanitaria» que, en nuestro caso, significa fijar la edad a partir de la cual el menor deviene titular del derecho a la información asistencial, la cual, aparece predeterminada en el artículo 9.3 de dicha Ley, fijando una presunción de mayoría de edad a partir de los dieciséis años.

Si el paciente mayor de dieciséis años y el menor emancipado pueden prestar válidamente su consentimiento informado, sin necesidad de ratificación por su representante legal, ellos deben ser los destinatarios de la información asistencial[18]. Únicamente se exige informar, en este caso, a los padres, en caso de actuación de grave riesgo. La información, fuera de los supuestos de grave riesgo, a familiares u otras personas vinculadas por el menor, queda fuera del ámbito de la exigencia de legalidad, sin perjuicio de que pueda quedar bajo el campo de la oportunidad y conveniencia[19].

En lo que respecta al paciente incapaz, el legislador sigue el principio, también recogido en el Convenio de Oviedo, de implicar al incapaz en la toma de decisiones que le afectan hasta donde alcance su grado de discernimiento[20].

En aquellos supuestos en que la representación legal sea dual (padre o madre), o plural (tutela de más de una persona), el deber de información asistencial se extiende a todos los representantes, salvo supuesto de urgencia, de extrema gravedad, o que los representantes se conformen con la información a cualquiera de ellos[21].

En los supuestos de personas incapaces existe una doble titularidad del derecho de información asistencial. Por una parte, la del propio incapaz, que es una titularidad originaria y con la única modulación de que la información deberá transmitirse «de modo adecuado a su capacidad de comprensión». Y, por otra parte, la del representante legal, que es una titularidad derivada y compartida con el propio incapaz[22].

Por lo que respecta al paciente incapaz de comprender la información, ésta deberá suministrarse exclusivamente a las personas vinculadas a él por razones familiares o de hecho.

Los familiares del paciente

Si bien es cierto que el paciente es, por imperativo legal y por ser consustancial a la relación médico paciente, el titular por excelencia del derecho a la información asistencial, existen tres supuestos en que la información se facilita a personas distintas del paciente.

El primer supuesto corresponde a las personas vinculadas al paciente, por razones familiares o de hecho, en la medida en que el paciente lo permita de manera expresa o tácita. La titularidad habilitante del derecho a la información nace de una autorización del paciente que puede ser expresa —sea oral o escrita— o puede ser tácita. Es importante destacar que la clave del derecho a la información reside en el propio paciente, de modo que ninguna persona vinculada a él deberá ser informada si éste no lo autoriza previamente. Ello significa reforzar la titularidad del derecho a la información del paciente. Y, aún en el caso de autorización —y salvo el supuesto de renuncia del derecho a la información— ello no exime al médico responsable de prestar la información al propio paciente[23].

El segundo supuesto es el relativo al paciente incapaz de entender la información a causa de su estado físico o psíquico[24]. Se trata, como fácilmente puede apreciarse, de una incapacidad natural de comprender el alcance de la información asistencial. El médico responsable cumplirá con su deber legal trasladando la información a las personas vinculadas al paciente, quienes asumirán, en su caso, la facultad de decisión[25]. Obviamente, en este supuesto —a diferencia del anterior— huelga trasmitir la información a un sujeto que no es capaz de entenderla.

Y el tercer supuesto es el relativo a los menores de edad en caso de actuación de grave riesgo, en que se deberá informar a los padres (más precisamente a los representantes legales). La Ley 41/2002 potencia el principio de autonomía del menor y reduce los supuestos de información del paciente menor de edad a las actuaciones de grave riesgo, cuya gravedad deberá apreciarse por el propio médico.

El profesional sanitario

La Ley 41/2002 crea la institución del «médico responsable», individualizando el elemento subjetivo de la prestación sanitaria permitiendo atribuirle sus correspondientes deberes[26]. El concepto de «médico responsable» debe entenderse en sentido amplio, englobando a otros profesionales sanitarios en el ejercicio de sus funciones, como acontece con los odontólogos.

La institución del médico responsable permite ofrecer una serie de consideraciones jurídicas al respecto, y así:

1. Las funciones básicas del mismo consisten en la coordinación de la información y en la coordi-

nación de la asistencia sanitaria, con lo cual el legislador equipara legalmente el deber de asistencia con el deber de información.

2. El médico responsable se erige en el interlocutor por excelencia del paciente[27].

3. Que, aún siendo el médico responsable el interlocutor principal del paciente, debemos enseguida matizar que pueden intervenir otros profesionales de la salud, los cuales no quedan exonerados de sus obligaciones legales por la presencia del médico responsable[28].

4. Que el deber de información asistencial tiene carácter universal y se extiende a la totalidad de la atención sanitaria, no pudiendo el médico responsable limitar su alcance, pues existe un contenido legal predeterminado, cuya extensión ya no pertenece a la discrecionalidad del facultativo.

5. Que el deber de información no es puntual y aislado, sino que, por el contrario, se desarrolla de modo continuado y sucesivo en el tiempo (durante el proceso asistencial, dice la Ley 41/2002).

ELEMENTOS OBJETIVOS DEL DERECHO DE INFORMACIÓN DEL PACIENTE

El elemento objetivo del régimen jurídico de información al paciente lo constituye la respuesta a la cuestión sobre «qué se debe informar al paciente». La Ley 41/2002, define el contenido de la información en diversos artículos que, para mayor claridad expositiva, y siguiendo la terminología legal, podemos sistematizar como el contenido ordinario[29], el contenido mínimo[30] y, finalmente el contenido básico, éste último para aquellos supuestos en que se exige un consentimiento informado por escrito[31].

Por lo que se refiere al contenido ordinario (artículo 4.1 de la Ley 41/2002), la norma jurídica dispone que los pacientes tengan derecho a conocer, con motivo de cualquier actuación en el ámbito de la salud, toda la información disponible sobre la misma, salvando los supuestos exceptuados por la Ley[32].

Ya no es el profesional sanitario quien delimita «qué se debe informar», sino que, por el contrario, es el paciente quien le puede reclamar «toda la información disponible». Al médico le será exigible que conozca en el ámbito de su actuación el estado actual de la ciencia médica a los efectos de atender la información que demande el paciente.

Los supuestos en que el paciente no tiene derecho a la información se delimitan por la vía de una remisión («salvando los supuestos exceptuados por la ley») que, al ser genérica y abierta, comprende no solamente aquéllos exceptuados en la Ley 41/2002, de 14 de noviembre, sino los exceptuados en cualquier otra ley, así como los que, en el futuro, puedan ser objeto de restricción legal.

En lo que respecta al contenido mínimo, debe señalarse que el legislador, reproduciendo casi literalmente lo establecido al efecto en el Convenio de Oviedo, y atendiendo a la doctrina jurisprudencial[33], ha fijado el contenido mínimo del derecho a la información en los términos siguientes: «la información … comprende como mínimo, la finalidad y naturaleza de la intervención, sus riesgos y consecuencias».

En fin, en lo atinente al contenido básico se alude a la información que debe recibir el paciente antes de prestar su consentimiento (artículo 10.1 de la Ley 41/2002). A diferencia del derogado artículo 10.7 de la Ley General de Sanidad, que exigía la formalización del consentimiento por escrito, la Ley 41/2002 establece que, como regla general, el consentimiento será verbal.

Ahora bien, existen tres supuestos (intervención quirúrgica, procedimientos diagnósticos y terapéuticos invasores y, en general, procedimientos que suponen riesgos o inconvenientes de notoria y previsible repercusión negativa sobre la salud del paciente, exceptuados del consentimiento oral, para los que se exige un consentimiento por escrito[34]. Para estos supuestos de consentimiento por escrito el legislador establece también, y en paralelo, una información específica que califica como «información básica» y que se concreta en las consecuencias relevantes de la intervención, los riesgos personales y profesionales, los riesgos probables y las contraindicaciones.

RESTRICCIONES LEGALES AL DERECHO DE INFORMACIÓN DEL PACIENTE

La Ley 421/2002, en lo atinente a los «límites del consentimiento informado», regula dos supuestos en los que el profesional sanitario podrá actuar sin el consentimiento —y, por ende, sin la previa información— del paciente. Uno de carácter general, referido a los «riesgos para la salud pública» y otro de carácter individual, relativo a los «riesgos para la integridad física o psíquica del paciente»[35].

El primer supuesto, es decir los riesgos para la salud pública, exige la concurrencia de dos requisitos, como se desprende de su propio tenor literal:

1. La existencia de un riesgo para la salud pública.
2. Que semejante riesgo se fundamente en razones sanitarias establecidas por la ley. Se alude, por tanto a riesgos colectivos para la salud y, además, legalmente predeterminados[36].

Respecto a los riesgos graves para la integridad física o psíquica del paciente, la realidad del mismo exige la concurrencia de hasta cuatro requisitos: 1. Existencia de un riesgo; 2) Que el riesgo sea inmediato y grave; 3) Que el riesgo pueda afectar a la salud física o psíquica del paciente y; 4) La imposibilidad de conseguir la autorización del paciente. E incluye una previsión de recabar o intentar la previa consulta de los familiares o personas vinculadas con el paciente.

Por lo que se refiere al *estado de necesidad terapéutica*, que actúa como exoneración del deber de informar, la Ley 41/2002, define el mismo como «… la facultad del médico para actuar profesionalmente sin informar antes al paciente cuando por razones objetivas el conocimiento de la propia situación pueda perjudicar su salud de manera grave»[37].

En la definición legal del estado de necesidad terapéutica, el legislador ha enfatizado su carácter excepcional, unánimemente puesto de manifiesto por la doctrina y apuntado en alguna resolución judicial,[38] a partir de unos presupuestos y de unas exigencias formales. Constituyen, pues, presupuestos para apreciar dicho estado:

1. *La existencia acreditada de un estado de necesidad terapéutica.* El uso del vocablo «acreditada», referida al estado de necesidad admite una doble interpretación. Bien que pueden existir estados de necesidad terapéuticos que no estén acreditados o, cuando menos, que sea muy difícil de acreditación. O ya que el juicio médico sobre la inconveniencia de proporcionar información al paciente sea muy sólido. Esta segunda parece preferible, aun cuando tal vez fuera oportuno suprimir de la dicción legal la adjetivación «acreditada» en la medida en que puede fundar la primera de las dos interpretaciones.
2. *Un juicio médico de que la revelación de la información puede perjudicar la salud de manera grave.* El médico, al hacer uso de su facultad legal de no proporcionar información al paciente, se fundamenta en la agravación que tal revelación puede proporcionar en el estado de salud del paciente.
3. *Que el juicio médico se fundamente en razones objetivas*[39].

Por otra parte, la apreciación del estado de necesidad terapéutica exige, además de los anteriores presupuestos, las siguientes exigencias formales:

1. Que el médico deje constancia razonada de las circunstancias en la historia clínica.
2. Que se comunique la decisión a las personas vinculadas con el paciente[40].

El último de los supuestos de exoneración del deber de informar, esto es la renuncia a la información la renuncia a ser informado expresa o tácitamente, mediante hechos concluyentes, ha sido tradicionalmente admitido por la doctrina como un supuesto de excepción o límite efectivo al deber de información.

Recogiendo este criterio, el artículo 10.2 del Convenio sobre Derechos Humanos y Biomedicina consagra tal excepción o límite al decir que «deberá respetarse la voluntad de una persona a no ser informada», debiendo quedar este extremo debidamente documentado.

La responsabilidad de informar incumbe al médico responsable del paciente, sin perjuicio de la que corresponde al médico que practica la intervención diagnóstica o terapéutica al realizar las especificaciones adecuadas sobre la técnica concreta[41].

EL CONSENTIMIENTO INFORMADO

El acto médico y su protección a través del consentimiento informado

La aspiración al mejor funcionamiento posible del sistema sanitario y de la atención médica se enfrenta a dos afirmaciones que hoy son indiscutibles aunque parezcan contradictorias: el incremento de reclamaciones en materia de responsabilidad profesional en el ejercicio de la medicina, por un lado, y, por otro, el avance de la propia medicina y de la cirugía. Observaba la doctrina[42] que quizás el *quid* de la cuestión pudiera encontrarse en el muy profundo distanciamiento que en muchas ocasiones, sobre todo en los grandes hospitales, se produce entre el médico o cirujano y el paciente o sus familiares, distanciamiento a su vez propiciado por la falta de comunicación, por las prisas, por unos planes de formación de los médicos más presididos por enseñar la prescripción de exploraciones o tratamientos que de la calidad de la relación médico-paciente, hasta el punto de que a finales de los años 70 el conocido informe Mc Aleese concluyó que la primera causa de procesos judiciales contra los médicos era la falta de información de los profesionales al paciente y a su familia, de forma que los médicos encausados tenían igual competencia profesional que los otros, pero carecían de calor humano, eran poco o nada comunicativos y tenían un contacto con el enfermo de pésima calidad.

Pues bien, el consentimiento informado es requisito indispensable para que surja el contrato de servicios médicos o, como hoy preferimos decir con mayor amplitud, la relación médico-paciente. En este sentido decimos que se integra dentro de la *lex Artis*[43]. El consentimiento informado es por si un acto jurídico ya que de él deriva efectos jurídicos e integra, junto con el consentimiento del médico, el acto complejo y perfecto, bilateral y negocial, que es el contrato de servicios médicos. El consentimiento informado por sí solo y los consentimientos de médico y paciente integrados constituyen por tanto un acto médico en cuanto dirigidos a la prevención, curación o rehabilitación de la salud realizados entre personas capaces y productores de efectos jurídicos.

Pero junto a esta sencilla constatación nos encontramos con la consagración del consentimiento informado como un derecho del paciente. Y aún más, como un derecho del paciente enfatizado doctrinalmente como directamente enraizado en el derecho a la libertad personal proclamado en las Constituciones y así concebido en términos casi absolutos, lo que viene a desbordar los límites de su exigencia. Quiero decir que ante todo de lo que estamos tratando aquí es del derecho a la protección de la salud, cuya primera manifestación es el derecho a una buena asistencia sanitaria, y esto impone considerar que el derecho al consentimiento informado está establecido en beneficio de la salud del paciente, y no sólo de su libertad. No se puede prescindir de ninguno de estos principios.

La Carta de los Derechos fundamentales de la Unión Europea[44] reconoce la protección de la salud como política europea y al referirse al marco de la medicina y la biología solo recoge, junto a la prohibición de prácticas eugenésicas, del comercio por el cuerpo humano y de la clonación, el derecho al consentimiento libre e informado de la persona de que se trate, de acuerdo con las modalidades establecidas en la ley.

La pregunta no sería sólo, cómo podría quererse tomando sólo únicamente en consideración el principio de la libertad ¿por qué no un poco más de información? Sino que habría que estudiar, partiendo siempre de la exigencia del consentimiento informado, qué es lo que se debe informar, hasta dónde debe llegar la información, a quién se debe informar y cuándo se debe decir. En el derecho español tenemos un buen ejemplo. Nuestra Ley General de Sanidad exige una información completa con solo

las excepciones de la urgencia y la incapacidad, pero hoy el Convenio de Asturias equivalente en importancia y rango a la Declaración Universal de Derechos Humanos elaborado en el seno del consejo de Europa, nos habla de una información adecuada en los términos que veremos.

Por ello es bueno hacer un repaso histórico al surgimiento y desarrollo de la moderna doctrina del consentimiento informado cuyas primeras consagraciones aparecen, con algún lejano precedente, en la jurisprudencia norteamericana. En la Sentencia *Mohr contra Williams* dictada en 1905 por el Tribunal de Minessotta, se examina un caso en el que el médico y el paciente habían acordado que se realizaría una operación de oído derecho, pero en el curso de la intervención el médico decidió unilateralmente operar del oído izquierdo en lugar del derecho, para lo que no había consentimiento. El paciente perdió el oído operado y la Sentencia condenó al médico por agresión sobre la base de que el consentimiento para ser operado de un oído no le autorizaba a realizar cualquier intervención que estimase conveniente.

Pero la decisión auténticamente precursora de la doctrina del consentimiento informado es la del Tribunal de Nueva York[45] en el caso *Schloendorff contra la Administración del Hospital de Nueva York*, cuyo autor es el juez Benjamín Cardozo, que la refrendó con todo el enorme peso de su prestigio como jurista y como filósofo del Derecho. En el caso se había proyectado una intervención meramente diagnóstica y la paciente había advertido expresamente que no quería someterse a una intervención terapéutica. Sin embargo, el cirujano le extirpó el tumor que descubrió en la exploración, y el juez Cardozo pronunció en su Sentencia una frase que ha hecho historia:

> Todo ser humano de edad adulta y mente sana tiene el derecho de decidir qué se puede hacer con su propio cuerpo; y un cirujano que lleva a cabo una intervención sin el consentimiento de su paciente comete un delito.

Observemos aquí como lo hizo Cardozo el carácter absoluto de la regla: la consideración anterior se aplica siempre, salvo que sea imposible obtener el consentimiento por razones de urgencia, cuando el paciente está inconsciente o cuando es necesario operar antes de poder obtener el consentimiento.

En estas primeras Sentencias, más que ausencia de consentimiento informado lo que hay es pura y simple falta de consentimiento. Y de ahí que lo que se condena sea un delito[46], es decir una agresión injustificable, punible lisa y llanamente desde la sola perspectiva de la inviolabilidad de la persona.

Por el contrario, las modernas Sentencias que se apoyan en el consentimiento informado se basan en la falta de explicación al paciente de la naturaleza y del alcance de la intervención o en que, aunque haya existido una cierta explicación, se han omitido las advertencias de sus consecuencias o de tratamientos alternativos. Es decir, no se discute el consentimiento, que al menos en principio existe, sino su validez por falta de información o por información inadecuada.

Esta clarificación jurisprudencial del deber de información es en Estados Unidos cuarenta o cincuenta años posteriores a las primeras Sentencias. Suelen citarse a estos efectos la Sentencia del Tribunal de California de 1957, recaída en el caso *Salgo contra Leland Stanford y el Consejo de la Universidad*, en la que la condena ya no es por falta de consentimiento sino por falta de información de los riesgos que implicaba la artrografía lumbar que provocó la parálisis del paciente. El Tribunal consideró que:

> [...] un médico viola sus deberes hacia el paciente y queda sujeto a responsabilidad si omite circunstancias que son necesarias para formar la base de un consentimiento informado por parte del paciente para el tratamiento propuesto. Del mismo modo, el médico no puede minimizar los riesgos conocidos de un procedimiento u operación con el fin de inducir al consentimiento de su paciente.

Y en la Sentencia del Tribunal de Kansas *Natanson contra Kline*[47], el Tribunal condena al médico insistiendo en la información hasta el punto de afir-

mar que incluso aunque el tratamiento hubiera sido correcto, si se produjese algún daño de cuyo riesgo no se hubiese informado, el médico sería culpable de negligencia profesional:

> [...] el médico está obligado a proporcionar al paciente una explicación razonable acerca de la naturaleza y consecuencias probables del tratamiento de radiaciones de cobalto que le había recomendado y también está obligado a proporcionarle una información razonable acerca de los peligros que, según su conocimiento, podrían previsible o posiblemente suceder en el tratamiento que recomendó administrar.

El efecto de la consagración de la doctrina del consentimiento informado por estas Sentencias fue abrir las puertas a una riada de reclamaciones basadas en el consentimiento informado[48]. Ello nos lleva al planteamiento de la cuestión del alcance de la información y de los estándares sobre los que ese alcance debe medirse.

La extensión y la intensidad del deber de información no se pueden determinar apriorísticamente, aunque la doctrina mayoritaria tienda cada vez más a facilitar al paciente la mayor información posible, y así se establece en la Ley General de Sanidad española, que requiere una información completa.

Sin embargo, entender el término completa en su acepción literal puede dar lugar a equívocos y que, desde luego no debe entenderse en este tenor, ya que pretender siempre una información exhaustiva nos llevaría a situaciones absurdas y desproporcionadas en la mayoría de los casos amén de que, de facto, sería prácticamente imposible de cumplir.

Determinar el umbral de los riesgos acerca de los que es preciso informar no puede hacerse en términos generales, y se lleva a cabo, normalmente, distinguiendo entre riesgos típicos y atípicos, medicina curativa y no curativa, mayor o menor indicación del tratamiento, mayor o menor urgencia y, en definitiva, aquello acerca de lo que el paciente ha mostrado interés por conocer, pues la extensión de la información debe manifestarse en consideración a su finalidad, que no es otra que permitir al enfermo la comprensión de la situación, sin deformidades, de manera que no sólo incluya el estado actual, sino también los posibles tratamientos alternativos y su evolución previsible, sus consecuencias y los riesgos posibles.

De esta forma, hay que informar siempre de las consecuencias seguras de la intervención y de los riesgos típicos, entendiendo por tales aquellos que se producen con más frecuencia y que pueden darse en mayor medida en cada tratamiento, aunque no pueda establecerse un criterio porcentual, por lo que tendremos que estar a menudo a la apreciación prudente y caso por caso de los Tribunales.

Además, la información será más o menos exigible cuanto menor o mayor sea la urgencia del caso o cuando el tratamiento esté más o menos indicado, o cuando el riesgo sea más o menos grave, o más o menos actual según las circunstancias personales del paciente o las profesionales del médico y del lugar en el que trabaja.

En cuanto al carácter curativo o no de la intervención, parece existir consenso acerca de la necesidad de informar exhaustivamente en los casos de la medicina llamada voluntaria o satisfactiva.

La otra gran cuestión acerca de la información de los riesgos viene establecida por la determinación del estándar al que es necesario atender para acreditar la información suficiente, lo que se ha planteado en términos expresos en la jurisprudencia anglosajona[49]. Se planteaba en los litigios resueltos judicialmente, por una parte, si debe atenderse a un criterio profesional, es decir, aquello con lo que el médico consideraría cumplido su deber de información, o personal, aquello de lo que el paciente demandaría ser informado, y a su vez, si el criterio para medir la cantidad de información debería ser objetivo, lo que un paciente razonable consideraría preciso, o subjetivo, es decir, lo que ese paciente, en el caso particular, habría querido.

En la Sentencia *Natanson contra Kline* se determina que el médico debería informar al paciente de todos aquellos extremos que un médico razonable y que estuviera en las mismas circunstancias habría in-

formado, consagrando así el denominado principio del médico razonable. Pero en la Sentencia *Berkey contra Anderson*, del año 1962, en la que el médico indicó al paciente que no sentiría nada tras la práctica de una mielografía y que tampoco le indicó que la prueba se realizaba mediante una punción lumbar, siendo así que tras su práctica el paciente sintió dolor y a las 24 horas presentaba una pierna de goma, incapaz de soportar el peso, el Tribunal consideró que el deber de información sólo se satisface cuando el médico explica al paciente todo aquello de lo que éste querría ser informado, sentando así el criterio denominado del paciente razonable.

Por último, la Sentencia *Canterbury contra Spence*, de 1972, se inclina por el criterio del paciente razonable pero consagra a su vez el privilegio terapéutico.

Es decir, que, según el estado de la jurisprudencia norteamericana debe atenderse a aquello que un paciente razonable querría saber para tomar una decisión libre pero siempre que ese derecho no implicara imponer al médico unas obligaciones poco razonables desde el punto de vista clínico, como ocurriría si estuviera convencido de que la información produciría al paciente un daño psicológico grave o que pudiera dar al traste con el objetivo del tratamiento[50].

Y esta es también la solución que se extrae del Convenio del Consejo de Europa relativo a los Derechos Humanos y a la Biomedicina, conocido también como Convenio de Asturias de Bioética firmado el 4 de abril de 1997 y que entró en vigor el 1 de enero del año 2000, y en la carta (CE) 2000/C 364/01, de los Derechos fundamentales de La Unión Europea, hecha en Niza el 7 de diciembre de 2000.

El artículo 5 del Convenio dice que *una intervención en el ámbito de la sanidad sólo podrá efectuarse después de que la persona afectada haya dado su libre e informado consentimiento tras haber recibido previamente una información adecuada acerca de la finalidad y la naturaleza de la intervención, así como sobre sus riesgos y consecuencias*, pero sin dejar de reconocer en el artículo 10 que *en casos excepcionales las Leyes nacionales pueden fijar restricciones al derecho a saber o no saber y en interés de la salud del paciente*.

En el informe explicativo del Convenio, elaborado por el Profesor Jean Michaud se considera, si bien en referencia concreta al pronóstico de muerte que si se transmitiese inmediatamente al paciente podría hacer empeorar su estado, que:

[...] en algunos casos el deber médico de proporcionar información entra en conflicto con el interés de la salud del paciente y que en esos casos la ley nacional debe resolver estos conflictos teniendo en cuenta el bagaje cultural nacional pudiendo justificar bajo control judicial en su caso que el médico retenga parte de la información o, en cualquier caso, que la revele con cautela.

Se trata en suma de un conflicto de intereses en el que el médico, el intérprete y en último extremo el juez deben ponderar los intereses en presencia e inclinarse por el que en cada momento resulte preponderante. Así pues, información adecuada acerca de la finalidad y naturaleza de la intervención así como de sus riesgos y consecuencias. Y adecuación de la información no sólo en cuanto a la cantidad de la información que se proporciona sino también de la capacidad de comprensión del paciente o de sus familiares de asumir el objeto de la información y de tomar conciencia de la realidad de la situación y de las consecuencias que su consentimiento o su no consentimiento pueden acarrear. Esta capacidad de comprender la información, y el entendimiento del consentimiento informado como garantía de la autonomía del paciente determinan también el modo de informar, que ha de ser comprensible, de forma simple, inteligible y leal, con fines no exclusivamente terapéuticos. El lenguaje debe prescindir en lo posible de términos científicos y acomodarse al entorno de la capacidad del paciente.

Ya se ha insinuado que el consentimiento es libre no sólo porque el paciente puede aceptar o no, sino también porque puede querer o no querer conocer determinados extremos del tratamiento, a lo que el Convenio de Asturias se refiere como derecho a no saber, y es libre también para revocar su consentimiento después de haberlo prestado. Sobre el derecho a no saber y sobre el derecho a la revocación del consentimiento cabría hacer también las mismas consideraciones, es decir, que también en beneficio del paciente se pueden fijar restricciones al derecho a no saber y que también se debe informar sobre los riesgos que implica no comenzar o dar por concluido un tratamiento no finalizado desde el punto de vista médico[51].

La necesidad del consentimiento informado, la posibilidad de su sanción jurídica, tanto en vía penal como civil y el hecho al que me referí al principio que buena parte de esas exigencias de responsabilidad se basan en la ausencia o en la deficiencia de consentimiento informado obligan a plantearse el problema de su prueba, prueba que como acabo de decir, se refiere tanto a la aceptación inicial del tratamiento como a su desarrollo.

Y si en una concepción tradicional de la responsabilidad civil quedaría a cargo del paciente la carga de probar la ausencia del consentimiento, en la práctica de los Tribunales se ha consagrado la posición contraria bien porque no se puede imponer la prueba de hechos negativos, bien porque el médico tiene la prueba a su disposición, bien finalmente porque si lo que se trata de demostrar es que el enfermo está en condiciones de tomar una decisión libre y ello implica una información correcta, el único que conoce la corrección de la información y su adecuación es el médico.

Esto lleva a observar que así como el consentimiento para el inicio del tratamiento suele documentarse por escrito, no ocurre lo mismo con la que he llamado información terapéutica, fundamentalmente verbal. Llegados a este punto habrá que tener en cuenta que la práctica del consentimiento informado ha sido extraña a la cultura clínica y los médicos la perciben muy a menudo como una imposición del Derecho. Y de esta observación surge inmediatamente una advertencia, y es que el derecho a la protección a la salud implica en las prestaciones sanitarias tomar conciencia del hecho de que la sanidad está cambiando hasta tal punto que se ha impuesto una modificación en la relación médico-paciente.

Es cierto que la medicina ha cambiado más en los 25 últimos años que en los 25 siglos anteriores y que, como he dicho al principio tenemos sin duda una medicina más avanzada, unas prestaciones más amplias y unas reclamaciones más numerosas que quizás tengan que llevarnos al convencimiento de que el paciente quiere una relación distinta con el médico en la que participe más, que sea más humana, que además de los factores estrictamente clínicos tenga en cuenta los de relación y autonomía, que se le reconozca como dueño de la relación.

Desde el punto de vista del médico, la exigencia del consentimiento informado corre el riesgo de burocratizar la relación clínica, y de no cumplir sus objetivos porque se minimice la información a cambio de conseguir la firma de un formulario y porque desde el punto de vista del paciente se coarte su libertad por pensar que si no firma el formulario del consentimiento pueda no ser atendido al no existir alternativas al tratamiento propuesto.

Creo que nada más lejos de lo que debe ser un consentimiento informado correcto. Al menos en la práctica jurídica española de lo que se trata es de asegurar la existencia del consentimiento considerándolo parte integrante de la lex artis pero prohibiendo las llamadas fórmulas omnibus, en las que el paciente otorga carta blanca al cirujano para proceder a cualquier tipo de intervención. Ya he dicho que el consentimiento informado es un proceso, y debo añadir que fundamentalmente verbal. Su plasmación por escrito no supone más que constatarlo en un momento determinado, pero debe ser reflejo de toda la relación anterior. El consentimiento debe recogerse en un auténtico documento, no en un formulario; y el formulario no debe reducirse a una simple lista de riesgos que se leen mal y deprisa por el paciente y que descargan al médico de su auténtico deber de información[52].

Y el paciente debe saber que la falta de consentimiento para un determinado tratamiento no implica pura y simplemente que no se le vaya a tratar.

Como en el caso de la negativa a las transfusiones de sangre por motivaciones religiosas, o a determinados tratamientos asociados a la ortotanasia y a la adistanasia, se ha observado ya reiteradamente que la negativa no implica renuncia a cualquier tratamiento ni a un tratamiento alternativo, que el interesado aceptaría, porque es casi seguro que el paciente quiere preservar su salud o en último extremo que no tiene ánimo suicida, que quiere quizás morir pero no matarse, y que lo único que no consiente es aquella parte del tratamiento contraria a su libertad ideológica o a la forma en que él entiende su derecho a una vida digna. El problema se resuelve en estos tiempos dando prevalencia a la voluntad de la persona, lo que no significa reconocer un derecho de disposición de la propia vida sino destacar el principio de autonomía y dignidad del hombre[53].

Así pues, el consentimiento informado es un proceso de interacción entre sanitario y usuario destinado a tomar decisiones clínicas.

El artículo 3 de la Ley 41/2002, de 14 de noviembre, relativo a las definiciones legales, conceptúa al consentimiento informado como «la conformidad libre, voluntaria y consciente de un paciente, manifestada en el pleno uso de sus facultades después de recibir la información adecuada, para que tenga lugar una actuación que afecta a su salud».

El Documento final del Grupo de Expertos sobre Información y Documentación clínica organizado por el Ministerio de Sanidad y Consumo con la participación de los Servicios de Salud de las Comunidades Autónomas y del Consejo General del Poder Judicial[54] con el objetivo de conseguir una visión interdisciplinar que tuviese en cuenta no sólo aspectos éticos y jurídicos, sino también clínicos, fundamentalmente desde la perspectiva de la documentación clínica y pone bien de manifiesto su carácter de sucesión de actos, no de agotamiento en un solo momento, su naturaleza recíproca, superadora de su consideración solo como derecho del paciente o como obligación del médico, y su finalidad de toma de decisiones por tanto de ambos, médico y paciente.

Conviene no perder de vista esta perspectiva porque la configuración del consentimiento informado como derecho de los pacientes, sin duda la más importante manifestación del concepto del consentimiento, desde su consagración en el artículo 10 de la Ley General de Sanidad hasta la regulación actual contenida en la Ley 41/2002, de 14 de noviembre, supone ciertamente el reconocimiento del que deriva su exigencia jurídica[55] y consecuentemente las sanciones por su contravención, pero no puede ni debe ocultar su evolución social, su fundamento ético y su finalidad clínica[56].

En estas tres perspectivas se fundan las afirmaciones de que el consentimiento informado es un requisito legal, un proceso continuado y un acto clínico más, de forma que cuando se habla del consentimiento informado no se alude sólo a su necesidad para poder acometer con validez jurídica un tratamiento médico o quirúrgico (consentimiento informado en sentido estricto), sino de garantizar el conocimiento por el propio paciente de su proceso, tanto como fin en sí mismo (derecho a la información) como para poder tomar decisiones en el curso de un tratamiento ya comenzado, incluso la de suspenderlo (revocación del consentimiento) y asegurar la colaboración necesaria del paciente o de terceros en aras al éxito del tratamiento (información terapéutica) y, por último el derecho a la información no clínica, integrante del derecho a la protección de la salud en sus aspectos colectivo y social primordialmente: derecho a servicios sanitarios accesibles y derecho a conocer los requisitos necesarios para su uso (artículo 10.2 de la Ley General de Sanidad)[57] y a la difusión de la información epidemiológica general y específica para fomentar el conocimiento detallado de los problemas de salud[58].

Jurídicamente, el consentimiento se estudia en la teoría general del contrato, que es como lo regula el Código Civil al definirlo, establecer sus requisitos y señalar los vicios que lo invadían, entre ellos el error sobre la sustancia de la cosa. Como elemento esencial del contrato, y así se configura tradicionalmente la relación médico paciente, la ausencia de consentimiento determinaría que éste fuese nulo. Y también sería nulo el contrato prestado con consentimiento insuficiente por defecto de información, lo que determinaría un vicio en su libre y voluntaria formación.

El Código Penal en cambio no regula el consentimiento como institución de carácter general, ni tampoco, a diferencia de los códigos penales austríaco y portugués configura como delito el tratamiento curativo arbitrario, pero tampoco se duda de que el tratamiento no consentido pueda ser constitutivo de un delito de lesiones. En nuestra jurisprudencia así se declaró muy precozmente. La sentencia de la Sala de lo Penal del Tribunal Supremo de 10 de marzo de 1959 estudia un supuesto en el que durante una operación de hernia inguinal, el cirujano seccionó el pene del paciente por haber creído observar un sarcoma, aunque luego ni analizó la pieza ni se mostró signo alguno de su existencia, todo ello sin requerir en ningún momento el consentimiento del paciente ni el de sus familiares. El Tribunal declara que toda persona mayor de edad y en su sano juicio es dueña de su integridad corporal. Y en la sentencia de 26 de octubre de 1995, la misma Sala de lo Penal del Tribunal Supremo condenó al cirujano que tras haber practicado una cesárea urgente en la que se produjo desgarro en colgajo del útero, practicó una ligadura de trompas, correctamente y estando médicamente indicada, pero sin obtener el consentimiento de la paciente. El Tribunal considera que la actuación del médico al proceder a la ligadura de trompas de la paciente sin existir riesgo urgente para la vida o la integridad física de la misma, sin contar con el previo consentimiento de la interesada, y sin consultar sobre el particular el parecer de los familiares o allegados de la misma que en aquellos momentos pudieran acompañarla, no responde al ejercicio legítimo de su profesión médica. La persona —dice— es libre de decidir más allá de lo que, desde el punto de vista estrictamente médico, pudiera ser conveniente o aconsejable. La paciente podía decidir, llegado el caso, evitar nuevos embarazos por otros medios o, incluso, afrontar los riesgos de una nueva maternidad.

Que el consentimiento informado es también una obligación profesional tampoco puede discutirse pues está formulado en el Código de Ética y Deontología Médica vigente aprobado en la Asamblea General de la OMC en Julio de 2011, cuyos artículos 15.1 y 15.2 concretan como debe ser la Información, contemplando especificidades en sus Arts. 12.1 y 12.2.[59].

Y, desde el punto de vista de su fundamentación ética, no cabe olvidar que su los tratamientos sanitarios obligatorios se proscriben en la Constitución italiana de 1947, la fecha es importante ya que da idea de la sensibilización ante los excesos en la experimentación médica perpetrados durante la segunda guerra mundial, que proclama el derecho a la protección de la salud como fundamental derecho del individuo e interés de la colectividad y, a diferencia de nuestra Constitución, añade un segundo párrafo, del siguiente tenor literal:

> Nadie puede ser obligado a un determinado tratamiento sanitario si no es por disposición de la Ley. La Ley no puede en ningún caso violar los límites impuestos por el respeto a la persona humana.

El consentimiento para el tratamiento médico excede, pues, de la idea de consentimiento contractual y deriva directamente de la dignidad de la persona. Sólo la Ley, y por motivos razonables y graves, puede imponer un tratamiento sanitario. E incluso la Ley que lo imponga tendrá siempre el límite impuesto por el respeto a la persona humana. La Ley que exceda este límite será una Ley inconstitucional y por tanto nula[60].

Esta concepción late también en nuestro Derecho. La Sentencia del Tribunal Constitucional 120/1990, de 27 de junio [61] enfoca el problema de la alimentación obligatoria desde el punto de vista del derecho a la vida y a la integridad física y moral que, en la doctrina de esta Sentencia, protege no sólo contra ataques dirigidos a lesionar el cuerpo o el espíritu sino también contra toda clase de intervención en esos bienes que carezcan del consentimiento de su titular. Por ello:

> [...] este derecho constitucional resultará afectado cuando se imponga a una persona asistencia médica en contra de su voluntad, que puede venir determinada por los más variados móviles, y no sólo por el de morir, y por consiguiente esa asistencia médica constituye limi-

tación vulneradora del derecho fundamental, a no ser que tenga justificación constitucional.

Y por último la importantísima Sentencia del Tribunal Constitucional de 28 de Marzo de 2011, que conecta directamente el consentimiento informado con la protección de la integridad física y moral[62].

Pero la información no queda circunscrita a un momento preciso, el previo a la obtención del consentimiento, sino que es un derecho-deber que se satisface continuadamente, a lo largo de todo el tratamiento, y de ahí que el médico deba, también con deber jurídicamente exigible por parte del paciente, informarle sobre todo su proceso, singularmente sobre la enfermedad que padece y sus características, los hábitos de vida que debe adoptar, el régimen dietético y de cuidados, la forma e intensidad en que la enfermedad o el tratamiento va a afectar a sus actividades, etc.[63].

Este último aspecto de la información, que se funda primordialmente en el derecho a la protección de la salud y sólo más remotamente en la libertad del enfermo, tiene por finalidad garantizar el éxito del tratamiento, proporcionando al paciente los datos que le permitan aceptar y conocer su enfermedad, organizar y adecuar su conducta durante el tratamiento y permite al médico ofrecer explicaciones coherentes a lo largo de éste y justificar sus consejos y decisiones a lo largo del proceso patológico. Desde el punto de vista clínico se ha dicho que facilita al paciente la comprensión de reacciones imprevistas y efectos secundarios y, consiguientemente, permite atenuar sus consecuencias y refuerza la colaboración del paciente y los allegados en la lucha contra la enfermedad.

Una gran parte de los problemas que plantea la información terapéutica, en general poco estudiados, son comunes a los suscitados por el consentimiento informado, con ciertas diferencias que se irán estudiando a lo largo de este capítulo.

En primer lugar, la información terapéutica es un proceso continuado en el tiempo, que no se agota con la obtención del consentimiento informado.

Y, además, la información terapéutica es un proceso fundamentalmente verbal, a diferencia del consentimiento informado que es fundamentalmente escrito.

Con todo, no es difícil encontrar decisiones judiciales fundadas más o menos directamente en la ausencia de información terapéutica.

Cabe citar aquí la Sentencia del Tribunal Supremo 31 de enero de 1996 que, aunque acude a la doctrina más estudiada del consentimiento informado, tiene matices más propios de la información terapéutica.

Se trata del fracaso de una vasectomía en la que, aunque se constata que los cirujanos no realizaron un seguimiento postoperatorio ni practicaron pruebas espermiográficas tras la primera intervención, sí habían advertido al paciente, que no siguió esa indicación, de la necesidad de abstenerse de relaciones sexuales o utilizar otros medios anticonceptivos durante un determinado tiempo. Aquí se absuelve a los cirujanos del fracaso de la vasectomía precisamente porque se constata que habían informado al paciente —información terapéutica— de la necesidad de abstinencia sexual durante cierto tiempo[64].

Regulación Legal

Los artículos 4 y siguientes de la Ley 41/2002, de 14 de noviembre[65] constituyen hoy en día el marco legislativo rector del derecho a la información y al consentimiento informado. A través de esta regulación se pueden distinguir las tres manifestaciones del deber de información antes aludidas:

a) *Información no clínica.* Los pacientes y los usuarios del Sistema Nacional de Salud tendrán derecho a recibir información sobre los servicios y unidades asistenciales disponibles, su calidad y los requisitos de acceso a ellos (artículo 12. 1 de la Ley 41/2002, de 14 de noviembre y artículo 10.2 de la Ley 14/1986, de 25 de abril, General de Sanidad)[66].

b) *Información asistencial*: Los pacientes tienen derecho a conocer, con motivo de cualquier actuación en el ámbito de su salud, toda la información disponible sobre la misma, salvando

los supuestos exceptuados por la Ley. Además, toda persona tiene derecho a que se respete su voluntad de no ser informada. La información que, como regla general, se proporcionará verbalmente, dejando constancia en la historia clínica, comprende, como mínimo, la finalidad y la naturaleza de cada intervención, sus riesgos y sus consecuencias[67].

c) *Consentimiento informado*: toda actuación en el ámbito de la salud de un paciente necesita el consentimiento libre y voluntario del afectado, una vez que, recibida la información asistencial, haya valorado las opciones propias del caso[68], pudiendo los facultativos llevar a cabo las intervenciones clínicas indispensables a favor de la salud del paciente, *sin necesidad de contar con su consentimiento*, en los siguientes casos[69]:

a) Cuando existe riesgo para la salud pública a causa de razones sanitarias establecidas por la Ley. En todo caso, una vez adoptadas las medidas pertinentes, de conformidad con lo establecido en la Ley Orgánica 3/1986, se comunicarán a l autoridad judicial en el plazo máximo de 24 horas siempre que dispongan el internamiento obligatorio de personas.

b) Cuando existe riesgo inmediato y grave para la integridad física o psíquica del enfermo y no es posible conseguir su autorización, consultando, cuando las circunstancias lo permitan, a sus familiares o a las personas vinculadas de hecho a él[70].

En cuanto emanación de la dignidad de la persona (artículo 10 de la Constitución) y del derecho fundamental a la vida y a la integridad física y moral (artículo 15) la comprensión de estos preceptos exige interpretarlos a la luz de los Convenios y Tratados internacionales suscritos por España y fundamentalmente, en esta materia, a la luz del Convenio para la Protección de los Derechos Humanos y de la Dignidad del Ser Humano con respecto a las aplicaciones de la Biología y la Medicina, conocido como Convenio de Oviedo, por haberse suscrito en esta ciudad el 4 de abril de 1997 y cuya entrada en vigor se produjo en nuestro Derecho el 1 de enero de 2000 que en esta materia establece:

Una intervención en el ámbito de la sanidad sólo puede efectuarse después de que la persona afectada haya dado su libre e informado consentimiento.

Dicha persona deberá recibir previamente una información adecuada acerca de la finalidad y la naturaleza de la intervención, así como sobre sus riesgos y consecuencias.

En cualquier momento la persona afectada podrá retirar libremente su consentimiento.

En concordancia con lo establecido en el Convenio de Oviedo, el artículo 2. 1 de la Ley 41/2002, de 14 de noviembre[71], que comienza precisamente por destacar el fundamento ético del consentimiento informado, viene a disponer lo siguiente:

La dignidad de la persona humana, el respeto a la autonomía de su voluntad y a su intimidad orientarán toda la actividad encaminada a obtener, utilizar, archivar, custodiar y transmitir la información y la documentación clínica.

SUJETOS

El Médico (en sentido amplio, todo profesional sanitario)

La Ley Básica de Autonomía del Paciente y de Derechos y Obligaciones en Materia de Información y Documentación Clínica define el derecho al consentimiento del paciente, como se dijo anteriormente, como la conformidad libre, voluntaria y consciente de un paciente, manifestada en el pleno uso de sus facultades, después de recibir la información adecuada, para que tenga lugar una actuación que afecta a su salud, definiéndose también al médico responsable como el profesional que tiene a su cargo coordinar la información y la asistencia sanitaria del paciente o del usuario, con el carácter de

interlocutor principal del mismo en todo lo referente a su atención e información durante el proceso asistencial, sin perjuicio de las obligaciones de otros profesionales que participan en las actuaciones asistenciales. Por consiguiente, el deber de información corresponde al médico, con carácter indelegable al personal de enfermería y a otros auxiliares, aunque éstos, por su mayor relación con el paciente, puedan participar, en el marco de sus competencias, en el proceso de información.

Así se estableció ya en la Propuesta de regulación de derechos y obligaciones en materia de información y documentación clínica[72] tanto al tratar de la información en sí misma, como al referirse al consentimiento informado.

En cuanto a este último dice[73] que «la información clínica forma parte de todas las actuaciones asistenciales, será verdadera, se comunicará al paciente de forma comprensible y adecuada a sus necesidades y le ayudará a tomar decisiones de acuerdo con su propia y libre voluntad».

Y respecto a la información, que «el médico responsable del paciente le garantiza el cumplimiento de su derecho a la información. Los profesionales que le atiendan durante el proceso asistencial o le apliquen una técnica o procedimiento concreto también serán responsables de informarle»[74].

La capacidad del médico para proponer la información no plantea más problemas que los de su habilitación legal para el ejercicio de la profesión por ostentar la titulación requerida y hallarse incorporado al Colegio Profesional correspondiente.

El artículo 403 del Código Penal castiga como intruso a quien ejerza actos propios de una determinada profesión sin poseer el correspondiente título académico expedido o reconocido en España y a quien desarrolle una actividad profesional que exigiere un título oficial que acredite la capacitación necesaria y habilite legalmente para su ejercicio.

La jurisprudencia es muy reiterada, y unánime, al considerar que existe delito de usurpación de funciones cuando se ejerce una profesión sanitaria superior, como la medicina, sin título habilitante. Para condenar por delito de intrusismo es preciso que el culpable asuma la profesión en el sentido de tener conciencia de la ilegalidad de los actos practicados, pero no es precisa la habitualidad, de modo que basta con la realización de un solo acto médico para apreciar la existencia del delito[75].

Así, la posesión del título está protegida de la forma más enérgica posible, es decir, estableciendo una sanción penal para castigar la contravención. El requisito de la incorporación al Colegio Profesional sólo está protegido por normas administrativas (artículo 3.2 de la Ley 2/1974, de 13 de febrero, de Colegios Profesionales).

Mayores problemas plantean las denominadas medicinas alternativas, con respecto a las que la jurisprudencia ha tratado de encontrar la línea divisoria en la idea de ejercicio de la medicina, castigando como intruso al que lleva a cabo un acto médico, pero dejando sin sanción aquellos supuestos en los que la práctica de estas actividades no se considera ejercicio médico o actividad curativa. La Sentencia de la Audiencia Provincial de Zaragoza de 23 de mayo de 1996, siguiendo una línea ya expresada en la Sentencia del Tribunal Supremo de 23 de enero de 1984 y 19 de julio de 1989 considera que:

[...] cuando la acupuntura, y lo mismo podría aplicarse de la reflexoterapia y la revitalización se llevan a cabo por prescripción facultativa o bajo la égida de un médico, se trata de meras prácticas de ejecución que no requieren la posesión del título de licenciado en medicina, pero si el que ejecuta cualquiera de estas técnicas, antes de aplicarlas, practica exploraciones o reconocimientos médicos, diagnostica, pronostica y decide una terapéutica determinada, está invadiendo las funciones reservadas para los profesionales de la medicina; y si concurren los demás requisitos estructurales de tipo, su comportamiento, con todo merecimiento, se incluirá en el artículo 321 (hoy 403) del Código Penal.

En el ejercicio de la medicina en equipos asistenciales, o en hospitales del Sistema Nacional de Salud cabe también preguntarse si el deber de información corresponde al médico o al centro sanitario. Dos Sentencias, una del Tribunal Superior de Justicia de Navarra, Sala de lo Social, de 22 de mayo de 1995, y otra de la Audiencia Provincial de Barcelona (Civil) de 22 de abril de 1994 han llegado a conclusiones diferentes.

Para la Sentencia de Navarra el deber de informar corresponde al médico y no al hospital. Sin embargo, para la Audiencia de Barcelona, que se enfrenta a un supuesto en el que intervinieron diversos equipos, tiene en cuenta esta circunstancia para considerar que cuando intervienen varios profesionales, no se puede exigir la reiteración de la información a todos y cada uno de los intervinientes, y por eso la omisión es achacable al funcionamiento de la entidad en la que los profesionales prestan sus servicios.

Por su parte, la Sala de lo Civil del Tribunal Supremo[76], en un supuesto litigioso en el que se denunciaba que el demandado no recibió la información adecuada y suficiente respecto al pronóstico, riesgos y alternativas de la operación practicada en centro sanitario privado y que justificaba el diagnóstico de padecer hipoacusia de carácter progresivo, declaró que:

[...] corresponde al médico informar al paciente de los peligros que entraña la operación, y que en el caso que nos ocupa, esta labor informativa no ha resultado suficientemente acreditada. Estos hechos —la falta de información (que ha quedado acreditada), así como el riesgo de poder quedar sordo (resultado que luego se produjo) resultó descartado por el médico demandado—, actúan como incidencias decisivas para decretar la responsabilidad de éste, por cuanto la información correcta es un elemento esencial de la lex artis ad hoc y núcleo primordial del contrato de arrendamiento de servicios médicos.

En todo caso, el artículo 4. 3 de la Ley 41/2002, de 14 de noviembre[77] deja claro que es el médico responsable del paciente el que le garantiza el cumplimiento de su derecho a la información, aunque también, en este proceso dialógico, deben participar, como no podía ser de otra forma, los demás profesionales que atiendan al paciente o que le apliquen una técnica o un procedimiento concreto.

El Paciente. En especial menores e incapaces

La Ley 41/2002, de 14 de noviembre[78] ha resuelto, de forma más adecuada que la regulación anteriormente contenida en el artículo 10. 6 de la Ley General de Sanidad, la cuestión relativa al titular del derecho a la información asistencial.

Como se ha visto, la Ley General de Sanidad configuraba el derecho a la información y al consentimiento informado como un derecho de todos. Al tratar del consentimiento informado el artículo 10.6 de la Ley General de Sanidad se refería precisamente al usuario y sólo cuando no estaba capacitado para tomar decisiones, a los familiares o allegados, mientras que al tratar del derecho a la información parecía colocar en plena igualdad al paciente y a los familiares o allegados. Sin embargo, la Ley General de Sanidad no concretaba quiénes eran estos familiares o allegados. En los supuestos de información como requisito para el consentimiento, parecía claro que en definitiva el consentimiento habrían de prestarlo los representantes legales del menor o incapacitado, según las reglas del derecho civil.

La Ley Básica de Autonomía del Paciente y de Derechos y Obligaciones en Materia de Información y Documentación Clínica, como se dice, regula con mayor precisión la cuestión relativa al titular del derecho a la información señalando, en primer lugar, que el titular del derecho a la información es el paciente, aunque también serán informadas las personas vinculadas a él, por razones familiares o de hecho, en la medida en que el paciente lo permita de manera expresa o tácita[79].

También se declara en dicho precepto legal que el paciente será informado incluso en caso de incapacidad, de modo adecuado a sus posibilidades de comprensión, cumpliéndose con el deber de informar también a su representante legal.

Por último, se establece que cuando el paciente, según el criterio del médico que le asiste, carezca de capacidad para entender la información a causa de su estado físico o psíquico, la información se pondrá en conocimiento de las personas vinculadas a él por razones familiares o de hecho[80].

A este respecto, el artículo 6 del Convenio de Asturias establece:

1. A reserva de lo dispuesto en los artículos 17 (sobre protección a las personas que no tengan capacidad para expresar su consentimiento a un experimento) y 20 (sobre protección a las personas incapacitadas para expresar su consentimiento a la extracción de órganos), sólo podrá efectuarse una intervención a una persona que no tenga capacidad para expresar su consentimiento cuando redunde en su beneficio directo.

2. Cuando, según la Ley, un menor no tenga capacidad para expresar su consentimiento para una intervención, ésta sólo podrá efectuarse con autorización de su representante, de una autoridad o de una persona o institución designada por la Ley.

La opinión del menor será tomada en consideración como un factor que será tanto más determinante en función de su edad y su grado de madurez.

3. Cuando, según la Ley, una persona mayor de edad no tenga capacidad, a causa de una disfunción mental, una enfermedad o un motivo similar, para expresar su consentimiento para una intervención, ésta no podrá efectuarse sin la autorización de su representante, una autoridad o una persona o institución designada por la Ley.

La persona afectada deberá intervenir, en la medida de lo posible, en el procedimiento de autorización.

4. El representante, la autoridad, persona o institución indicados en los apartados 2 y 3 recibirán, en iguales condiciones, la información a que se refiere el artículo 5.

5. La autorización indicada en los apartados 2 y 3 podrá ser retirada, en cualquier momento, en interés de la persona afectada[81].

Y el artículo 7 del Convenio de Oviedo, referido a las personas con trastornos mentales[82] dice lo siguiente:

La persona que sufra un trastorno mental grave sólo podrá ser sometida, sin su consentimiento, a una intervención que tenga por objeto tratar dicho trastorno, cuando la ausencia de este tratamiento conlleve el riesgo de ser gravemente perjudicial para su salud y a reserva de las condiciones de protección previstas por la Ley, que comprendan los procedimientos de supervisión y control, así como los de recurso.

Por otro lado el Código Civil[83], al regular la patria potestad, exceptúa del ámbito de la representación legal de los hijos aquellos actos relativos a los derechos de la persona y otros que el hijo, de acuerdo con las leyes y con sus condiciones de madurez, pueda realizar por sí mismo. Sin embargo, la determinación de las condiciones de madurez bastantes o del suficiente juicio del menor no pueden ponderarse más que en relación con las circunstancias concretas y con la importancia de la decisión que se le exige.

Podía afirmarse, con anterioridad a la promulgación de la Ley 41/2002, de 14 de noviembre, Básica Reguladora de la Autonomía del Paciente y de Derechos y Obligaciones en Materia de Información y Documentación Clínica, que no existía en nuestro Derecho ninguna norma que determinase con carácter general la edad o los criterios a los que habría que atender para valorar el grado de madurez del menor o, como se dice en la doctrina francesa la «mayoría médica», que suele fijarse en los 15 años de edad[84].

En el derecho inglés, el Acta sobre Derecho de Familia la sitúa en los 16 años y distingue, además, según las características de la intervención médica. De ahí que, por regla general, sea válido el consentimiento otorgado por los mayores de 16 años sin necesidad de que además consientan los padres. Sin embargo, en los casos de cirugía mayor o de intervenciones de alto riesgo, se aconseja informar a los padres, salvo que el paciente no lo autorice. En los menores de 16 años se atiende también a los distintos tratamientos, con la regla general de que el menor debe ser informado y consentir si es capaz de comprender la finalidad, la naturaleza y los riesgos de la intervención.

El problema no se había planteado, hasta hace poco, directamente en nuestro Derecho[85]. Una Sentencia de la Sala de lo Contencioso-Administrativo del Tribunal Superior de Justicia de Aragón de 26 de octubre de 1992 se enfrentó con unas instrucciones que permitían que adolescentes entre 15 y 17 años acudieran a centros públicos para recibir información sobre sexualidad y anticoncepción sin necesidad de asistencia de sus padres ni de consejo médico. La Sentencia no entró en el fondo del asunto pero dos votos particulares propugnaban resolver la cuestión en sentido contradictorio, entendiendo uno que la patria potestad exige en todo caso la intervención de los padres y sosteniendo el otro que la información sexual no se opone a la capacidad de decisión personal ni al derecho y deber de los padres de proporcionar a sus hijos formación religiosa y moral de acuerdo con sus propias convicciones.

Más recientemente, la Sentencia del Tribunal Supremo de 17 de junio de 1997 ha condenado por homicidio por omisión a los padres de un menor de 13 años de edad, que falleció por no haber recibido una transfusión de 6 cm³ de plaquetas. Se trata de un caso en el que los padres, al no existir posibilidad de tratamiento alternativo, solicitaron el alta voluntaria, que les fue denegada por el hospital al entender que peligraba la vida del menor. El propio menor rechazó, «aterrorizado» según los hechos, los intentos de transfusión de los médicos, una vez obtenida autorización judicial para ello, reaccionando agitada y violentamente en un estado de gran excitación, que los médicos estimaron muy contraproducente por poder desencadenar una hemorragia cerebral. A diferencia de la sentencia recurrida, que se planteaba expresamente el problema del valor del consentimiento del menor, el Tribunal Supremo afirma que el derecho a la vida y a la salud del menor no puede ceder ante la afirmación de la libertad de conciencia u objeción de los padres y pasa por la cuestión muy superficialmente, recordando, sin citarlos, que la legislación aporta expresivos ejemplos acerca de la irrelevancia del consentimiento u oposición de un niño de trece años de edad, máxime cuando, como en este caso, está en juego su propia vida[86].

La actual Ley del menor ha tratado de reforzar los derechos de los menores de edad, recordando que los menores gozan de los derechos que les reconocen la Constitución y los Tratados Internacionales, y especialmente el derecho a la intimidad, el derecho a la libertad ideológica, de conciencia y de religión, y el derecho a ser oído. Además, la Ley permite a las autoridades ejercitar sus competencias en situaciones de riesgo y desamparo para los menores, bien por propia iniciativa, bien poniendo los hechos en conocimiento del Ministerio Fiscal.

La Ley 41/2002, de 14 de noviembre, por su parte, se refiere al consentimiento de menores e incapaces en los siguientes términos[87]:

Se otorgará el consentimiento por representación en los siguientes supuestos:

a) Cuando el paciente no sea capaz de tomar decisiones, a criterio del médico responsable de la asistencia, o su estado físico o psíquico no le permita hacerse cargo de su situación. Si el paciente carece de representante legal, el consentimiento lo prestarán las personas vinculadas a él por razones familiares o de hecho.

b) Cuando el paciente esté incapacitado legalmente.

c) Cuando el paciente menor de edad no sea capaz, intelectual ni emocionalmente, de comprender el alcance de la intervención. En este caso, el consentimiento lo dará el representante legal del menor después de haber escuchado su opinión si tiene doce años cumplidos. Cuando se trate de menores no incapaces ni incapacitados, pero emancipados o con dieciséis años cumplidos, no cabe prestar el consentimiento por representación. Sin embargo, en caso de actuación de grave riesgo, según el criterio del facultativo, los padres serán informado y su opinión será tenida en cuenta para la toma de la decisión correspondiente.

En la práctica, el problema, pues, puede plantearse, más que por dejar de obtener el consentimiento de los representantes legales, por prescindir de la información del menor o incapacitado con suficiente juicio[88].

En especial los familiares y las personas vinculadas de hecho con el paciente en la información terapéutica

Además del médico y el paciente, en la información terapéutica tiene gran importancia la información que puede o debe facilitase a familiares o personas vinculadas de hecho con el paciente, puesto que es preciso coordinar la garantía del secreto médico con el aseguramiento de los cuidados en los que normalmente van a participar otras personas. Lo dicho tiene más importancia todavía en los casos de pacientes no hospitalizados, sin perder de vista que la finalidad de la información terapéutica es facilitar el deber de colaboración en el tratamiento que corresponde, desde luego, al paciente, pero también a quienes deben, moral o jurídicamente, prestarle asistencia[89].

En general, y aparte los supuestos de enfermedades contagiosas en las que se acepta comúnmente que el médico debe informar al entorno del enfermo de las medidas necesarias para evitar el contagio y preservar su propia salud, se trata, se insiste, de asegurar el mejor cuidado del enfermo.

Por ello se concluye que, en los casos de enfermedades benignas, sólo el paciente tiene derecho a la información por lo que, a menos que él lo autorice, nadie, ni siquiera los más allegados, puede acceder a ella, ni el médico puede revelarla.

En cambio, en las enfermedades graves, y aparte los supuestos del diagnóstico fatal y del privilegio terapéutico, puede admitirse que se revelen las condiciones necesarias para asegurar la mayor calidad de los cuidados.

La actual regulación básica de derechos y obligaciones en materia de información y documentación clínica, como se señaló con anterioridad, dice que la información debe proporcionarse al paciente y, en su caso, a familiares o allegados, fórmula suficientemente abierta como para dar entrada a motivos clínicos y profesionales.

El carácter predominantemente clínico de la información terapéutica impone también alguna matización en el caso de pacientes menores o incapaces. Así como el consentimiento se obtiene, por lo general, de los representantes legales, no parece haber duda de que el menor deber ser oído e informado en la medida de su edad y de sus posibilidades de comprensión[90].

Por lo demás, desde el punto de vista jurídico, la información terapéutica es una obligación real que los Tribunales han considerado también integrada en la *lex artis* y como un acto clínico más, cuyo incumplimiento puede dar lugar a la correspondiente reparación de daños y perjuicios. La Sentencia del Tribunal Supremo de 22 de noviembre de 1991 ha considerado que:

[...] constituye un deber exigible a los miembros de la profesión médica y, en general, al personal sanitario, que advierta claramente a sus pacientes de las contraindicaciones de los medicamentos que receten o administren, de modo tal que si se omite el cumplimiento de este deber se incurre en responsabilidad, o por la persona jurídica, pública o privada en cuya organización se encuentre el técnico sanitario, o por éste individualmente si ejerce su profesión de modo libre[91].

EXTENSIÓN Y CONTENIDO

El Convenio de Oviedo[92], habla de información adecuada y, de igual manera, Código de Ética y Deontología Médica, requiere que la información sea suficiente y ponderada.

Como advierte el Informe explicativo al Convenio de Oviedo[93], la lista no es exhaustiva: el consentimiento informado puede exigir, según las circunstancias, elementos adicionales y las peticiones de información adicional por parte del paciente deben ser respondidas adecuadamente.

Partiendo de la finalidad del consentimiento informado, el Grupo de Expertos en Información y Documentación Clínica[94] distingue entre la información que, en general, debe incluir el documento del consentimiento informado, de la información específica sobre riesgos.

Entre los primeros, el consentimiento debe referirse a la naturaleza, objetivos, balance de beneficios y riesgos, alternativas y explicación del motivo que lleva al profesional sanitario a elegir una de ellas y a la posibilidad de revocar el consentimiento libremente. En cuanto a la información sobre riesgos, distingue a su vez entre las consecuencias seguras de la intervención, los riesgos típicos y los infrecuentes, y se atiende además a la mayor o menor urgencia de la intervención, a su naturaleza curativa o no curativa, así como a la mayor o menor indicación de la intervención y a las circunstancias del paciente. Desde estos puntos de vista, se debe informar en todo caso de las consecuencias seguras de la intervención, de los riesgos típicos y de aquéllos que, siendo infrecuentes pero no excepcionales, tienen la consideración clínica de muy graves. Por lo demás, es evidente que la extensión de la información habrá de ser tanto mayor cuanto menor sea la urgencia y cuanto menor sea la necesidad de someterse a la intervención. No es posible, como regla general, ofrecer criterios porcentuales. Debe referirse además la información a las contraindicaciones y a la disponibilidad del profesional de ampliar toda la información si el sujeto lo desea.

La Ley Básica de Autonomía del Paciente[95] señala que:

[...] los pacientes tienen derecho a conocer, con motivo de cualquier actuación en el ámbito de su salud, toda la información disponible sobre la misma, salvando los supuestos exceptuados por la Ley. Además, toda persona tiene derecho a que se respete su voluntad de no ser informada. La información que, como regla general, se proporcionará verbalmente, dejando constancia en la historia clínica, comprende, como mínimo, la finalidad y la naturaleza de la intervención, sus riesgos y sus consecuencias.

La citada norma básica entiende por riesgos típicos los siguientes[96]:

a) Las consecuencias relevantes o de importancia que la intervención origina con seguridad.
b) Los riesgos relacionados con las circunstancias personales o profesionales del paciente.
c) Los riesgos probables, en condiciones normales, conforme a la experiencia y al estado de la ciencia o directamente relacionados con el tipo de intervención.
d) Las contraindicaciones[97].

Que hay que informar de las consecuencias seguras de la intervención lo ha declarado la Sentencia de la Audiencia Provincial de Zaragoza de 5 de mayo de 1992. Se trataba de una operación de juanetes cuya resolución adecuada requería la intervención de la metatarsalgia de ambos pies, quedando a la paciente el pie derecho de menos longitud en el primer radio y en el izquierdo rigidez postoperatoria, a pesar de haberse realizado la intervención correctamente. Aunque la Sentencia no se refiere a la relación de causalidad, parece claro el fundamento del deber de información de consecuencias seguras, inherentes a un determinado tipo de operaciones que podrían determinar que la paciente, de conocerlas, hubiera podido abstenerse de la intervención, máxime al no ser estrictamente necesaria[98].

Por otro lado la ausencia de información de riesgos mínimos no es generadora de responsabilidad, teniendo en cuenta la necesidad de la intervención. Así fluye de la Sentencia de la Sala de lo Contencioso-Administrativo del Tribunal Superior de Justicia de Galicia de 8 de junio de 1995 que absuelve a la Administración de las consecuencias dañosas de una intervención por hipertensión que causó una paraplejia que se produce en menos de un 1% de los casos. Razona el Tribunal que cualquier persona situada en la tesitura de arriesgarse a un porcentaje tan mínimo de riesgos frente a un seguro futuro tan problemático respecto a la salud no es decisivo para que la decisión del paciente se hubiera mantenido la misma[99].

Sin embargo, la solución es distinta cuando se trata de cirugía voluntaria, en el que el deber de información se potencia, hasta la necesidad de informar de riesgos mínimos. Así ocurre en supuestos de vasectomía y cirugía estética y satisfactiva en general. La muy conocida Sentencia del Tribunal Supremo de 25 de abril de 1994 afirma que:

[...] en aquellos otros (casos) en los que la medicina tiene un carácter meramente voluntario, es decir, en los que el interesado acude al médico, no para la curación de una dolencia patológica, sino para el mejoramiento de su aspecto físico o estético o, como el estudiado en los presentes autos, para la transformación de una actividad biológica —la actividad sexual— de forma tal que le permita practicar el acto sin acudir a otros medios anticonceptivos ... se intensifican las obligaciones... de informar al cliente —que no paciente— tanto del posible riesgo que la intervención, especialmente si ésta es quirúrgica, acarreará, como que la misma no comporte la obtención del resultado que se busca y de los cuidados, actividades y análisis que resulten precisos para el mayor aseguramiento del éxito de la intervención.

Pero sí es necesario, para que la información sea correcta y completa, huir de los documentos excesivamente genéricos y tener en cuenta los riesgos individualizados, derivados de las circunstancias personales del paciente y que tengan relevancia, desde el punto de vista médico, para determinar el diagnóstico o establecer el tratamiento[100].

En definitiva, lo que se persigue es recalcar que la facultad de decidir corresponde al paciente, que de esta manera asume el riesgo de la intervención, y mal puede asumir aquello que no conoce. En este sentido, la carencia de información suficiente determinará que sea el médico el que asuma el riesgo de la intervención.

Un último aspecto que interesa destacar es el de las alternativas de tratamiento, cuando éstas existen, de tal manera que, en tal supuesto, también es el médico el que debe informar de las diversas posibilidades que se abren ante una situación clínica concreta y el paciente es el que debe decidir entre ellas, una vez conocidas sus ventajas e inconvenientes, pues los puntos de vista de médico y paciente pueden no ser siempre coincidentes.

En el caso examinado por la Sentencia del Tribunal Supremo de 23 de abril de 1992, una menor afecta de escoliosis dorsal directa idiopática fue intervenida para su corrección quedando secuelas irreversibles determinantes de parálisis de las extremidades inferiores. La operación no era ineludible ni necesaria, siendo posibles otros tratamientos alternativos, evitándose así el alto riesgo de la intervención quirúrgica que se practicó, sin que se advirtiera a la madre de los riesgos de la operación y de otras alternativas para que ella decidiera. Dice la Sentencia que la existencia de tratamientos alternativos y la no advertencia a la madre de los riesgos de la intervención constituyen una actividad y omisión culposa que determina que los médicos demandados asumieran los riesgos por sí solos en lugar de la paciente o de la persona llamada a prestar su consentimiento tras una información objetiva, veraz, completa y asequible.

Especial valor cobra la utilización por parte del médico de una técnica nueva o un tratamiento poco habitual, en la que debe detallar con mayor precisión las características y los riesgos de la intervención, como pone de manifiesto el acuerdo del Consejo Interterritorial sobre consentimiento informado de 6 de noviembre de 1995.

Sobre el problema de la extensión de la información, nos movemos, como en el caso de la información previa al consentimiento, entre las consecuencias que pueden derivar tanto de su insuficiencia como de su exceso[101].

La omisión de la información puede dar lugar, con carácter excepcional, a la producción de un delito de lesiones cuando la ausencia de información equivalga a la causación del resultado. Por ejemplo, en el caso del médico que examina un electrocardiograma del que resulta una situación de infarto y no comunica al paciente esa información, produciéndose después un resultado mortal.

Paralelamente al problema de la responsabilidad derivada de la omisión o de la insuficiencia de la información terapéutica, se plantea, además, si la responsabilidad puede también hacerse derivar del suministro de una información excesiva y desconsiderada. Por ejemplo, cuando se comunica al paciente de forma despiadada el diagnóstico de que padece una enfermedad grave, dando lugar a un empeoramiento de su salud psíquica.

Se plantea así el problema de los umbrales mínimo y máximo de la información terapéutica. De suerte que la información que se proporcione pueda, en todo caso, permitir que el paciente cumpla su deber de colaboración, contribuyendo al seguimiento correcto del tratamiento, mientras que el umbral máximo se encontraría en la posibilidad de causar al paciente un daño psicológico superior al estrictamente necesario para alcanzar un tratamiento óptimo[102].

El Código de Ética y Deontología médica permite proporcionar una información gradual y limitada, incluso prescindir o limitar la información al paciente y facilitarla de forma más completa a familiares o allegados. En particular, establece que, cuando las medidas propuestas por el médico supongan un riesgo importante para el paciente, debe proporcionarse información suficiente y ponderada, a fin de obtener el consentimiento imprescindible para practicarlas. De esta manera, en principio, el médico comunicará al paciente el diagnóstico de su enfermedad y le informará con delicadeza, circunspección y sentido de responsabilidad del pronóstico más probable, haciéndolo también al familiar o allegado más íntimo o a otra persona que el paciente haya designado para tal fin, pero permitiendo que, en beneficio del paciente, no se le comunique inmediatamente un pronóstico muy grave, aunque esta actitud debe considerarse excepcional con el fin de salvaguardar el derecho del paciente a decidir sobre su futuro.

En cuanto al contenido, la primera información necesaria es la que se refiere a los medios precisos para el tratamiento: exploraciones complementarias que exija la vigilancia del curso de la enfermedad, análisis y controles sucesivos, visitas médicas y espacio temporal entre ellas, posibles complicaciones y su significado.

La información terapéutica se refiere, típicamente, al modo o la forma de administrar los medicamentos. Es cierto que esta función informativa la cumplen también los folletos o prospectos que acompañan a las especialidades farmacéuticas, pero ello no releva al médico de su deber de información: sobre el momento del día en que deben administrarse, antes o después de las comidas, con o sin líquidos o alimentos y cuáles, duración y dosis, efectos y síntomas que deben comunicarse, incompatibilidades y efectos secundarios.

El régimen de vida es la otra gran parcela de la información terapéutica: dieta, hábitos beneficiosos o nocivos, higiene, actividades que pueden contribuir o perjudicar el tratamiento y, naturalmente, las consecuencias de la enfermedad y su tratamiento en la dedicación laboral o profesional del paciente: pilotos, conductores de vehículos, personas que han de permanecer largo tiempo en pie o sentadas, atención...

MODO

La información debe adaptarse a cada caso, de acuerdo con las condiciones de la enfermedad, del enfermo, del momento en que se proporciona e incluso del profesional que la facilita, procurando siempre veracidad y claridad. Se trata de conseguir que el paciente comprenda, de suerte que, por ejemplo si es extranjero, sea informado en una lengua que entienda fácilmente, incluso con ayuda escrita[103].

En expresión de la jurisprudencia francesa, la información debe ser simple, aproximativa, inteligible

y leal, y la Ley General de Sanidad requiere que la información se facilite al usuario en términos comprensibles y la misma expresión utiliza el Documento de trabajo.

El documento final del Grupo de Expertos de información y documentación clínica recomienda evitar el uso de porcentajes.

El artículo 4.2 de la Ley 41/2002, se refiere, en cuanto al modo de la información, a las exigencias de veracidad, comprensibilidad y adecuación.

Por lo que se refiere a la veracidad de la misma, ésta parece una exigencia legal innecesaria, cuyo contenido puede derivarse a una doble exigencia. Como «mandato» al médico responsable para que no oculte aquellos aspectos más delicados o fatales de la información, a salvo de que concurra un supuesto, excepcional, de estado de necesidad terapéutico (artículo 5.4 de la Ley 41/2002). Y como «standard legal» para que la información sea objetiva y específica de la enfermedad, en términos de suficiencia para la prestación del consentimiento informado[104].

En lo que respecta a la comprensibilidad, ésta es una exigencia del consentimiento y un derecho del paciente. De que el paciente haya comprendido el alcance de la información dependerá que el consentimiento sea realmente «informado», con el cabal conocimiento de causa. Además, es un derecho del paciente que la información se transmita en términos que pueda entender y que el médico no se escude en tecnicismos que aún cuando formalmente pueden cumplir una exigencia de información, en realidad se alejan de la misma. Nuevamente constituye una exigencia al médico: la claridad se antepone al tecnicismo[105].

Por último, en lo que afecta al carácter de «adecuada», ésta es una de las exigencias que y figura en el Convenio de Oviedo y que presenta diversas dimensiones: a) subjetiva, para que la información atienda a la edad, estado de ánimo, urgencia, gravedad, formación o madurez del paciente; b) objetiva, para que el paciente pueda conocer su estado de salud o como punto de partida de un consentimiento informado; c) cuantitativa, para que satisfaga los requerimientos del paciente dentro de un Standard de razonabilidad; d) cualitativa, para que sea rigurosa en cuanto procedente de un profesional de la salud; e) temporal, para que atendiendo a criterios de flexibilidad, se suministre de manera que pueda ser comprendida y asimilada por el paciente.

TIEMPO

La información ha de ser continuada. Esto no significa información permanente, sino que debe proporcionarse cuando el paciente lo pida, por lo que se refiere a la denominada información terapéutica o a lo largo de todo el tratamiento.

Cuando la información es previa al consentimiento, debe facilitarse con anterioridad a la obtención del consentimiento informado, incluso facilitando al paciente un tiempo de reflexión para adoptar decisiones que pueden ser trascendentes para su salud y para su vida futura.

FORMA

La forma de la información responde a los interrogantes de «cómo se informa, a través de qué medios y qué constancia exige la información».

La forma escrita tiene la virtud de facilitar la prueba, pero ni es estrictamente imprescindible para garantizar la finalidad del consentimiento informado, ni asegura por sí misma que esta finalidad sea cumplida, al poder quedar reducida su cumplimentación a un trámite documento escrito burocrático.

La regla general será la información oral, aun cuando excepcionalmente deba ser escrita[106]. En ambos casos, y también por imperativo legal, la información se transmitirá de modo «verdadero, comprensible y adecuado», como se ha visto anteriormente, Para facilitar la transmisión de la información pueden utilizarse impresos o formularios médicos, que pueden ser abiertos o cerrados. La constancia de la información reside en la historia clínica, prevista en soporte papel o informático.

Por lo que se refiere a la forma oral, la Ley 41/2002, de 14 de noviembre, establece la regla general de la oralidad de la información, al sentar que «la información, que como regla general se proporcionará verbalmente, dejando constancia en la historia clínica...»[107].

Las exigencias formales son claras. Basta, como regla general, la información oral. Pero con un añadido no baladí: esa información, habitualmente facilitada de modo oral, debe tener su reflejo en la historia clínica, como valioso dato probatorio en los procesos judiciales.

La regla general de la oralidad deja entrever la existencia de supuestos excepcionales en los que la información debe prestarse por escrito[108].

Respecto a la forma escrita de la información, la laguna legal puede salvarse con una concepción integradora de la propia Ley 41/2002, de 14 de noviembre. Si la información es un presupuesto del consentimiento informado y tiene como finalidad ayudar al paciente a tomar decisiones de acuerdo con su propia y libre voluntad [109], deberá prestarse por escrito en los mismos supuestos en que el consentimiento exige tal forma.

La correlación entre el binomio información escrita-consentimiento escrito ofrece la doble ventaja de permitir una mayor asimilación de la información y de constituir un documento probatorio en los procesos judiciales. La recepción de información por escrito que, en buena praxis médica no exonera la transmisión oral y adecuada a las necesidades del paciente, permite su gradual asimilación por éste. A su vez, la constancia escrita de la información, satisface la carga probatoria de tal extremo en un eventual proceso judicial, que habitualmente recaerá en el médico[110].

En todo caso, la información debe ser clara y breve, evitando términos técnicos y destacando los aspectos más importantes de tal manera que el médico se garantice que el paciente ha comprendido adecuadamente la información.

En definitiva, la información es predominantemente verbal, siquiera en momentos determinados se plasme por escrito, como en el documento del consentimiento informado, y en las recetas, certificados e informes de alta y en otros supuestos se deje constancia escrita, de modo especial en la historia clínica, de la información facilitada.

La Ley 41/2002 establece que la historia clínica es el lugar físico por antonomasia para registrar procesos de información y consentimiento y recomienda a los profesionales que adquieran el hábito de incluir en las hojas de evolución clínica comentarios y anotaciones acerca de aquello que hablan con sus pacientes, tanto como factor positivo de la evaluación de la calidad asistencial, como por su valor probatorio a efectos jurídicos, siquiera este valor no pueda entenderse en términos absolutos.

En suma, la forma escrita es un requisito de prueba, pero no de validez, del consentimiento, por lo que, aún siendo predominantemente oral la información, la forma escrita es más rigurosamente exigible para los procedimientos invasivos, los que supongan riesgos o inconvenientes notorios o previsibles aunque no inherentes a la actuación clínica o que repercutan de manera importante en las actividades de la vida cotidiana y para aquellos procedimientos cuya efectividad sea menos segura, lo que requiere una importante labor de Corporaciones profesionales y Sociedades científicas.

CONSENTIMIENTOS PARCIALES

Entre el pleno consentimiento al tratamiento y la absoluta negativa al mismo o la radical revocación del consentimiento, cabe el supuesto en el que el paciente consienta o limite su consentimiento sólo a una determinada parte o a un determinado tratamiento.

Son los casos de la negativa de los Testigos de Jehová a las transfusiones sanguíneas, e incluso la negativa a determinados tratamientos asociada a la ortotanasia y adistanasia.

La negativa a la transfusión en el caso de los Testigos de Jehová se ha fundamentado en el ejercicio por su parte del derecho fundamental a la libertad religiosa o ideológica. Pero la oposición o la renuncia a la transfusión no implican la negativa al resto del tratamiento, o a otro tratamiento alternativo, que el interesado acepta. Lo anterior, naturalmente por lo que se refiere a la renuncia consciente al tratamiento por parte de adultos capaces. La solución para menores e incapacitados debe ser la contraria, considerando que el facultativo debe solicitar la intervención de la autoridad judicial para salvar la negativa de parientes o allegados, o proceder directamente a la práctica del tratamiento, en caso de urgencia.

La misma solución parece que habría que adoptar en los casos en que el paciente afecto de grave enfermedad, que por tanto no busca la muerte, por lo que carece de ánimo suicida, consiente únicamente en tratamientos paliativos, pero no en aquellos que tiene por objeto alargar la vida, o en el supuesto, que plantea Cobreros Mendazona[111], del incapaz laboral que no se niega a todo tratamiento, sino sólo a una intervención muy seria o arriesgada.

A ello se refiere la Ley 41/2002[112], cuando establece que:

El hecho de no aceptar el tratamiento prescrito no dará lugar al alta forzosa cuando existan tratamientos alternativos, aunque tengan carácter paliativo, siempre que los preste el centro sanitario y el paciente acepte recibirlos. Estas circunstancias quedarán debidamente documentadas.

REVOCACIÓN DEL CONSENTIMIENTO

El artículo 5º del Convenio de Oviedo declara al respecto que «en cualquier momento la persona afectada podrá retirar libremente su consentimiento».

Y el acuerdo del Consejo Interterritorial del Sistema Nacional de Salud sobre el consentimiento informado[113] recomienda que en todo documento de consentimiento informado conste un apartado para la revocación del consentimiento.

Por su parte, la Ley 41/2002, de 14 de noviembre[114] declara que «el paciente puede revocar libremente por escrito su consentimiento en cualquier momento».

En definitiva, la revocación del consentimiento es la otra cara de la moneda de la libertad y de la autonomía del paciente en la decisión de someterse a un tratamiento, en este caso, de no continuarlo. Desde este punto de vista, la libertad de consentir implica que el consentimiento puede ser retirado en cualquier momento y que la decisión de la persona interesada debe respetarse una vez que ha sido completamente informado de sus consecuencias.

Sin embargo, no debe pensarse que, revocando el consentimiento, concluyen, sin más, las obligaciones del médico. Es cierto que, en pura técnica jurídica, el desistimiento unilateral es causa de resolución del contrato, e incluso en el ámbito del sector sanitario público, la negativa al tratamiento supone la solicitud de alta voluntaria, de acuerdo con el artículo 21 de la Ley General de Sanidad, y la pérdida del derecho a las prestaciones según la Ley General de la Seguridad Social[115]. Pero se ha observado que el médico no puede abandonar al paciente a su suerte en caso de riesgo grave.

Por lo que se refiere al sector sanitario privado, el Código de Ética y Deontología Médica proclama el derecho del paciente a cambiar de médico o de centro sanitario y obliga al médico a facilitar el ejercicio de ese derecho. Por analogía con lo que el mismo Código dispone para el caso de negativa al tratamiento, hay que entender además que el médico debe advertir al enfermo o a sus familiares de los riesgos que la revocación del consentimiento y el consiguiente abandono del tratamiento suponen, e incluso asegurar la continuidad de los cuidados durante el tiempo que medie entre la revocación del consentimiento y la instauración del nuevo tratamiento por otro facultativo. Naturalmente que en este caso el médico está obligado a proporcionar al profesional que continúe e tratamiento del paciente los datos necesarios y las pruebas realizadas, de acuerdo con el artículo 15.5 del Código Deontológico[116].

La posibilidad de revocación del consentimiento debe, además, formar parte de la información que se facilite al paciente con carácter previo a la obtención del consentimiento, como ocurre en materia de ensayos clínicos.

SUPUESTOS ESPECIALES

La Ley Básica de Autonomía del Paciente[117] señala que la interrupción voluntaria del embarazo, la práctica de ensayos clínicos y la práctica de técnicas de reproducción humana asistida se rigen por lo establecido con carácter general sobre la mayoría de edad y por las disposiciones especiales de aplicación[118].

Ello es así porque diversas normas regulan la obtención del consentimiento informado para determinadas actividades. Entre ellas, la Ley 30/1979, de 27 de octubre, sobre *extracción y trasplante de órganos*, en su desarrollo por el Real Decreto 2070/1999, de 30 de diciembre, la de la Ley 35/1988, de 22 de noviembre, sobre *reproducción asistida humana*, la de la Ley 42/1988, de 28 de diciembre, sobre *donación y utilización de embriones y fetos humanos o de sus células, tejidos u órganos* en su desarrollo por el Real Decreto 411/1996, de 1 de marzo, por el que se regulan las actividades relativas a la *utilización de tejidos humanos*, y la del Real Decreto 223/2004, de 6 de febrero, por el que se establecen los requisitos para la realización de *ensayos clínicos*.

Tras la aprobación de la Ley Orgánica 2/2010, de 3 de marzo, de salud sexual y reproductiva y de la interrupción voluntaria del embarazo[119] ya se ha anunciado por el actual Ministro de Justicia D. Alberto Ruiz Gallardón, la reforma de la Ley para que se exija el consentimiento paterno en relación con los menores y su declaración de principios de que las modificaciones que se efectúen se inspirarán en la defensa del derecho a la vida según la doctrina del Tribunal Constitucional de 1985[120].

La falta de información a los padres de las menores de entre 16 y 18 años supuso unánimemente y desde el inicio de su planteamiento un rechazo frontal. En ese sentido el Dictamen del Consejo Fiscal, rechazó la falta de información a los padres de las menores, entendiendo que, la decisión adoptada por la menor resultaba «susceptible de dejar graves secuelas psicológicas», y aunque debía corresponder a la menor dicha decisión, al objeto de minimizar o erradicar las posibles secuelas futura, se debía establecer la obligación de informar a los padres, aunque sin su consentimiento. «Y el hecho fehaciente de tal conocimiento paterno —puntualizaba el texto— debe ser uno de los requisitos exigidos para que los médicos puedan practicar el aborto, en los casos permitidos por la ley».

Y es precisamente este aspecto, sobre el que el actual Ministro de Justicia ha anunciado su modificación, al objeto de introducir la exigencia del consentimiento paterno, aunque en nuestra opinión podría ser el momento, para la determinación de la «mayoría de edad sanitaria» lo que significaría fijar la edad a partir de la cual el menor deviene titular del derecho a la información asistencial, la cual, aparece predeterminada en el artículo 9.3 de la Ley 41/2002, fijando una presunción de mayoría de edad a partir de los 16 años, y no una mayoría de edad sanitaria, como se viene estableciendo con carácter general equivocadamente[121].

La Ley sobre extracción y trasplante de órganos distingue la obtención de órganos u otras piezas anatómicas de fallecidos, de los procedentes de donantes vivos. Respecto a los primeros, la extracción puede realizarse con fines terapéuticos o científicos en el caso de que estos no hubieran dejado constancia expresa de su oposición. Las personas presumiblemente sanas que falleciesen en accidente o como consecuencia ulterior de éste, se considerarán así mismo como donantes si no consta la oposición expresa del fallecido, a cuyo efecto debe constar la autorización del Juez que instruya el sumario, que la concederá en aquellos casos en que su obtención no obstaculice la instrucción del sumario al aparecer debidamente justificadas las causas de la muerte.

De acuerdo con el Real Decreto de desarrollo de la Ley, son principios fundamentales los de voluntariedad, altruismo, gratuidad, ausencia de ánimo de lucro y anonimato y las autoridades sanitarias deben promover la información y educación de la población en materia de donación y trasplantes, los beneficios que suponen para las personas que los necesitan, así como de las condiciones, requisitos y garantías que este procedimiento supone.

La obtención de órganos de donantes vivos para su ulterior implantación en otra persona requiere, por parte del donante, que sea mayor de edad y goce de plenas facultades mentales y de un estado de salud adecuado, de forma que no puede realizarse la extracción de órganos de personas que, por deficiencias psíquicas, enfermedad mental o por cualquier otra causa no puedan otorgar su consentimiento expreso, libre, consciente y desinteresado. Tampoco podrá realizarse la extracción de órganos a menores de edad ni aun con el consentimiento de los padres o tutores. La información versará sobre los riesgos inherentes a la intervención, las consecuencias previsibles de orden somático o psicológico, las repercusiones que pueda suponer en su vida personal, familiar o profesional, así como de los beneficios que con el trasplante se espera haya de conseguir el receptor. Lo que se acreditará mediante certificado médico. El consentimiento debe otorgarse expresamente ante el Juez encargado del Registro Civil tras las explicaciones del médico que haya de proceder a la extracción y en presencia del médico que haya proporcionado la información, que deberá ser distinto, firmando todos los comparecientes el documento del consentimiento informado, del que se entregará una copia al donante. Cualquiera de ellos puede oponerse eficazmente a la donación si alberga alguna duda acerca del consentimiento y entre la firma del documento y la extracción del órgano han de transcurrir al menos 24 horas pudiendo el donante revocar su consentimiento libremente, sin invocación de causa y sin que la revocación pueda dar lugar a indemnización alguna. Por su parte, el receptor, o sus representantes legales, debe ser también informado de los riesgos y beneficios que la intervención supone, así como de los estudios que sean técnicamente apropiados al tipo de trasplante de que se trata en cada caso. El documento tendrá que ser firmado por el médico que informó al receptor y por éste o por sus representantes legales, quedará archivado en su historia clínica y se le facilitará copia. En la historia clínica se recogerán los datos necesarios que permitan identificar al donante, el órgano y el centro hospitalario del que procede el órgano trasplantado, con las correspondientes claves alfanuméricas que garanticen el anonimato y la confidencialidad.

Para la extracción de órganos de donantes fallecidos es preciso, aparte la comprobación y certificación de la muerte por cese irreversible de las funciones encefálicas o cardiorrespiratorias por profesionales distintos a aquellos que van a realizar la extracción, que la persona no haya dejado constancia expresa de su oposición, que podrá referirse a todo tipo de órganos o solo a alguno y será respetada cualquiera que sea la forma en que se haya manifestado, incluso por quienes en vida hubieran ostentado la representación del donante si éste es menor o incapaz. Para ello, deberá recabarse información sobre si el donante hizo patente su voluntad a alguno de sus familiares o de los profesionales que le hubieran atendido, a través de las anotaciones que se hayan podido realizaren el libro registro de declaraciones de voluntad o en la historia clínica.

La Ley de reproducción asistida humana sólo autoriza para utilizar las técnicas en mujeres mayores de edad y con plena capacidad de obran, (de suerte que no es posible en menores o incapaces), que gocen de buen estado de salud y que hayan solicitado y prestado su consentimiento a la utilización de las técnicas libre, consciente, expresamente y por escrito. La Ley exige no sólo información sino asesoramiento sobre los distintos aspectos e indicaciones posibles, sus resultados y riesgos previsibles para la solicitante y para la descendencia y durante el embarazo y de los riesgos derivados de la edad inadecuada, lo que será extensivo a cuantas consideraciones de carácter biológico, jurídico, ético o económico se relacionen con las técnicas, reflejándose en un documento escrito uniforme.

Si la mujer es casada se precisa además del consentimiento del marido salvo que exista Sentencia firme de divorcio o de separación, o separación de hecho o de mutuo acuerdo que conste fehacientemente.

La Ley de utilización de embriones y fetos humanos[122] requiere que los donantes otorguen su con-

sentimiento previo, libre, expresa y conscientemente y por escrito y, si son menores no emancipados o están incapacitados, además, el consentimiento de sus representantes legales. El Reglamento añade que a la obtención del consentimiento debe preceder información de las consecuencias de la decisión y prohíbe la obtención de tejidos de personas que por deficiencias físicas enfermedad mental u otra causa no puedan otorgar su consentimiento. La información debe proporcionarla precisamente el médico que haya de realizar la intervención y se referirá a las consecuencias previsibles de orden somático, psíquico o físico, a las eventuales repercusiones que la donación pueda tener en su vida personal, familiar o profesional y a los beneficios que con el implante vaya a obtener el receptor. El consentimiento debe formalizarse por escrito y en ningún caso puede efectuarse la obtención sin la firma previa del documento del consentimiento informado.

También el consentimiento informado del receptor debe constar documentalmente, firmado por el médico que efectúe el implante, por el que informó al receptor o por este mismo o sus representantes. Los documentos de consentimiento informado deben quedar registrados en la historia clínica.

En materia de ensayos clínicos, únicamente se permiten en mujeres gestantes o en periodo de lactancia cuando el Comité ético de investigación clínica concluya que no supone ningún riesgo previsible para la salud ni para la del feto o niño y que se obtendrá conocimientos útiles y relevantes sobre el embarazo y la lactancia. En menores de edad incapaces o en personas con capacidad disminuida para dar el consentimiento sólo pueden realizarse ensayos de interés para su salud particular cuando no puedan ser efectuados en sujetos no afectados por estas condiciones especiales, debido a que la patología en estudio sea propia de aquéllos.

EXCEPCIONES

La regla general que expresa la Ley Básica de Autonomía del Paciente es por tanto la necesaria obtención del consentimiento informado. Pero otras Leyes regulan supuestos en los que el consentimiento informado no es preciso, o en los que no es suficiente.

CONSENTIMIENTO INSUFICIENTE

El artículo 156 del Código Penal[123] establece que el consentimiento válido, libre, consciente y expresamente emitido exime de responsabilidad penal en los supuestos de trasplante de órganos efectuados con arreglo a lo dispuesto en la Ley, esterilizaciones y cirugía transexual realizada por facultativos, salvo que el consentimiento se haya obtenido viciadamente o mediante precio de recompensa, o el otorgante sea menor o incapaz, en cuyo caso no es válido el prestado por éste ni por sus representantes legales.

Tampoco es punible la esterilización de persona incapacitada que adolezca de grave deficiencia física, cuando aquélla, tomándose como criterio rector el mayor interés del incapaz, haya sido autorizada por el Juez, bien del mismo procedimiento de incapacitación, bien en un expediente de jurisdicción voluntaria tramitado con posterioridad al mismo, a petición del representante legal del incapaz con el dictamen de dos especialistas intervención del Ministerio Fiscal y previa exploración del incapaz.

En relación con el homicidio, el artículo 143 del Código castiga al que causare o cooperare activamente con actos directos la muerte de otro por petición expresa, seria o inequívoca de éste, en el caso de que la víctima sufriera una enfermedad gravemente conduciría necesariamente a la muerte o produjera graves padecimientos permanentes o difíciles de soportar.

El Código penaliza, por tanto la eutanasia activa, a la que señala una pena inferior al suicidio y al denominado homicidio-suicidio y despenaliza la eutanasia pasiva, al exigir la causación de la muerte por actos necesarios y directos.

En relación con el aborto, el artículo 144 castiga al que practique el aborto aún con la anuencia de la mujer, si ésta se ha obtenido con violencia, amenaza o engaño, o cuando no concurran los requisitos exigidos por la Ley para autorizar la interrupción del embarazo. El aborto imprudente también está castigado para el médico, pero no para la embarazada.

Por último, el artículo 155 referido a las lesiones establece que si ha mediado el consentimiento válida, libre, y consciente espontánea y expresamente emitido, la pena es la inferior en uno o dos grados, sin que sea válido a estos efectos el consentimiento otorgado por un menor de edad o un incapaz.

CONSENTIMIENTO NO PRECISO

La Ley 41/2002[124] exceptúa del requisito del consentimiento a aquellos casos en que exista riesgo para la salud pública a causa de razones sanitarias establecidas por la ley y cuando exista riesgo inmediato grave para la integridad física o psíquica del enfermo y no sea posible conseguir su autorización, consultando, cuando las circunstancias lo permitan, a sus familiares o a las personas vinculadas de hecho al paciente. A ellas añade el caso de la renuncia a la información[125].

Estos mismos casos son también excepcionales a las posibilidades de negarse al tratamiento y de abandono revocando el consentimiento.

Ya nos hemos referido a los problemas de los menores e incapacitados. Por lo que se refiere a la determinación del pariente o persona vinculada de hecho con el paciente al que corresponda prestar el consentimiento, debe insistirse en la flexibilidad con la que la Ley regula la cuestión, colocando en igualdad a unos y otros, sin establecer ningún orden de llamamientos ni preferir a unos parientes con respecto a otros, ni a estos con relación a los allegados.

Se trata de contar con un consentimiento presunto del incapacitado, esto es, la disposición de la Ley se basa en la presunción de que, por el conocimiento que los parientes o allegados tienen del paciente, éste no se hubiera opuesto a la intervención si hubiera estado en condiciones de ser informado y consentir Cobreros Mendazona[126] se plantea en este punto dos problemas: la situación del enfermo incapacitado para tomar decisiones del que no se conozcan parientes o allegados que pudieran suplir su consentimiento, en cuyo caso el médico podría reconducirse hacia el caso de urgencia; y el supuesto de negativa de los parientes o allegados a consentir un tratamiento, negativa que resultaría perjudicial para la salud del paciente, caso en el que propugna que el médico o la dirección del centro se dirijan al juez en solicitud de autorización, y si el enfermo se encontrara en una situación de riesgo inminente de lesiones irreversibles o fallecimiento, actuando por sí mismo haciendo coincidir el supuesto con el caso de urgencia.

Para estos casos, que constituyen el tercer supuesto en el que el consentimiento del paciente no es preciso de acuerdo con la Ley, el Código de Deontología Médica dispone que todo médico, cualquiera que sea su especialidad o la modalidad de su ejercicio debe prestar asistencia de urgencia al enfermo accidentado, deber de actuar cuya vulneración integraría el tipo del delito de omisión del deber de socorro castigado en el artículo 195 del Código Penal, con especial agravación para los profesionales sanitarios. En este supuesto, no es posible obtener el consentimiento del paciente sin duda porque se estima preponderante el derecho a la vida e integridad física del paciente e inaplazable la asistencia médica. La redacción legal es suficientemente expresiva de que dado lo extremo de la situación, el médico siempre estaría amparado por la eximente de estado de necesidad, ya que el paciente no puede ejecutar su libertad de elección. En definitiva, la urgencia no puede ser cualquiera, sino únicamente aquella en la que la demora en la instauración del tratamiento conduzca a la aparición de lesiones irreversibles o al fallecimiento del paciente.

Las Sentencias del Tribunal Supremo, de 24 de Mayo de 1995[127] y de 26 de Octubre de 1995[128], basan también su decisión condenatoria de un ginecólogo en la ausencia de urgencia en sentido legal. Esta última, examina un supuesto en el que, durante la práctica de una cesárea urgente y en un intervalo de observación el cirujano practicó una ligadura de trompas que la sentencia considera indicada médi-

camente y llevada a cabo de acuerdo con la lex artis. Pero como no existía riesgo inmediato para la vida y la integridad de la persona, sino prevención de riesgos futuros, de donde no concurre el concepto jurídico de urgencia que legitima para prescindir del consentimiento, dicta sentencia condenatoria.

Al margen de los supuestos expresamente exceptuados por la ley para prescindir del consentimiento, suelen también considerarse excepcionales los supuestos de renuncia del paciente, el diagnóstico muy grave y el denominado privilegio terapéutico, a los que ya me he referido.

EL DOCUMENTO DE CONSENTIMIENTO INFORMADO

Hemos visto que la Ley Básica de Autonomía del Paciente exige el consentimiento del usuario con carácter previo a cualquier intervención, diferenciándose de este modo de la regulación anterior, contenida en el artículo 10.6 de la Ley General de Sanidad, conforme a la cual el consentimiento debía prestarse por escrito.

Se dice además, desde el punto de vista jurídico, que el principio histórico del ordenamiento jurídico español en materia de forma es el espiritualista, o de libertad formal.

Históricamente, el extinto Instituto Nacional de la Salud definió como básico el establecimiento de un documento de consentimiento informado y promovió en el año 1993 la celebración de una conferencia de consenso en la que participaron la Universidad Complutense de Madrid, expertos en temas de comunicación, psicólogos, médicos, farmacólogos y enfermeros y elaboraron unas recomendaciones comunes a todos los formularios escritos y específicos, ampliamente difundidas y con pretensión de aplicabilidad general, salvo para aquellos supuestos que contaban ya con una regulación específica del documento del consentimiento informado (investigación y ensayos clínicos, extracción y trasplante de órganos, reproducción humana asistida, hemodonaciones...) y para la medicina voluntaria[129].

Con base fundamentalmente en este precedente, el Consejo Interterritorial del Sistema Nacional de Salud adoptó en su sesión de 6 de Noviembre de 1995 un acuerdo sobre consentimiento informado en el que partiendo de la información como deber ineludible del profesional y derecho del paciente, la considera como un proceso gradual y continuado, realizado en el seno de la relación médico-paciente que debe permitir que éste participe activamente en la toma de decisiones respecto al diagnóstico y tratamiento de su enfermedad.

De ahí que el documento del consentimiento informado deba cumplir diversas finalidades:

La primera, servir de medio de apoyo al proceso del consentimiento, facilitando la transmisión de una información completa, veraz y comprensible para el paciente.

Además, puede coadyuvar eficazmente a proteger a los profesionales sanitarios de posibles denuncias por faltas de información al paciente o por información deficiente, aunque no por negligencia en el desarrollo de sus actuaciones.

El Consejo Interterritorial llama la atención sobre la carencia de valor legal de las formas del consentimiento general y de la inconveniencia de importar formularios de otros países y las diferencias culturales pueden incidir de manera importante en la comunicación entre médico y paciente.

La información clínica forma parte, también en buena medida, del proceso de participación activa de los pacientes o usuarios en la toma de decisiones clínicas. En este sentido, lo primero que hay que señalar es que la información constituye un proceso de relación y es, por tanto, un proceso dialógico, hablado, en el cual se produce una continua interacción e intercambio de información entre el sanitario y el paciente. Es quizás en este sentido genérico y relacional en el que debería interpretarse el término «información disponible y adecuada» de La Ley 41/2002, de 14 de noviembre[130]. Podría decirse que desde este punto de vista el criterio de información a aplicar en la relación clínica es siempre «subjetivo», es decir, a un paciente hay que proporcionarle toda la información que necesite para tomar

una decisión. El asunto estriba pues en aprender a detectar las necesidades y deseos de información, en mantener una actitud abierta y despierta en este sentido, en saber hacer y recibir preguntas, etc. Así se conforma[131], la información «adecuada» de la que habla el artículo 5 del Convenio sobre Derechos Humanos y Biomedicina.

En lo que sigue utilizaremos el término «intervención» para referirnos a todo acto médico que se realiza sobre el cuerpo de un paciente con el fin de diagnosticar o tratar un proceso patológico[132].

Antes que nada debemos distinguir entre «de qué debemos informar» y «cuánta información hay que dar».

Un documento escrito de consentimiento informado debe respetar, al menos, los siguientes criterios de información:

a) Naturaleza de la intervención: en qué consiste, qué se va hacer.
b) Objetivos de la intervención: para qué se hace.
c) Beneficios de la intervención: qué mejoría espera obtenerse.
d) Riesgos, molestias y efectos secundarios posibles, incluidos los derivados de no hacer la intervención.
e) Alternativas posibles a la intervención propuesta.
f) Explicación breve del motivo que lleva al sanitario a elegir una y no otras.
g) Posibilidad de retirar el consentimiento de forma libre cuando lo desee.

Más específicamente, en relación a la información sobre riesgos en los documentos escritos de consentimiento informado, debe ser la siguiente:

a) Consecuencias seguras de la intervención.
b) Riesgos típicos de la intervención: aquellos cuya producción deba normalmente esperarse, según el estado y conocimiento actual de la ciencia.
c) Riesgos personalizados: aquellos que se derivan de las condiciones peculiares de la patología o estado físico del sujeto, así como de las circunstancias personales o profesionales relevantes.

d) Contraindicaciones.

e) Disponibilidad explícita a ampliar toda la información si el sujeto lo desea.

Según la interpretación doctrinal mayoritaria, incluyendo la jurisprudencia, esta información debe ampliarse al máximo cuando la intervención es «no curativa». El problema es que en la realidad clínica resulta cada vez más difícil diferenciar entre intervenciones «curativas» y «no curativas».

Resulta imprescindible que toda la información se redacte en un lenguaje asequible y comprensible para el paciente, despojado en lo posible de tecnicismos. Las técnicas de análisis de la legibilidad que se están validando en nuestro país pueden ser un instrumento útil para evaluar qué grado de comprensión de los formularios de consentimiento informado tendrá el ciudadano medio.

Resulta controvertido el uso de «porcentajes numéricos» en la expresión de riesgos. Por una parte otorgan precisión a la información, pero por otra la vuelven más incomprensible para los pacientes porque no tienen costumbre de manejo de lenguajes probabilísticos. Además, la «relevancia estadística» no se correlaciona siempre necesariamente con la «relevancia clínica». También es importante señalar que dependiendo del lugar de obtención de dichos porcentajes (literatura científica, casuística del Sistema Nacional de Salud, del hospital, o de un facultativo concreto), éstos pueden resultar muy dispares. Por otra parte la traducción de porcentajes numéricos en expresiones lingüísticas como «muy frecuente», «raro», etc., es también problemática porque no hay consenso sobre su significado exacto: ¿qué significa «excepcional» en términos probabilísticos? Con carácter general, se evitará el uso de porcentajes.

Una vez dilucidada la cuestión de los criterios y estándares se plantea ahora la cuestión de clarificar en qué intervenciones debe utilizarse la información escrita[133].

En primer lugar, debemos insistir en que la historia clínica sigue siendo el lugar físico por antonomasia para registrar procesos de información y consentimiento, aunque los profesionales no suelan entenderlo así. De hecho debería recomendarse a los profesionales que adquirieran el hábito de incluir en las hojas de «evolución clínica» comentarios y anotaciones acerca de aquello que hablan con sus pacientes. Además de ser un signo de calidad, tiene valor probatorio a efectos jurídicos.

En segundo lugar, sería conveniente especificar algunos criterios que indiquen cuándo una intervención es susceptible de tener formulario escrito de consentimiento informado. Podrían ser los tres siguientes, vinculados todos ellos a las peculiaridades del procedimiento diagnóstico o terapéutico en cuestión:

a) Aquellos procedimientos que sean invasores requieren el uso de formularios de consentimiento informado. El problema es definir qué se entiende por procedimiento «invasor».

b) Aquellos procedimientos diagnósticos o terapéuticos que supongan riesgos e inconvenientes, notorios y previsibles, no inherentes a la actuación clínica (per se), que repercutan de manera importante en las actividades de la vida cotidiana.

c) Cuanto más dudosa sea la efectividad de un procedimiento diagnóstico o terapéutico más necesario es desarrollar cuidadosos procesos de información y consentimiento y, por tanto, más necesario el uso del soporte escrito[134].

En cualquier caso, el concretar finalmente los procedimientos susceptibles de formulario escrito de consentimiento informado es una cuestión que debe dejarse a recomendación de las Administraciones, las Sociedades Científicas, los Comités Asistenciales de Ética, las Instituciones, etc. Y en última instancia es una decisión y una responsabilidad de los propios profesionales.

La cuestión de quién sea el destinatario de la información debe resolverse, como ha señalado la doctrina, por aplicación del ordenamiento jurídico, y en particular del Ordenamiento Jurídico Sanitario y del Derecho Civil. En principio, el destinatario de la información es el propio paciente o usuario o la persona legitimada para recibirla[135]. Por tanto, deben presumirse legitimados a estos efectos sus familiares más próximos y los acompañantes en el momento de la admisión en el hospital, si así lo autorizó el paciente. En el caso de menores o incapaces se recurrirá a la figura del representante o pariente más próximo y, cuando así lo exijan las leyes para determinados supuestos especiales, se informará, si es preciso, al propio juez (por ejemplo en los supuestos de internamiento psiquiátrico involuntario).

Aun cuando la jurisprudencia y la doctrina ya lo habían puesto de manifiesto, el artículo 6.2 del Convenio sobre Derechos Humanos y Biomedicina exige ponderar el grado de madurez del destinatario, especialmente cuando se trata de un menor, sin perjuicio de lo dispuesto en el artículo 162.1 del Código Civil.

En el caso de que el médico dude de la capacidad de hecho del paciente para tomar decisiones, aun cuando éste siendo mayor de edad y legalmente capaz haya dado su consentimiento a la intervención, parece recomendable recabar de los familiares que asuman o no la decisión del paciente[136] y, en caso de discordancia, recurrir al juez.

Las excepciones o límites a la información responden a la difícil cuestión de si el deber de información tiene carácter absoluto o, por el contrario, debe ceder en determinadas situaciones.

Con carácter general, detrás de tales excepciones o límites al deber de informar se da un conflicto de intereses entre el principio de autodeterminación que entraña el consentimiento informado, por un lado, y la vida o la integridad física, por el otro.

De acuerdo con la obligación ética central que ha inspirado todos los Códigos de Ética Médica desde el Juramento Hipocrático, según la cual el médico debe aplicar su ciencia en beneficio del paciente, parece razonable incumplir el deber de informar cuando del mismo se derive un peligro para el paciente más grave que el perjuicio causado a su derecho a la autodeterminación.

De acuerdo con ello, hay que reconocer determinados límites al deber de información que pueden sistematizarse de la siguiente manera:

a) Situaciones de urgencia

A tenor de lo expuesto en el artículo 9.2. b) de la Ley Básica de Autonomía del Paciente y de Derechos y Obligaciones en Materia de Información y Documentación Clínica y el artículo 8 del Convenio sobre Derechos Humanos y Biomedicina, entendemos que el deber de informar, así como la exigencia del consentimiento, ceden sólo en aquéllas situaciones en que «existe riesgo inmediato grave para la integridad física o psíquica del enfermo y no es posible conseguir su autorización consultando, cuando las circunstancias lo permitan, a sus familiares o a las personas vinculadas de hecho a él», es decir, cuando el paciente no está en condiciones de recibir la información y/o de prestar su consentimiento ni es posible acudir a sus familiares[137].

b) Pronóstico fatal

El pronóstico, tal como ha señalado la doctrina, lejos de excluir el deber de informar constituye una manifestación importante de este deber y, en principio, es un derecho que corresponde a todo enfermo que quiera conocer su verdadero estado de salud. Otra cosa distinta es que este supuesto concurra con una renuncia del destinatario, expresa o tácita.

c) Información claramente perjudicial para la salud del paciente

En este supuesto es ineludible la valoración de los valores en conflicto, para lo cual parece recomendable el asesoramiento del Comité Asistencial de Ética. Este requerimiento es especialmente conveniente cuando la situación descrita concurre con el deseo expresado por el paciente de conocer su verdadero estado de salud. Debe hablarse aquí de necesidad terapéutica[138].

Otros profesionales sanitarios, tales como los profesionales de enfermería, pueden y deben participar en el proceso de información clínica del paciente, aunque dentro del ámbito de su función propia en el proceso de atención.

Las Administraciones e Instituciones sanitarias deben ser conscientes de sus responsabilidades respecto a la información clínica. Deben impulsar la elaboración y difusión de guías y protocolos de consentimiento informado, que permitan a los profesionales conocer pautas claras de actuación en este campo. Un modelo básico de formulario escrito de consentimiento de estructura «abierta» —que no genérico— puede ser útil con este objetivo. Deben asimismo facilitar medios de formación de los profesionales en este sentido: incluirlo en los Programas de Formación Continuada, facilitar becas para cursos, etc.

Las Administraciones y las Instituciones deben contemplar la realización adecuada de procesos de consentimiento informado como una medida de calidad de su institución. Deben, por tanto, desarrollarse indicadores de calidad adecuados, dirigidos a evaluar el esfuerzo de la institución y sus profesionales ante la implantación del consentimiento informado, y no a registrar sólo cuestiones puntuales y poco discriminativas, como puede ser el analizar el número de formularios escritos firmados por Servicio, etc.

Las Instituciones sanitarias deben poner en marcha estructuras específicas de apoyo al proceso de introducción del consentimiento informado. Los Comités de Ética Asistencial pueden ser una de esas estructuras específicas.

Es necesario clarificar las funciones de los Comités Asistenciales de Ética en relación a la información clínica y el consentimiento informado.

Entre las funciones de los Comités Asistenciales de Ética estarán: colaborar en la formación de los profesionales sanitarios de la Institución en relación al consentimiento informado; emitir recomendaciones acerca de la confección de formularios escritos de consentimiento informado; asesorar a los profesionales en la confección de formularios escritos de consentimiento informado; evaluar formularios de consentimiento informado.

No es función de los Comités Asistenciales de Ética redactar formularios específicos de consentimiento informado, porque esto es función y responsabilidad de los profesionales y los Servicios clínicos.

En relación a los proyectos docentes donde participan alumnos de medicina o enfermería en el proceso de atención sanitaria de un paciente debe especificarse que los hospitales docentes tienen la obligación de informar a los enfermos que acceden a sus servicios de que en un proceso de atención sanitaria pueden participar activamente alumnos de medicina o enfermería en formación. Es conveniente que dicha información se acompañe de la solicitud a los pacientes de que faciliten en lo posible esa participación porque ello redunda en beneficio de toda la sociedad, desde una perspectiva solidaria al derecho de todos los ciudadanos a la salud.

Los Médicos Internos y Residentes participarán en la información, de acuerdo al nivel de formación marcado en el programa correspondiente, y con el grado de tutela que en él figura[139].

Anteriormente, la Audiencia Nacional[140], en su Sentencia de 14 de abril de 1999 desestimó una reclamación de responsabilidad patrimonial de la Administración basada en la falta de consentimiento informado escrito, ya que, aunque no consta el formulario, del conjunto valorativo de la prueba entiende que los familiares y el propio paciente fueron informados debidamente, declarando al efecto lo siguiente:

En relación con el consentimiento previo a la práctica de la E.R.C.P., la Inspección Médica señala que el paciente y sus familiares conocían ya la indicación de la E.R.C.P. en el momento del ingreso en el hospital y fueron informados verbalmente en términos parecidos a como se hace en el Consentimiento Informado para E.R.C.P., del que no se disponía en ese momento, ya que éste fue elaborado con posterioridad a la fecha de los hechos por acuerdo del Hospital con los responsables del INSALUD, estableciéndose como objetivo para 1993.

En el mismo sentido, el Jefe del Servicio de Digestivo del Hospital de la Princesa indica que a la fecha de la exploración no se ofreció al paciente un impreso de Consentimiento informado porque no había en el Hospital, pero se la informó verbalmente y se pidió su aceptación. En efecto, el jefe de la sección de Endoscopia Digestiva del mencionado Hospital manifiesta (folio 56 del expediente) que pese a suponer que tanto al enfermo como a los familiares (una hija al parecer es enfermera) ya les habrían explicando los aspectos tanto técnicos como de riesgo de la exploración los médicos que la solicitaron, por nuestra parte, y como siempre hacemos, informamos verbalmente al paciente en el momento de irle a explorar, el Jefe de Sección también indica que dicha exploración se había aconsejado ya, al parecer, fuera del Hospital, y el ingreso del paciente en el mismo habría tenido como finalidad primordial la realización de dicha prueba, mediante la que se trataba de determinar la causa de la obstrucción y, si fuera posible, de intentar resolverla, o al menos aliviarla, por descompresión de la vía biliar, mediante esfinterotomía endoscópica. A este respecto, el informe médico aportado por la parte interesada al expediente señala que la maniobra exploratoria realizada tuvo también un objetivo terapéutico, al realizarse la esfinterotomía y el intento de extracción de los cálculos, y que la E.R.C.P. permite resolver la causa de la obstrucción cuando se trata, como fue el caso, de cálculos en el colédoco, hablándose entonces de esfinterotomía o papilotomía endoscópica. Por su parte, el Dr. C. L. del Servicio de Cirugía General y Aparato Digestivo, del Hospital de la Princesa, manifiesta que, a instancia y petición de su hija, enfermera en este Área 11, el paciente es ingresado en el Servicio de Cirugía para completar estudio mediante E.R.C.P. y efectuar tratamiento consecuente al diagnóstico como también manifiesta que le explicó al fallecido lo que le iban a hacer y que, en cualquier caso, dado que el paciente estaba en el Servicio de Cirugía, supone que igualmente sus colegas le explicarían los riesgos y complicación de la técnica a practicar.

Lo expuesto resta, asimismo, virtualidad a la afirmación hecha por la parte demandante en su escrito de demanda, y permite entender prestado el consentimiento previo a la práctica de la técnica exploratoria en todo su alcance, tal y como se describe en los anotados informes, por más que la información no se efectuara por escrito, según prescribe el artículo 10.5 de la Ley 14/1986, precepto que, en lo demás, vino a ser observado del modo expuesto.

Desde el punto de vista médico, la doctrina jurídica[141] resume lo que puede considerarse como síntesis orientativa y finalista para el profesional:

[...] la información a nuestros pacientes o a sus familiares de forma oral y continua a lo largo del proceso de la enfermedad, es algo inherente a nuestros actos médicos y, sin duda en mayor o menor medida, todos practicamos. Únicamente lo que ahora se nos demanda por la sociedad y las leyes es que insistamos más en este punto y de ninguna manera renunciemos a esta información oral ante la otra información, la escrita.

CONSECUENCIAS JUDICIALES DE LA FALTA DE INFORMACIÓN Y/O CONSENTIMIENTO

Es necesario que nos refiramos, en este epígrafe, a las distintas posibilidades que se plantean a la hora de fijar los criterios adoptados por la jurisprudencia para valorar el efecto de la indebida o insuficiente información y de la incorrecta prestación del consentimiento del paciente en una reclamación derivada de la asistencia sanitaria[142].

Estas diversas opciones se encuentran en clara relación con la producción del resultado, es decir, con la existencia de la lesión o daño como elemento constitutivo tanto de la responsabilidad extracontractual como con la responsabilidad patrimonial de la Administración.

Por un lado, cabe hablar de aquellas sentencias que contemplan supuestos que anudan a la falta o deficiente información la infracción de la lex artis; se trata de supuestos clásicos de declaración de responsabilidad basada en la violación de tal criterio de normalidad y, en su caso, el argumento de la omisión del derecho a la información se toma como un argumento «a mayor abundamiento». Hay multitud de sentencias en las que, si bien se produce un incumplimiento de la exigencia de información, en realidad se produce también una asistencia contraria a la lex artis por lo que la indemnización se articula siempre por esta segunda vía, dejando al margen la valoración de las exigencias de información.

También existen sentencias que anudan a la falta de información el resultado que se produce sobre la salud del paciente y hacen al médico «no informante» responsable pero que plantean problemas en cuanto a la determinación de la relación de causalidad, como veremos luego.

En tercer lugar, hay que referirse también a aquéllas otras sentencias que entienden que si no se produce un resultado sobre la salud del paciente, no es valorable ni irrelevante la omisión o defectuosa prestación del consentimiento.

En cuarto y último lugar, nos referiremos a la jurisprudencia que entiende que la omisión o la defectuosa prestación del consentimiento es un daño autónomo indemnizable por sí mismo, y ello aunque la actuación profesional haya sido médicamente correcta[143].

Indemnización conjunta de la falta de información y de la violación de la lex artis

Diversas sentencias declaran probado que la asistencia sanitaria se ha producido con normalidad, y de forma ajustada a la lex artis ad hoc y, a pesar de constatar que la información facilitada no ha sido suficiente, o no ha sido la correcta, sin embargo, no realizan una valoración diferenciada de dicha circunstancia, y se limitan a valorar el resultado dañoso que se ha podido producir sobre la situación física del paciente y sobre su estado de salud[144].

La Sentencia dictada por la Sala de lo Contencioso Administrativo de la Audiencia Nacional el 24 de febrero de 2004 reconoce la insuficiencia y deficiente prestación del consentimiento informado

pero, a pesar de ello, no fija ninguna indemnización específica relativa a esta violación de los derechos de los ciudadanos, sino que se limita a deferir la indemnización a la valoración de los daños derivados de la infracción del criterio de la lex artis[145].

También el Tribunal Supremo ha utilizado criterios como los que acabamos de señalar en los párrafos precedentes. Cabe citar en este sentido diversas sentencias. Así puede citarse la Sentencia de la Sala Primera de 2 de julio de 2002 que reconoce que la información recibida por un paciente en una intervención de vasectomía fue insuficiente por inoportuna y no razonable y se fija una indemnización de siete millones de pesetas, en la que se incluyen todos los conceptos posibles: incapacidad temporal, molestias, dolores y secuela, pero no se realiza una valoración individualizada de la infracción de las exigencias de información.

En el mismo sentido cabe citar también la Sentencia del Tribunal Supremo de fecha de 22 de junio de 2004, que resuelve el supuesto consistente en la intervención de reducción de mamas a la que se sometió una mujer para aliviar los dolores de espalda que padecía y para frenar la osteoporosis en fase inicial. La Sentencia, tras plantear la doble naturaleza de la prestación médica como obligación de medios y resultado explica cómo se omitió en el documento de consentimiento la información relativa a que existía un 0,44% de posibilidades de necrosis (riesgo que finalmente se produjo) y que, en las circunstancias que se exponen en la sentencia «el deber del cirujano de informar a la paciente de todas las complicaciones posibles, lejos de perder importancia, cobraba especial intensidad».

En el fundamento jurídico quinto, tras mencionar que se había producido un resultado verdaderamente catastrófico para una mujer casada y en edad fértil, entiende que se la debe indemnizar en la cantidad reclamada por gastos hospitalarios y honorarios del anestesista, en el importe reclamado por los días de incapacidad temporal y por el resto de conceptos rechaza la cantidad pedida por la actora por no estar debidamente acreditada, e incluye una partida de 23.000.000 de pesetas con el siguiente razonamiento: «la Sala entiende que la indemnización procedente por secuelas y daño moral, englobando todas las peticiones de la demanda reseñadas en el párrafo anterior, debe cifrarse en 23.000.000 de pesetas»[146].

Esta, como las anteriores sentencias citadas en este apartado, no realizan una valoración diferenciada del daño que supone para el paciente que reclama el hecho de que no se le haya informado de modo suficiente y, aún realizando las consideraciones oportunas sobre la suficiencia del consentimiento prestado, no se valora éste y se fija el importe indemnizatorio del mismo modo que se podría realizar en el caso de que solo se valorase la corrección de la asistencia desde el punto de vista de la lex artis y sin referencia a la infracción producida en relación con el consentimiento.

La falta de información como causa del resultado lesivo

Analizaremos ahora aquellas sentencias en las que se indemniza propiamente la falta de información, pero que se diferencian de otras sentencias en las que se realizan pronunciamientos más contundentes sobre la consideración autónoma del derecho a la información y del consentimiento como daños separables e indemnizables independientemente de los daños que se pudieran ocasionar sobre la salud o la integridad física del paciente a resultas de la asistencia sanitaria recibida.

La Sentencia de la Sala Primera del Tribunal Supremo de 26 de septiembre de 2000, reconoce una indemnización de treinta y cinco millones de pesetas a favor de una persona que se sometió a una intervención quirúrgica de estapedectomía por padecer una hipoacusia de carácter progresivo y que concluyó con una cofosis total. Considera acreditado el Tribunal que al paciente no se le informó sobre las diversas opciones que había para realizar la intervención a la que se sometió y que, además, unas y otras tenían muy diferente número de contraindicaciones y posibles complicaciones; la Sentencia no entiende acreditado que la actuación médica haya

sido contraria a la lex artis, sino que entiende que se ha producido un consentimiento desinformado a cargo del paciente, al habérsele privado de conocer de modo suficiente el alcance de su enfermedad y las consecuencias de la intervención, añadiendo que «con este actuar profesional el demandado asumió por sí sólo los riesgos derivados de la intervención en lugar de la paciente»[147].

La Sentencia dictada por la Sala de lo Civil del Tribunal Superior de Justicia de Navarra de fecha de 6 de septiembre de 2002, obtiene una conclusión semejante: plantea el supuesto de una niña aquejada desde su nacimiento de una afección cardiaca y que fue intervenida de una estenosis supravalvular aórtica severa (intervención que exigía circulación extracorporea y parada cardiaca) y en la que era necesario el consentimiento de los padres para la realización de dicha intervención quirúrgica. El Fundamento Jurídico Sexto de esta Sentencia trata la cuestión de la responsabilidad derivada del consentimiento informado y, con cita de la Sentencia de 4 de abril de 2000, de la Sala de lo Contencioso Administrativo del Tribunal Supremo, concluye con un razonamiento que es claramente innovador en la jurisprudencia más moderna: «la ausencia del consentimiento informado supone que los facultativos intervinientes asuman los riesgos inherentes a la intervención y, por tanto, la responsabilidad derivada de los daños que sean consecuencia de aquellos, cual sucede con los de carácter neurológico»[148].

Sin embargo, entender que el efecto de la falta de información es el de hacer recaer sobre el médico los riesgos de la intervención de que se trate no parece que esté suficientemente apoyado en texto legal alguno y carece, al menos de momento, de base jurisprudencial suficientemente estable y consolidada. Resulta, además, que se contrapone el reconocimiento de dicho efecto con alguna jurisprudencia que entiende que el simple cumplimiento de los requisitos legales en materia de información y consentimiento no es suficiente para hacer responsable al paciente de los resultados de la intervención de que se trate.

La dificultad de mantener este argumento ha sido puesto de manifiesto por otras sentencias que entienden que no siempre es posible unir causalmente la omisión de la debida información con la producción de un determinado resultado sobre la vida o la integridad del paciente; así, se dijo en la Sentencia de la Sala Primera del Tribunal Supremo de 10 de noviembre de 1997 que, al tratar de una lesión neurológica del plexo braquial, daba lugar al recurso de casación y anulaba la sentencia que había condenado a los médicos, sobre la base de que, si bien la información forma parte de la obligación de medios del facultativo que atiende al paciente y que la omisión de información supone negligencia, declara que «no puede darse a la misma (a la omisión de información) el alcance efectuado por la Sala a quo, habida cuenta de que entre la deficiencia de no informar y el resultado dañoso no habría ninguna relación de causalidad».

Una Sentencia de la Sala de lo Civil del Tribunal Supremo, de 7 de junio de 2002, trata de la cuestión de la falta de información a una futura madre de la existencia de pruebas para detectar malformaciones fetales en el caso de embarazos de madres de cierta edad, llegando a la misma conclusión de la dificultad de unir causalmente la insuficiente información y la libre decisión de poner fin al embarazo, y ello sobre la base de que la determinación del nexo causal no se puede basar en simples conjeturas.

REFERENCIAS BIBLIOGRÁFICAS

1 La Sentencia dictada por la Sala de lo Contencioso Administrativo del Tribunal Supremo, de fecha de 11 de mayo de 1999, en un supuesto de responsabilidad patrimonial de las Administraciones Públicas, declara, en su Fundamento Jurídico Quinto que «... no cabe reputar infringidos los artículos 106 de la Constitución Española y 40 de la Ley de Régimen Jurídico, pues aunque sea cierta la obligación que pesa sobre la Administración de indemnizar los daños y perjuicios que cause a los particulares el funcionamiento normal o anormal de los servicios públicos, en los términos y con los condicionamientos que expresábamos en el fundamento jurídico segundo... la intervención quirúrgica vino forzada por la voluntad del paciente, que afirmó la aceptación a pesar de los riesgos, cuya voluntad y aceptación no podemos menos de considerarlas, al modo que expresa

el Tribunal de Instancia, como interruptora de la cadena de responsabilidades facultativas o, en otros términos como ciertamente enervante de la pretensión deducida para alcanzar la responsabilidad patrimonial de la Administración, al no poder estimar concurrente, en puridad, el inexcusable nexo causal entre la actividad sanitaria desarrollada y el daño producido, en razón a la asunción, por el paciente, de los riesgos que conllevaba la intervención quirúrgica y que le habían sido comunicados previamente, no pudiendo, pues, compartirse ni las afirmaciones que formula la parte recurrente en orden a la falta de información sobre los riesgos y la carencia de consentimiento de la paciente...».

2. Debe observarse que la Ley 41/2002, de 14 de noviembre utiliza, unas veces, el término «información clínica»; otras veces alude a la «información sanitaria» y pocas veces alude a la «información asistencial». La más de las veces se refiere simplemente a la «información» con distintas adjetivaciones —adecuada, previa, suficiente, básica, etc.—. Incluso en alguna ocasión, como sucede en el artículo 4, titulado «derecho de información asistencial», se regula en su apartado segundo el modo de transmitir la «información clínica» y todo ello englobado dentro de un Capítulo (el II), titulado «el derecho de información sanitaria». Además de la información clínica, asistencial y sanitaria, también se regula en la Ley 41/2002 el «derecho a la información epidemiológica» y, en la doctrina y la jurisprudencia, se alude también a la «información terapéutica». Semejante diversidad terminológica exige unas mínimas precisiones conceptuales, las cuales se efectúan en el presente epígrafe.

3. CAMPOS, L. Diccionario médico etimológico Esteve de anatomía humana. Editorial Proas Science. Barcelona, 1997.

4. Artículo 3 de la Ley 41/2002, relativo a las definiciones legales.

5. La misma no aparece recogida dentro de las definiciones legales del artículo 3 de la Ley 41/2002. Dentro del derecho a la información sanitaria se distingue entre la «información asistencial» (artículos 4 y 5) y la «información epidemiológica» (artículo 6). Atendiendo a su distribución sistemática en la Ley, podemos distinguir entre una información que afecta a la colectividad y al individuo (información epidemiológica) y una información que afecta al paciente o usuario que se ve inmerso en un proceso de asistencia y en un servicio sanitario (información asistencial).

6. Tampoco aparece recogida dentro de las definiciones legales del artículo 3 de la Ley 41/2002, de 14 de noviembre.

7. De modo significativo, el artículo 4 de la Ley 1/2003, de 28 de enero, de derechos e información al paciente en la Comunidad Valenciana, que lleva por título «información sanitaria en la Comunidad Valenciana», la

define diciendo que «además de los derechos de información personalizada, reconocidos en esta Ley, todos los ciudadanos de la Comunidad Valenciana así como las asociaciones de enfermos o familiares de enfermos con ámbito de actuación tanto nacional como de la Comunidad Valenciana, tendrán derecho a recibir información general referente al Sistema de Salud de la Comunidad Valenciana y la específica sobre los servicios y unidades asistenciales disponibles, así como sus formas de acceso».

8. Artículo 6 de la Ley 41/2002, de 14 de noviembre.

9. GALVEZ VARGAS, R; GUILLÉN SOLVAS, J. F y FERNÁNDEZ SIERRA, M. A. Concepto y usos de la epidemiología. En Medicina Preventiva y Salud Pública. 9ª Edición. Editorial Masson-Salvat 1991. En 1974 la Asociación Epidemiológica Internacional propuso la siguiente definición. «El estudio de los factores que determinan la frecuencia y distribución de las enfermedades en poblaciones humanas». A partir de dicha definición se ha concluido por la doctrina en que su estudio se extiende «a todo proceso o enfermedad, sea agudo o crónico, físico o mental, transmisible o no, que afecte a grupos de población».

10. Tampoco es un término empleado en la Ley 41/2002, sino que ha sido utilizado por la doctrina científica y la jurisprudencia.

11. Artículo 1.

12. Artículo 2.2 y 2.3 de la Ley 41/2002.

13. La Sentencia dictada por el Tribunal Superior de Justicia de Navarra de 27 de octubre de 2001 la califica «como premisa y antecedente necesario de su consentimiento —consentimiento informado— y como derecho autónomo del paciente, exigible al médico con total independencia de las actuaciones a que pueda conducir». En similares términos se pronuncia también la Sentencia del Tribunal Superior de Justicia del País Vasco de 4 de noviembre de 2002.

14. Los cuales podrían ser sintetizados del siguiente modo: a) como un deber del profesional sanitario que interviene en la actividad asistencial (artículo 2.6), y, más concretamente como deber del llamado médico responsable (artículo 3); b) objeto de reserva profesional de las personas que elaboran o tienen acceso a la propia información (artículo 2.7); c) uno de los contenidos de la historia clínica y reflejo de la situación y evolución del paciente en el proceso asistencial (artículo 3); d) una de las prestaciones del usuario de los servicios sanitarios, junto a las prestaciones de educación y promoción de la salud y de prevención de enfermedades (artículo 3); e) como un dato para conocer el estado físico y de salud de una persona, configurando la definición legal de «información clínica» (artículo 3).

15. Como recogen, entre otras Sentencias, las de la Sala Primera del Tribunal Supremo de 24 de abril de 1995 y 13 de abril de 1999.

16. ABEL LLUCH, XAVIER. El derecho a la información sanitaria. La Ley, nº 5968, de 16 de enero de 2003.

17. A diferencia de lo que sucede con el consentimiento, en la regulación del derecho a la información contenida en los artículos 4 a 6 de la Ley 41/2002, no se contiene en ellos ninguna referencia al paciente menor de edad. Es en el artículo 9.3 de la Ley, donde se regula el llamado «consentimiento por representación» donde se establece la necesidad de recabar el consentimiento de los menores emancipados y los menores con dieciséis años cumplidos. Ello nos permite distinguir entre el paciente menor de edad (no emancipados menores de dieciséis años) y el paciente menor maduro (menor emancipado o mayor de dieciséis años).

18. LIZÁRRAGA BONELLI, E. La información y la obtención del consentimiento en la nueva Ley 41/2002, básica reguladora de la autonomía del paciente y de derechos y obligaciones en materia de información y documentación clínica. En Autonomía del Paciente, Información e Historia Clínica (Estudios sobre la Ley 41/2002, de 14 de noviembre). 1ª Edición. Obra coordinada por el mismo autor junto con GONZÁLEZ SALINAS, P. Editorial Thomson-Civitas. Madrid, 2004.

19. El legislador, consciente del grado de dificultad que ofrece la información y el consentimiento informado a los menores en la franja de los dieciséis a los dieciocho años, ha optado por una técnica legislativa consistente en la fijación de una presunción —mayoría de edad para el consentimiento a los dieciséis años— y en la introducción de una «cláusula de reserva» —información a los padres en caso de actuación de grave riesgo y necesidad de tener en cuenta su opinión. A modo de excepción a la regla general de presunción de mayoría de edad sanitaria a los dieciséis años, el artículo 9.4 de la Ley 41/2002, fija en los dieciocho años la edad necesaria para la práctica de la interrupción voluntaria del embarazo, la práctica de los ensayos clínicos y la práctica de técnicas de reproducción asistida, al remitirse, en este punto, a la legislación específica de estas materias.

20. Y así se desprende del propio artículo 5.2 de la Ley 41/2002, el cual señala que «el paciente será informado, incluso en caso de incapacidad...».

21. La regla general de la tutela individual admite las excepciones de tutela plural del artículo 236 del Código Civil que, resumidamente, comprenden cuatro supuestos: 1) Designación de un tutor para la persona y otro para el patrimonio. 2) Tutela conjunta de padre y madre. 3) Tutela conjunta sobre los hijos del hermano con el cónyuge del tutor. 4) Tutela conjunta de las personas designadas por los padres en testamento o documento público.

22. GUERRERO ZAPLANA, J, El consentimiento informado. Su valoración en la jurisprudencia. Editorial Lex Nova. Valladolid, 2004, identifica como una de las finalidades

de la Ley 41/2002, la universalización de la información, que se refleja en la regulación de los incapaces y que se traduce en el hecho de que la actuación médica se realice con la previa información suficiente ofrecida bien al paciente bien a la persona que la pueda representar.

23. Pocas dudas ofrece la autorización expresa del paciente. La dificultad radica en determinar los supuestos de autorización tácita. Para estos supuestos, y si al médico responsable se le ofrece alguna duda sobre si existe o no una autorización tácita, es preferible requerir al propio paciente sobre tal extremo, singularmente en enfermedades de pronóstico fatal.

24. Artículo 5.3 de la Ley 41/2002, de 14 de noviembre.

25. Tal y como prescribe el artículo 9. 3. c) de la Ley 41/2002.

26. El médico responsable es definido en el artículo 3 de la Ley 41/2002 como el profesional que tiene a su cargo coordinar la información y asistencia sanitaria del paciente o del usuario, con el carácter de interlocutor principal del mismo en todo lo referente a su atención e información durante el proceso asistencial, sin perjuicio de las obligaciones de otros profesionales que participan en las actuaciones asistenciales.

27. Como, por lo demás, ya había recogido alguna sentencia dictada con anterioridad a la entrada en vigor de la Ley 41/2002, como sucede con la Sentencia del Tribunal Superior de Justicia del País Vasco de 4 de noviembre de 2002, que declara que la información debe ser facilitada por un médico, preferentemente el denominado interlocutor por el artículo 10. 7 de la Ley 14/1986, de 25 de abril, General de Sanidad, o responsable médico por el apartado 6 del mismo texto legal.

28. Es más, expresamente se reconoce en la definición legal de médico responsable que, también los otros profesionales intervinientes tienen obligaciones legales: «sin perjuicio de las obligaciones de otros profesionales que participan en las actuaciones asistenciales», dice la norma.

29. Artículo 4.1, proposición primera de la Ley.

30. Artículo 4.1, in fine, de la Ley.

31. Artículo 5.4. de la Ley

32. Dicho artículo, que delimita el contenido ordinario del derecho de información del paciente, pues se refiere a cualquier actuación médica, se enuncia en forma de una regla general y de una excepción. La regla general, en términos omnicomprensivos («... toda la información...»), siquiera legalmente ya limitados por la disponibilidad de la información («... (pero toda la información disponible)...»). La excepción, por la vía de una remisión genérica y directa («salvando los supuestos establecidos por la Ley»):

33. En la Sentencia del Tribunal Supremo de 13 de abril de 1999 se condena a un médico anestesiólogo y a la clínica, a propósito de una intervención de vegetaciones de un menor de 15 años de edad, con fallecimiento del mismo. Razona la Sentencia que se omitió el deber de información sobre la técnica anestésica e incluso que el médico anestesiólogo no estuvo presente durante la intervención.

34. Artículo 8.2, proposición segunda de la Ley 41/2002.

35. En ambos casos se plantea un conflicto de intereses entre el principio de autodeterminación que entraña el consentimiento informado, por un lado, y la vida, la salud o la integridad física del propio paciente o de terceros, por otro.

36. El artículo 3 de la Ley Orgánica 3/1986, de 14 de abril, de Medidas Especiales en Materia de Salud Pública, regula el control de enfermedades y riesgos de carácter transmisible en los términos siguientes: «con el fin de controlar las enfermedades transmisibles, la autoridad sanitaria, además de realizar las acciones preventivas generales, podrá adoptar las medidas oportunas para el control de los enfermos, de las personas que estén o hayan estado en contacto con los mismos y del medio ambiente inmediato, así como las que se consideren necesarias en caso de riesgo de carácter transmisible». Además, la necesidad de comunicar la medida adoptada en el plazo máximo de veinticuatro horas a la autoridad judicial, que prevé el mismo artículo 9.2 de la Ley 41/2002, de 14 de noviembre, para los supuestos de internamiento obligatorio de personas, coincide con la prevista en el artículo 763. 2 de la Ley de Enjuiciamiento Civil para los supuestos de internamiento involuntario por razón del trastorno psíquico en los supuestos de urgencia y en los que no resulta posible recabar la previa y preceptiva autorización judicial.

37. Artículo 5.4 de la Ley 41/2002, de 14 de noviembre.

38. La Sentencia de la Audiencia Provincial de Barcelona de 9 de diciembre de 1997, recurrida en casación y resuelta por la Sentencia del Tribunal Supremo de 23 de julio de 2003, indica que el deber de informar tiene como excepciones: 1. Cuando los riesgos son conocidos por el paciente. 2. Cuando pueda perjudicar al mismo paciente. 3. Cuando se dan situaciones de urgencia.

39. Este es el supuesto más difícil de interpretar, pero en todo caso es indispensable que no se trate de una mera suposición del facultativo y que se deje constancia motivada de las circunstancias en la historia clínica.

40. La decisión médica de no proporcionar información al paciente no queda en el anonimato. Las personas vinculadas con el paciente deberán conocer la decisión médica de actuar sin informar. El legislador ofrece la oportunidad de que la decisión médica sea contrastada por una tercera persona que, precisamente Por su vinculación con el paciente, pueda ponderar su oportunidad.

41. Téngase en cuenta que, según el artículo 3 de la Ley 41/2002, por médico responsable se entiende al profesional que tiene a su cargo *coordinar la información* y la asistencia sanitaria del paciente o del usuario, con

el carácter de interlocutor principal del mismo en todo lo referente a su atención e información durante el proceso asistencial, sin perjuicio de las obligaciones de otros profesionales que participan en las actuaciones asistenciales.

42. RUIZ VADILLO, E. El derecho sanitario y su marco constitucional. En Lecciones de Derecho Sanitario, GÓMEZ Y DÍAZ CASTROVERDE, J. M y SANZ LARRUGA, F. J (dir..), y JUANE SANCHEZ, M. (coord.), Universidades da Coruña. A Coruña. 1999.

43 Véase la definición de Lex Artis Ad Hoc que formula MARTÍNEZ CALCERRADA, L. EN MARTÍNEZ CALCERRADA, L; DE LORENZO Y MONTERO, R. Derecho Médico. Tratado de Derecho Sanitario. Tomo I. Doctrina y Jurisprudencia del Tribunal Constitucional. Tomo II. Jurisprudencia del Tribunal Supremo. Tribunal Europeo de Derechos Humanos y Tribunal de Justicia de las Comunidades Europeas. Tomo III. Legislación. Colex. Madrid 2001.

44. 2000/C 364/01, de 7 de diciembre de 2000

45. Dictada en 1914

46. En terminología anglosajona «Assault» o «Battery».

47. Dictada en 1960.

48. Interesa destacar, por tanto, que existe una profunda diferencia entre las acciones basadas en la falta de consentimiento (*Assault, Battery*) en las que al paciente demandante sólo le sería necesario probar que la intervención practicada fue sustancialmente diferente de la que se le expuso, y las basadas en la falta de información o consentimiento informado, acciones por negligencia en las que siguen aplicándose los principios básicos de la culpa, y que requieren acreditar la relación de causalidad entre la falta de información y el daño. Los litigios basados en la ausencia de información como requisito del consentimiento se presentan cuando el médico lleva a cabo el tratamiento o la operación que el paciente espera, pero causa un daño que se presenta como producto de un riesgo del que no se le había advertido cumplidamente al obtener el consentimiento.

49. Singularmente en las Sentencias *Bolam contra el Consejo de Dirección del Hospital Friern* de 1957 y en la *Sidaway contra los Consejos de Dirección de los Hospitales Royal Bethleem y Maudsle.*

50. Este es también el criterio que debería desprenderse de la consideración del consentimiento informado como derecho del paciente y deber del médico sin perder de vista que toda asistencia sanitaria tiene por fin en último extremo el beneficio de la salud del paciente.

51. No se agotan aquí los problemas que plantea la extensión de la información, que no se refiere sólo al inicio del tratamiento, al consentimiento inicial, sino a todo el tiempo que esté ejecutándose. La información es un proceso continuado que abarca la denominada información terapéutica, o sobre el modo de vida, sobre el régimen dietético o la forma de cumplimentar las prescripciones del médico para el mejor desarrollo del tratamiento.

52. Se ha llegado a proponer por el Magistrado del Tribunal Supremo español Martínez-Pereda que en el documento del consentimiento informado consten aunque sea de forma muy somera, bien unos gráficos, bien unas notas manuscritas del médico con una síntesis de la información suministrada con lo que quedará fuera de discusión que se ha cumplido el deber de informar. Vid MARTÍNEZ-PEREDA J. M. La evolución normativa de la información sanitaria en el Derecho Español. Ponencia presentada al XI Congreso de la Asociación Española de Derecho Sanitario. Madrid, 28, 29 y 30 de octubre de 2004.

53. Un último apunte sugiere el artículo noveno del Convenio de Asturias relativo a los deseos expresados anteriormente, huyendo del término directrices o instrucciones previas, que el Tratado exige que sean tomados en consideración si el paciente no se encuentra en el momento de la intervención en situación de expresar su voluntad. No se exige por tanto obediencia o respeto ciego a los deseos del paciente, pero tampoco se les desconoce y se les niega todo valor. Habrá que ponderar la seriedad del documento y su relación con las circunstancias del momento de la intervención, sin prescindir de la consulta a familiares o allegados, pues tanto estas como el documento desvelarán la auténtica voluntad de su autor.

54. Documento ya citado, de fecha de 26 de noviembre de 1997.

55. El artículo 2.2 de la Ley 41/2002, de 14 de noviembre, establece que toda actuación en el ámbito de la sanidad requiere, con carácter general, el previo consentimiento de los pacientes. El consentimiento, que debe obtenerse después de que el paciente reciba una información adecuada, se hará por escrito en los supuestos previstos por la Ley.

56. Véase al respecto el Acuerdo del Consejo Interterritorial del Sistema Nacional de la Salud sobre el consentimiento informado, adoptado en Sesión Plenaria del 6 de noviembre de 1995.

57. No derogado por la Disposición Derogatoria Única de la Ley 41/2002, de 14 de noviembre.

58. Artículo 18 de la Ley 14/1986, de 25 de abril, General de Sanidad y artículo 6 de la Ley 41/2002, de 14 de noviembre, Básica Reguladora de la Autonomía del Paciente y de Derechos y Obligaciones en Materia de Información y Documentación Clínica.

59. Todos los Códigos de Ética y Deontología Médica han contemplado la Información como derecho fundamental de la relación Médico-Paciente, tanto en el de 1978, al amparo de la Constitución de 1976, posteriormente actualizado en 1990 como en la actualización de 1999 que en sus artículos 10.1 a 10.6 señalaba las condiciones de obtención del consentimiento libre e informado

de los pacientes competentes, del consentimiento subrogado en el caso de los pacientes incapaces, y establecía la excepcionalidad del privilegio de actuar sin consentimiento en casos de extremada urgencia. Reconocía la madurez mental del menor como un factor ético que no puede marginarse, pero no toma ciegamente partido en su favor. Debe señalarse al respecto que el antiguo artículo 10. 6 del Código de Ética y Deontología Médica de 1999 era la traslación literal de la cláusula contenida en el artículo 6.2 del Convenio relativo a los Derechos Humanos y a la Biomedicina, hecho en Oviedo el 4 de abril de 1997 e incorporado a nuestro ordenamiento jurídico interno mediante Instrumento de Ratificación de 23 de julio de 1999. El Código actualmente vigente de Julio de 2011, igualmente contempla esta obligación profesional.

60. Véase Ley Orgánica 3/1986, de 14 de abril, de Medidas Especiales en Materia de Salud Pública.

61. Dictada a propósito de la huelga de hambre de presos del GRAPO internados en Instituciones Penitenciarias.

62. En efecto, en las sentencias de la Sala de lo Civil del Tribunal Supremo, se llegó a considerar que el consentimiento humano es «un derecho humano fundamental» y, aunque como se señaló en su día, no se debía sacar ninguna consecuencia concreta de tal declaración judicial, sino solo evitar una interpretación que reduzca la legalidad a un mero requisito formal cuyo cumplimiento carezca de consecuencias jurídicas, y a pesar de haberse entendido que, obviamente, el consentimiento informado no figura en el elenco de derechos fundamentales que se establecen en los artículos 14 a 29 de la Constitución, la reciente Sentencia del Tribunal Constitucional 37/2011, de 28 de marzo declara al respecto que forma parte del artículo 15 de la Constitución una facultad de autodeterminación que legitima al paciente, en uso de su autonomía de la voluntad, para decidir libremente sobre las medidas terapéuticas y los tratamientos que puedan afectar a su integridad, escogiendo entre las distintas posibilidades, consintiendo su práctica o rechazándolas, y señalando el Alto Tribunal precedentes al respecto como sucede con la Sentencia del Tribunal Europeo de Derechos Humanos de 29 de abril de 2002 (caso Pretty contra Reino Unido) y del propio Tribunal Constitucional como acontece con el caso enjuiciado en la Sentencia 154/2002, de 18 de julio de 2009.

63. A diferencia de la «información asistencial», este es el tipo de información que la doctrina y la jurisprudencia conocen con el nombre de «información terapéutica».

64. La Sentencia dictada por la Sala Primera del Tribunal Supremo en fecha de 29 de mayo de 1997, después de realizar una detallada y correcta delimitación del derecho a la información en el caso de intervenciones de cirugía satisfactiva (se trataba de una ligadura de trompas), cuando llega el momento de fijar la indem-

nización habla de que «su no práctica (de la información) integra omisión constitutiva de culpa sanitaria conforme a los artículos 1902 y 1903 del Código Civil y normativa constitucional, culpa ésta que se atribuye a los profesionales sanitarios demandados».

65. Después de la derogación del artículo 10.5 y 6 de la Ley General de Sanidad por la Ley 41/2002, de 14 de noviembre.

66. Los Servicios de Salud, dice el artículo 12.2 de la Ley 41/2002, de 14 de noviembre, dispondrán en los centros y servicios sanitarios de una guía o carta de los servicios en la que se especifiquen los derechos y obligaciones de los usuarios, las prestaciones disponibles, las características asistenciales del centro o del servicio, y sus dotaciones de personal, instalaciones y medios técnicos. Se facilitará a todos los usuarios información sobre las guías de participación y sobre sugerencias y reclamaciones.

Dentro de esta información no clínica, también puede ser mencionada la información para la elección de médico y centro, regulada en el artículo 13 de la Ley 41/2002, de 14 de noviembre, según el cual «los usuarios y pacientes del Sistema Nacional de la Salud, tanto en la atención primaria como en la especializada, tendrán derecho a la información previa correspondiente para elegir médico, e igualmente centro, con arreglo a los términos y condiciones que establezcan los servicios de salud competentes».

67. Artículo 4 de la Ley 41/2002, de 14 de noviembre.

68. Artículo 8.1 de la Ley 41/2002, de 14 de noviembre.

69. Artículo 9. 2 a) y b) de la Ley 41/2002, de 14 de noviembre.

70. El artículo 9. 2 de la Ley 41/2002, de 14 de noviembre, ha refundido en dos causas los supuestos de no exigencia del consentimiento informado que, con anterioridad a la entrada en vigor de dicha Ley se regulaban en tres causas en el artículo 10. 6 de la Ley General de Sanidad.

71. Cuya promulgación se recomendó como necesaria con la finalidad de establecer pautas claras que unifiquen los elementos, cantidades y formas de la información, respondiendo a esta finalidad la Propuesta de regulación de derechos y obligaciones en materia de información y documentación clínica surgida del dictamen final del grupo de expertos del Ministerio de Sanidad y Consumo.

72. Contenida en las conclusiones del Informe Final del Grupo de Expertos, de 26 de noviembre de 1997.

73. El artículo 4.2 de la Ley 41/2002, de 14 de noviembre.

74. Artículo 4. 3 de la Ley 41/2002, de 14 de noviembre.

75. No obstante, la más reciente jurisprudencia emanada de la Sala de lo Penal del Tribunal Supremo (Sentencia de 1 de abril de 2003, dictada en el Recurso de Casación 4062/2000. Ponente Excmo. Sr. Cándido Conde-Pumpido Tourón), en sus Fundamentos Jurídicos XX

a XXVII razona sobre la no aplicación del inciso segundo del artículo 403 del Código Penal a los médicos especialistas. Asimismo debe señalarse que la Sentencia dictada por la Sala de lo Contencioso Administrativo del Tribunal Superior de Justicia de las Islas Baleares, de fecha de 3 de enero de 2004, confirma la sanción impuesta por el Colegio Oficial de Médicos de Baleares a un Licenciado en Medicina General y Cirugía, por la que se le imponían al mismo dos sanciones, por practicar la Cirugía Estética.

Por último, la Resolución del Tribunal de Defensa de la Competencia (Expediente 507/00) declara ajustados a derecho determinados actos de la Sociedad Española de Cirugía Plástica y Estética en defensa de la Especialidad.

76. En Sentencia de 26 de junio de 2000 (Recurso de Casación 4448/1997) Ponente. Excmo. Sr. D. Alfonso Villagómez Rodil)

77. Acogiendo, en este punto, la recomendación efectuada en el Informe Final del Grupo de Expertos (ya citado) sobre la necesidad de regular la figura de un médico responsable de proporcionar información al paciente y de integrar toda la información clínica del proceso.

78. En su artículo 5.

79. Repárese en que el legislador utiliza el término «paciente» para referirse al destinatario de la información asistencial, y no el vocablo «usuario», siendo ello totalmente conforme con lo señalado en el artículo 3 de la Ley 41/2002, de 14 de noviembre, sobre las definiciones legales, que conceptúa al paciente como «la persona que requiere asistencia sanitaria y está sometida a cuidados profesionales para el mantenimiento o recuperación de su salud», mientras que, por el contrario, define al usuario como «la persona que utiliza los servicios sanitarios de educación y promoción de la salud, de prevención de enfermedades y de información sanitaria».

80. De la regulación legal expuesta se deduce que, cuando la incapacidad que padece el paciente está ya declarada jurídicamente, por resolución judicial, es el representante legal del paciente, designado en la resolución judicial, quien ha de ser informado junto con el paciente, si éste último tiene suficiente capacidad para entender la información, a juicio del facultativo responsable. Sin embargo, cuando se trata de incapacidad de hecho, la Ley no remite para su determinación a ninguno de los datos de la legislación civil, como pudieran ser el orden de los llamamientos para la tutela, para la sucesión *ab intestato* o para el derecho y deber de prestar alimentos, lo que otorga una amplia flexibilidad que puede ser llenada teniendo en cuenta la finalidad de la información (terapéutica o para el consentimiento informado) y el interés del paciente, guardando siempre que sea posible un orden dictado más que por la Ley por el sentido común (cónyuge, padres, hijos, hermanos, etc.) acudiendo en último extremo y para supuestos límites o especiales, bien a la persona bajo cuya guarda de hecho se encuentre el paciente, bien a la autoridad judicial, como en el caso de los internamientos psiquiátricos involuntarios.

81. Advierte el informe explicativo que, aunque es la Ley interna la que debe determinar si una persona tiene o no capacidad para consentir una intervención, teniendo en cuenta que la necesidad de privar a las personas de su capacidad de autonomía solo en los casos en que su propio interés lo haga necesario. Pero la expresión «motivo similar» se refiere a situaciones tales como los accidentes o el estado de coma, por ejemplo, en las que el paciente es incapaz de formular sus deseos o de comunicarlos, por tanto con expresión más amplia que la incapacidad legalmente declarada por lo que se refiere a nuestro derecho. Paralelamente, si un adulto ha sido declarado incapaz, pero en un determinado momento no presenta una capacidad mental mermada, debe consentir personalmente.

82. Se hallen o no incapacitadas.

83. En el artículo 162.

84. ROMEO MALANDA, SERGIO. El valor jurídico del consentimiento prestado por los menores de edad en el ámbito sanitario. I y II. La Ley, 16 y 17 de noviembre de 2000.

85. En la actualidad, la cuestión reviste gran trascendencia, sobre todo en el ámbito de actuación de los Especialistas en Ginecología y Obstetricia, a propósito de la denominada «píldora del día después», cuya problemática es analizada por DE LORENZO Y MONTERO, RICARDO. En Aspectos Jurídicos de la Píldora del Día Después. Guía de Actuación en Anticoncepción de Emergencia. ALVAREZ D, ARRIBAS, L. CABERO, L., LETE I y OLLÉ, C. Pulso Ediciones 2002. Laboratorios Alcalá Farma, S. L. 2002.

86. La citada Sentencia, dictada por la Sala de lo Penal del Tribunal Supremo, fue anulada por el Tribunal Constitucional, al estimar el Recurso de Amparo formulado por los padres del menor, mediante Sentencia de 18 de julio de 2002, el cual otorgó el amparo solicitado por entender que la resolución del Tribunal Supremo había vulnerado el derecho a la libertad religiosa de los padres, reconocida en el artículo 16 de la Constitución, declarando que el Testigo de Jehová no tiene que convencer a su hijo para que acepte la transfusión. La Sentencia del Tribunal Constitucional fue publicada en el Diario Médico correspondiente al día 22 de julio de 2002.

87. Artículo 9. 3.

88. Se trata, pues, de una cuestión de límites, que no siempre son fáciles de establecer. En el Informe Explicativo del Convenio de Oviedo, redactado por JEAN MICHAUD, se afronta la cuestión que venimos exponiendo. De un lado, por lo que se refiere a los menores, entiende el mencionado autor que la opinión del menor debe adquirir progresivamente más peso en la decisión final, cuanto

mayor sea su edad y capacidad de discernimiento. En consecuencia, en algunas ocasiones, el consentimiento del menor deber ser necesario o, al menos, suficiente, para algunas intervenciones. Por otra parte, no debe excluirse totalmente de las decisiones a los adultos incapaces de consentir, siempre que sea posible, debiendo explicarles el significado y las circunstancias de la intervención y obtener entonces su opinión.

89. MARTÍNEZ-PEREDA RODRÍGUEZ, JOSÉ MARÍA. La minoría madura. Ponencia al IV Congreso Nacional de Derecho Sanitario. Madrid, 1997. Recogida en el Libro de Actas editado por la Asociación Española de Derecho Sanitario y la Fundación MAPFRE Medicina. Madrid, 2000. Véase, asimismo, el magistral trabajo de ROMEO CASABONA, C. ¿Límites de la posición de garantes de los padres respecto al hijo menor? (La negativa de los padres, por motivos religiosos, a una transfusión de sangre vital para el hijo menor. Revista de Derecho Penal y Criminología, nº 2. 1998.

90. Como así lo establece, por lo demás, el artículo 5. 2 de la Ley 41/2002, de 14 de noviembre.

91. Y, la más reciente Sentencia de la Sala de lo Civil del Tribunal Supremo de 26 de septiembre de 2000, declara que la falta de información, así como el riesgo descartado por el facultativo, que luego se produjo, actúan como incidencias decisivas para decretar la responsabilidad de éste, por cuanto la información correcta es un elemento esencial de la lex artis ad hoc y núcleo primordial del contrato de arrendamiento de servicios médicos, por lo que, presentándose en el caso enjuiciado, la relación médico-paciente como puramente contractual, será en virtud de los artículos 7.1, 1.107 y 1258 del Código Civil, 18 y 22 del Código de Ética y Deontología Médica y 2.1 y 13 de la Ley General para la Defensa de los Consumidores y Usuarios, que el médico responderá del daño que se ocasionó al paciente.

92. El artículo 5 del Convenio dispone que la información debe ser «adecuada acerca de la finalidad y la naturaleza de la intervención, así como sobre sus riesgos y consecuencias».

93. Redactado por MICHAUD, JEAN.

94. En el Informe citado anteriormente.

95. Artículo 4.1.

96. Artículo 10.

97. En esta labor de determinación de los riesgos, el legislador, en el apartado 2 del artículo 10 de la Ley 41/2002, advierte que «el médico responsable deberá ponderar en cada caso que, cuando más dudoso sea el resultado de una intervención, más necesario resulta el previo consentimiento por escrito del paciente».

98. La doctrina jurisprudencial del Tribunal Supremo, ya con anterioridad a la promulgación de la Ley 41/2002, de 14 de noviembre, había acotado que la información que debía proporcionarse al paciente era la conocida en la ciencia médica sobre la concreta actuación médica (Sentencia de la Sala de lo Civil del Tribunal Supremo de 2 de julio de 2002). El caso enjuiciado se trataba de una operación de vasectomía que concluyó con atrofia testicular, y en la que no se informó al paciente sobre riesgos previsibles y frecuentes, y en la que se dice que «es cierto que el deber de informar no tiene carácter absoluto y omnicomprensivo, pero obviamente se extiende a complicaciones previsibles y frecuentes».

99. No obstante, ésta tesis no parece coincidente con la doctrina de la Sala de lo Civil del Tribunal Supremo (Sentencia de 12 de enero de 2001, Fundamento Jurídico 3º), que extiende el deber de informar de los riesgos inherentes a la intervención, aunque las lesiones sean infrecuentes y excepcionales pues «poco importa la frecuencia a efectos de la información y el tanto por ciento y las estadísticas al respecto, si tal complicación es inherente a toda intervención en el cuello, ya que por su inherencia y ser perfectamente conocida debió manifestárselo a la enferma»: Se trataba de una operación quirúrgica consistente en la colocación de injertos liofilizados en los espacios vertebrales C-5/ C-6 y C-6/ C-7. mediante la técnica Cloward, con afectación en el nervio recurrente, que se trata de una complicación inherente a toda intervención en el cuello.

100. Véase al respecto el muy completo trabajo de ABEL LLUCH, XAVIER. El derecho de información sanitaria como presupuesto del consentimiento informado. Su régimen jurídico en la Ley 41/2002, de 14 de noviembre, Básica Reguladora en la Autonomía del Paciente y de Derechos y Obligaciones en Materia de Información y Documentación Clínica. En el Curso celebrado en la Escuela Judicial del Consejo General del Poder Judicial en septiembre de 2004 denominado «El Juez Civil Ante la Investigación Biomédica».

101. Ya la Sentencia dictada por la Sala Primera del Tribunal Supremo de 13 de abril de 1999, a propósito del contenido del derecho a la información del paciente, y en términos muy descriptivos, declaró que «... no es posible exponer un modelo prefijado, que albergue a priori todo el vasto contenido de dicha información, si bien abarcaría como mínimo y, en sustancia, por un lado, la exposición de las características de la intervención quirúrgica que se propone, y en segundo lugar, las ventajas o inconvenientes de dicha intervención; en tercer lugar, los riesgos de la misma; en cuarto lugar, el proceso previsible del post-operatorio e incluso, en quinto lugar, el contraste con la residual situación ajena o el margen de esa intervención. Dicha Sentencia condena a un médico anestesiólogo y a la clínica, a propósito de una intervención de vegetaciones de un menor de 15 años de edad con el resultado de fallecimiento del mismo. Razona la Sentencia que se omitió el deber de información sobre la técnica anestésica e incluso que el médico anestesiólogo no estuvo presente durante la intervención».

102. La delimitación de un contenido mínimo del derecho de información, cuestión ésta que no figuraba inicialmente en la Proposición de Ley Básica de Autonomía del Paciente que se remitió al Senado, obedece, según la enmienda que justificó su introducción, a que «se deja constancia de que la regla general es la forma oral y del alcance básico de la información», reproduciendo literalmente los términos del artículo 5.2 del Convenio de Oviedo («dicha persona —se refiere a la que ha prestado el consentimiento informado— deberá recibir previamente una información adecuada acerca de la finalidad y naturaleza de la intervención, así como sobre sus consecuencias y riesgos»). Así pues, desde una interpretación histórica parlamentaria de los antecedentes legislativos, la fijación de un contenido mínimo debe ponerse en relación también con la información previa a la obtención de un consentimiento informado.

103. Define el apartado 2º del Artículo 4 de la Ley 41/2002, de 14 de noviembre, que la información «...será verdadera, se comunicará al paciente de forma comprensible y adecuada...» colmando las exigencias de veracidad, comprensibilidad y adecuación.

104. La Sentencia de la Sala Primera del Tribunal Supremo de 10 de abril de 2003, que exonera de responsabilidad al médico por considerar que había informado suficientemente a la paciente de una intervención mediante la técnica de la video-laparoscopia, se hace eco de esta exigencia en los términos siguientes: «... deber éste —el de informar— que no puede ser entendido de forma general o abstracta, sino que hay que tener en cuenta la realidad social en que se presta el servicio, que a este respecto se ha producido una variación considerable en esta materia, en el sentido que no hace mucho se estimaba, que por conveniencia del enfermo, había que disfrazar de alguna forma la patología que padecía, situación que ha cambiado, por lo que evidentemente en este caso se hizo saber a la enferma la gravedad de su dolencia y de que la intervención más adecuada en atención a su situación médica era la video-laparoscopia, en lugar de la cirugía abierta...».

105. La Sentencia del Tribunal Supremo de 2 de julio de 2002, sobre una intervención de vasectomía en la que se estimó infringido el deber de información, razona que «constituyendo la información completa y asequible-exhaustiva, suficiente, veraz y leal —Sentencia de 27 de abril de 2001— y la obtención de un consentimiento informado un presupuesto básico para que el paciente pueda decidir con plena consciencia y libertad acerca de la operación de medicina voluntaria o satisfactiva encaminada a obtener la finalidad de la vasectomía...». Y, en términos muy similares, se pronuncia la Sentencia del mismo Tribunal de 29 de mayo de 20003, a propósito de una ligadura de trompas con omisión de la información de los riesgos de embarazo en paciente con dos cesáreas anteriores, la cual razona que «la in-formación al paciente... ha de ser puntual, veraz, leal, continuada, precisa y exhaustiva, es decir, que para la *comprensión del destinatario* se integre con los conocimientos a su alcance para poder *entenderla debidamente* y también ha de tratarse de *información suficiente* que permita contar con datos claros y precisos para poder decidir si se somete o no a la intervención que los servicios médicos le recomiendan o proponen».

106. Artículo 4.1 de la Ley 41/2002, de 14 de noviembre.

107. Artículo 4.1. de la Ley. La doctrina apunta como ventajas de la oralidad las siguientes: a) facilitar la proximidad en la relación médico-paciente; b) adecuación del contenido de la información a las circunstancias y requerimientos del paciente y c) favorecer la información complementaria.

108. No recogidos en la Ley 41/2002, de 14 de noviembre, al contrario de lo que sucede con el consentimiento, en el artículo 10 de la misma.

109. Artículo 4.2 de la Ley 41/2002, de 14 de noviembre.

110. La Sentencia de la Sala Primera del Tribunal Supremo de 23 de diciembre de 2002, con cita de otras muchas, recuerda que la regla general, en materia de carga de la prueba, es que incumbe al paciente la prueba de la relación de causalidad y la culpa, si bien admite «excepciones» entre las que cita, textualmente, «cuando se produce un daño anormal y desproporcionado entre la intervención médica y el daño; o se da la situación antes indicada de facilidad o disponibilidad probatoria».

111. Obra citada.

112. Artículo 21. 1 sobre el alta del paciente.

113. Ya citado.

114. En el artículo 8. 5

115. Al subsidio por incapacidad temporal y a las prestaciones económicas por invalidez permanente, según se establece al respecto en la Ley General de la Seguridad Social de 20 de junio de 1994 y en su normativa de desarrollo.

116. En el sector sanitario público, el artículo 102.1 de la Ley General de la Seguridad Social establece la obligación del beneficiario de observar las prescripciones de los facultativos que le asisten, por lo que cuando sin causa razonable rechace o abandone el tratamiento que le fuese indicado, podrá ser sancionado con la suspensión del derecho al subsidio que pudiera corresponderle o en su día con la pérdida o suspensión de las prestaciones por invalidez, además, como he adelantado, de que el artículo 10.9 de la Ley General de Sanidad le impone la obligación de solicitar el alta voluntaria en los casos de negación al tratamiento. Sin embargo, la propia Ley General de la Seguridad Social defiere a una norma reglamentaria la determinación del procedimiento para calificar de razonable la negativa del beneficiario a seguir un tratamiento, especialmente si este fuese de tipo quirúrgico o especialmente penoso, con posibilidad de recurrir la decisión sobre el carácter razonable o la

noción médica de incapacidad, y, naturalmente, ante los órganos de la jurisdicción social.

117. Artículo 9. 5.

118. La Interrupción Voluntaria del Embarazo en España o Aborto Inducido en España se regula en el Título II de la Ley Orgánica 2/2010 de salud sexual y reproductiva y de la interrupción voluntaria del embarazo, que despenaliza la práctica de la interrupción voluntaria del embarazo durante las primeras 14 semanas. La ley entró en vigor el 5 de julio de 2010. La regulación anterior, a la que se refería la Ley Básica de Autonomía del Paciente, era la Ley Orgánica 9/1985 que despenalizó el aborto en varios supuestos: si el embarazo suponía un grave peligro para la salud o la vida de la mujer, si era probable que el feto naciera con graves taras físicas o psíquicas, o si el embarazo era fruto de una violación. El Partido Popular presentó en junio de 2010 un recurso contra varios preceptos de la ley ante el Tribunal Constitucional, que aún no se ha pronunciado. En el programa electoral para las elecciones generales celebradas el 20 de noviembre de 2011 el Partido popular incluía una nueva modificación de la ley del aborto.

119 En su Título II, artículos 13 y 14, se concreta la despenalización de la práctica del aborto inducido durante las primeras 14 semanas del embarazo. Durante este tiempo, la mujer podrá tomar una decisión libre e informada sobre la interrupción de su embarazo. No habrá intervención de terceros en la decisión. En su artículo 15 señala que el plazo de posibilidad de interrupción voluntaria del embarazo, aumenta hasta la semana 22 en casos de «graves riesgos para la vida o la salud de la madre o el feto». A partir de la vigésima segunda semana, solo podrá interrumpirse el embarazo en dos supuestos: que «se detecten anomalías en el feto incompatibles con la vida» o que «se detecte en el feto una enfermedad extremadamente grave e incurable en el momento del diagnóstico y así lo confirme un comité clínico.

120 Incorporando así el Dictamen del Consejo Fiscal emitido en su día sobre el entonces proyecto de Ley del aborto, formulado con los votos particulares del en ese momento Fiscal Jefe Cándido Conde Pumpido y tres vocales del citado Consejo, en el que se advertía de su posible inconstitucionalidad en base a la desprotección del feto, cuya vida, siguiendo la doctrina del Tribunal Constitucional, encarna un valor fundamental —la vida humana— garantizado en el artículo 15, de la Carta Magna.

121 Tras la aprobación por el Gobierno de la Ley Orgánica 2/2010, de 3 de marzo, de salud sexual y reproductiva y de la interrupción voluntaria del embarazo se manifiesta la necesidad de modificar no solo el Código Penal vigente aprobado por Ley Orgánica 10/1995, de 23 de noviembre y también la Ley 41/2002, de 14 de noviembre, Básica reguladora de autonomía de los pacientes y de los derechos de información y documentación clínica Básica de Autonomía de Paciente, para que las menores de 16 y 17 años no necesiten el consentimiento paterno, regulado en su art. 9.5, y donde se establece que la interrupción voluntaria del embarazo, la práctica de ensayos clínicos y la práctica de técnicas de reproducción humana asistida se rigen por lo establecido con carácter general sobre la mayoría de edad y por las disposiciones especiales de aplicación.

122. Sobre esta cuestión véase a LLEDÓ YAGUE, FRANCISCO. Genoma y Derecho. En Derecho Médico. Tratado de Derecho Sanitario .Tomo I. Doctrina y Jurisprudencia del Tribunal Constitucional. 3 Volúmenes (MARTÍNEZ CALCERRADA, LUIS y DE LORENZO Y MONTERO, RICARDO, COORDINADORES). Asociación Española de Derecho Sanitario. Editorial Colex. Madrid 2001.

123. Aprobado por Ley Orgánica 10/1995, de 23 de noviembre.

124. En el artículo 9.2

125. Previsto en el artículo 9.1 de la Ley 41/2002, de 14 de noviembre, según el cual «cuando el paciente manifieste expresamente su deseo de no ser informado, se respetará su voluntad haciendo constar la renuncia documentalmente, sin perjuicio de la obtención de su consentimiento previo para la intervención».

126. Obra citada.

127. Sala de lo Civil.

128. Sala de lo Penal.

129. En nuestro ordenamiento jurídico, el consentimiento informado nace, o es referido, en las siguientes disposiciones: 1. La Orden Ministerial de 7 de julio de 1972, por la que se aprobó el Reglamento General para el Régimen, Gobierno y Servicio de las Instituciones Sanitarias de la Seguridad Social, cuyo artículo 148.4 reservaba al enfermo el derecho de autorizar las intervenciones quirúrgicas o actuaciones terapéuticas que implicaren riesgo notorio o previsible. 2. El Real Decreto 2082/1978, de 25 de agosto, sobre garantías de los usuarios de hospitales públicos, cuyo artículo 13, apartado c) establecía la obligación de estos establecimientos y de su personal de obtener la previa conformidad y consentimiento expreso y escrito del enfermo para aplicar medios terapéuticos o realizar intervenciones que entrañen grave riesgo para su vida o de las que necesaria o previsiblemente se deriven lesiones o mutilaciones permanentes... 3. La Carta de los Derechos y Deberes del Paciente del Instituto Nacional de la Salud de 1984, cuyo artículo 4 venía a manifestar que el paciente o su representante tiene derecho a recibir información completa y continuada, verbal y escrita, de todo lo relativo a su proceso, incluyendo diagnóstico, alternativas de tratamiento y sus riesgos y pronóstico, que será facilitada en un lenguaje comprensible...; 4.

La Ley 26/1984, de 19 de julio, para la Defensa de los Consumidores y Usuarios, cuyo artículo 13.2 establece el derecho de los consumidores y usuarios a una información cierta, eficaz, veraz y objetiva, en la que ha de reseñarse, tal y como ordena el propio artículo 13.1 f) los riesgos previsibles.

130. Artículo 4. 1: los pacientes tienen derecho a conocer, con motivo de cualquier actuación en el ámbito de su salud, toda la información disponible sobre la misma...; y artículo 4. 2: la información clínica... se comunicará al paciente de forma comprensible y adecuada a sus necesidades...

131. Como no podía ser de otro modo en la medida en que el Convenio de Oviedo constituye el precedente normativo de la Ley 41/2002, de 14 de noviembre.

132. El artículo 3 de la Ley Básica de Autonomía del Paciente y de Derechos y Obligaciones en Materia de Información y Documentación Clínica, relativo a las definiciones legales, conceptúa la intervención en el ámbito de la sanidad como «toda actuación realizada con fines preventivos, diagnósticos, terapéuticos, rehabilitadores o de investigación».

133. Debe recalcarse que la Ley 41/2002, de 14 de noviembre, a diferencia de lo que sucede con respecto al consentimiento informado (artículo 10 de la Ley) no señala claramente en qué tipos de intervención ha de llevarse a cabo la información por escrito, existiendo la necesidad, para rellenar dicha laguna normativa, de acudir a una interpretación sistemática de la Ley 41/2002, de tal forma que cabría entender que debe de prestarse la información por escrito en los mismos supuestos en que se requeriría la prestación del consentimiento por escrito, tal y como se expuso con anterioridad.

134. Actualmente, esta exigencia se encuentra contenida en el artículo 10. 2 de la Ley 41/2002, de 14 de noviembre.

135. Dice el artículo 5.1 de la Ley Básica de Autonomía del Paciente que el titular del derecho a la información es el paciente, aunque también serán informadas las personas vinculadas a él, por razones familiares o de hecho, en la medida en que el paciente lo permita de manera expresa o tácita.

136. Artículo 9. 3. c) de la Ley 41/2002, de 14 de noviembre.

137. Esto rige estrictamente por el período de tiempo en que concurra tal situación, de modo que, tan pronto como se haya superado, debe informarse inmediatamente al paciente.

138. Al hilo de este supuesto, deben tenerse en cuenta las excepciones del artículo 5 de la Ley Orgánica de Protección de Datos de Carácter Personal, así como el artículo 10 del Convenio sobre Derechos Humanos y Biomedicina que, después de establecer en el apartado 2, a modo de regla general, que «toda persona tendrá derecho a conocer toda información obtenida respecto a su salud», prevé en su apartado 3 que «de modo excepcional, la ley podrá establecer restricciones, en interés del paciente, con respecto al ejercicio de los derechos mencionados en el apartado anterior».

139. La Sentencia dictada por la Sala de lo Civil del Tribunal Supremo de 30 de diciembre de 1999, condenó al MIR por extralimitarse y al Tutor por no supervisar.

140. Sala de lo Contencioso Administrativo. Sección Cuarta.

141. ZAMARRIEGO CRESPO, J. El Consentimiento Informado en el futuro de la información al paciente. Madrid. Instituto de Fomento Sanitario, 1996.

142. Un estudio exhaustivo de la materia se lleva a cabo por parte de José Guerrero Zaplana. En el Consentimiento Informado. Su valoración en la Jurisprudencia. Ley Básica 41/2002 y leyes autonómicas. Editorial Lex Nova. Valladolid, 2004.

143. Como es natural, nos referimos fundamentalmente a supuestos en los que la asistencia médica valorada desde el punto de vista técnico científico y de la corrección que representa la lex artis, ha sido la adecuada y la esperada y que, por lo tanto, el único reproche que se formula a la asistencia ha sido el que procede de las deficiencias de la información y consentimiento. Si a la asistencia se le pudiera realizar reproche alguno en relación con la lex artis, la estimación de la reclamación podría venir por esa vía y podría obtenerse la estimación de la reclamación sin necesidad de tomar en consideración la cuestión de la información y del consentimiento.

144. Cabe citar, dentro de este grupo de sentencias, la dictada por la Audiencia Provincial de Badajoz de fecha de 18 de noviembre de 2003 que, al tratar de la reclamación de una paciente a la que no se informó de la posibilidad de que se colocara un determinado tipo de prótesis de rodilla y de someterse a un número menor de intervenciones que las que finalmente tuvieron lugar, dedica el fundamento jurídico quinto a fijar el importe indemnizatorio y los 45. 000 euros que fija como indemnización los establece en atención a la edad del paciente, el deterioro que tuvo durante un determinado período de tiempo y los gastos justificados por la paciente. Es decir, no valora diferenciadamente la infracción del deber de información y se limita a señalar la indemnización en atención al daño físico producido a la paciente.

145. Dice esta Sentencia que, en cualquier caso, el reconocimiento de la insuficiencia de la información facilitada al paciente no tendrá en el caso presente un efecto inmediato sobre la reclamación y ello pues, pues como veremos en los fundamentos jurídicos siguientes, resulta que se produjeron otras infracciones en el tratamiento médico y dichas infracciones se basaron en el criterio de normalidad en qué consiste la lex artis ad hoc.

146. Es de señalar cómo, a pesar de haberse realizado expresa mención a que no se ha informado a la paciente de modo correcto, no se fija indemnización alguna por este concepto y se determinan sólo, como daños indemnizables, los gastos, secuelas estéticas, secuelas físicas y funcionales, por la imposibilidad de amamantar futuros hijos y secuelas psíquicas, por la disminución de la autoestima y el daño moral.

147. Es importante tomar en consideración que en esta sentencia se avanza un paso respecto de aquellas otras sentencias en las que se valora la omisión de la información junto con la corrección de la prestación de la asistencia sanitaria y ello pues se considera que la omisión de la diligencia de información hace que sea el médico el que asume los riesgos de la intervención; téngase en cuenta que toda intervención quirúrgica tiene riesgos ineludibles derivados de la eventualidad del resultado sobre la vida y la salud de las personas, pero hacer recaer sobre el médico los riesgos de la intervención por el hecho de que se haya incumplido la existencia de información es una consecuencia que, en principio, carece de apoyo legal suficiente.

148. Este argumento lo había recogido la Sala Primera en la Sentencia de 26 de septiembre de 2000; endecha sentencia se entendía que se había producido un consentimiento desinformado y que, con este actuar profesional el demandado asumió por sí sólo los riesgos de la intervención, en lugar de la paciente.

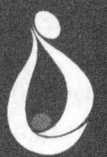

Proyecto Docente "Ágora Médica" (www.agoramedica.com)
Campus online de Medicina Materno-Fetal «Caldeyro Barcia»
Diplomado en «Demandas Judiciales en Medicina»
Módulo II. Formación Legal del Médico
Unidad 8. Conocimientos Legales Básicos

8

Conocimientos Legales Básicos

Ricardo De Lorenzo
Ricardo De Lorenzo y Aparici

ÍNDICE

INTRODUCCIÓN

El movimiento de defensa de los derechos de los pacientes ha adquirido en los últimos tiempos un auge decisivo que, con precedentes en textos internacionales y europeos —como la Declaración Universal de Derechos Humanos, de 1948, la Declaración sobre los derechos de los pacientes en Europa, promovida en 1994, o la Recomendación (97) 5, relativa a la protección de datos médicos— ha venido a adquirir fuerza jurídica vinculante a través del Convenio del Consejo de Europa, para la protección de los derechos humanos y la dignidad del ser humano, todo ello respecto de las aplicaciones de la biología y la medicina[1], suscrito el 4 de abril de 1997 y vigente en el Reino de España desde enero de 2000[2].

Nuestro ordenamiento jurídico debía, inexcusablemente, hacerse permeable a esta realidad, y a ello responde la Ley 41/2002, de 14 de noviembre, básica reguladora de la autonomía del paciente y de derechos y obligaciones en materia de información y documentación clínica, a través de la que se produce la adaptación de la previsiones que sobre información y derechos de los pacientes se contenían en la Ley 14/1986, General de Sanidad[3], a este nuevo escenario.

Es cierto que la Ley de 1986, a través de la que se da cuerpo jurídico al derecho a la salud contenido en el artículo 43 de nuestra Constitución, no permanece[4] ajena al reflejo de los derechos de los pacientes, cuyo catálogo se recoge en su artículo 10[5], pero estos derechos no contaban con el desarrollo requerido por la nueva situación del paciente en el panorama sanitario, quedando algunos aspectos, como la historia clínica, prácticamente desprovistos de regulación.

La relación médico-paciente ha experimentado un giro copernicano desde todas sus vertientes; así deja de ser una relación bipolar para dar cabida a los diversos profesionales sanitarios que intervienen en la asistencia de éste, pues hoy el ejercicio de la medicina no se entiende si no es en equipo, y especialmente en Ginecología, algo que repercute en muy diversos frentes.

Por otra parte, el paciente pasa a ser usuario de servicios sanitarios, adquiriendo así una postura activa en la que abandona su antigua posición de mero receptor de cuidados médicos. Ahora es un agente del sistema, con derecho al conocimiento de la información que le afecta y con capacidad de decisión sobre cualquier intervención sobre su salud.

Y el profesional que está inmerso en la atención de pacientes relacionadas con el diagnóstico y tratamiento prenatal, igual que debe suceder en otras especialidades de la medicina, debe poseer unos mínimos conocimientos legales relacionados con esta faceta de la medicina.

Según el Prof. Julio Cruz y Hermida[6], de la Universidad Complutense de Madrid, hay sentencias que relacionadas con leyes, nos llevan a meditar que el médico, en la actualidad no debe saber solo sobre Medicina y tecnología actualizada, sino que también ha de poner al día sus conocimientos sobre legislación, lo que, en su opinión, supone una complicación adicional al ya complicado de por sí ejercicio profesional.

Fundamentalmente, debemos conocer todo lo relacionado con los documentos legales que se deben utilizar[7], con la propiedad de la Historia Clínica, con la privacidad de los resultados, con la ley de protección de datos de las historias clínicas, con la ley del aborto legal, con las obligaciones del médico de guardia, con las diversas religiones y su implicación médica, con el proceso médico relacionado con personas menores de edad y también con discapacidades psíquicas y la ley de reproducción asistida.

La SEGO, ha publicado un Libro con todo el contenido de los Aspectos Legales en Obstetricia y Ginecología y tiene una Comisión de Bioética, cuyas publicaciones debemos conocer Igualmente el Libro del Catedrático de Derecho Civil y Magistrado Luis Martinez-Calcerrada «Derecho Médico»[8] debe ser una obra de obligada consulta para los médicos, así como las demás publicaciones de De Lorenzo[9].

Veamos algunos casos en particular, qué debemos conocer.

ENTREGA A LA PACIENTE DE MATERIAL AUDIOVISUAL

En relación con la entrega a la paciente de un DVD tras la exploración ecográfica, debemos saber que la paciente tiene derecho, conforme a lo dispuesto en la Ley 41/2002, de 14 de noviembre, Básica Reguladora de la Autonomía del Paciente y de Derechos y Obligaciones en Materia de Información y Documentación Clínica, a decidir libremente, después de recibir la información adecuada[10], entre las opciones clínicas disponibles, debiéndose tener en cuenta que, toda actuación en el ámbito de la sanidad requiere, con carácter general, el previo consentimiento —que deberá prestarse por escrito en los supuestos previstos en la ley— de los pacientes o usuarios y que dicho consentimiento debe obtenerse después de que el paciente reciba una información adecuada[11], siendo dudoso que la entrega del vídeo o DVD tras la realización del diagnóstico prenatal, pudiera equivaler a la información exigida por la ley, si se tiene en cuenta que el artículo 4.2 de la Ley Reguladora de la Autonomía del Paciente exige que dicha información se comunique al paciente de forma comprensible y adecuada a sus necesidades, por lo que resultaría necesario, para cumplir este requisito legal, que algún facultativo interpretara la ecografía e informase respecto a dicha interpretación al paciente.

Las dudas referentes a cuándo debe utilizarse la información escrita han sido resueltas tanto por la Doctrina[12] y por la Jurisprudencia, señalando que, en primer lugar, se debe insistir en que la historia clínica[13] sigue siendo el lugar físico por antonomasia para registrar los procesos de información y consentimiento, aunque los profesionales sanitarios no suelan entenderlo así.

De hecho se recomienda a dichos profesionales que adquieran el hábito de incluir en las hojas de «evolución clínica», o en la misma historia comentarios y anotaciones acerca de aquello que hablan con sus pacientes. Además de ser un signo de calidad tiene valor probatorio a efectos jurídicos.

Sin perjuicio de lo anterior, de conformidad con la Ley 41/2002, de 14 de noviembre el Consentimiento se prestará por escrito[14] en los siguientes supuestos:

a) Intervenciones Quirúrgicas.
b) Procedimientos diagnósticos y terapéuticos invasores.
c) Y en general en, aplicación de procedimientos que suponen riesgos e inconvenientes de notoria y previsible repercusión negativa sobre la salud del paciente.

PÍLDORA DEL DÍA SIGUIENTE EN ANTICONCEPCIÓN

En relación con el actual y debatido tema de la llamada «píldora del día siguiente», recomendamos la lectura de la *Guía de actuación en Anticoncepción de Emergencia*, publicación[15], avalada por la SEGO y cuyos aspectos jurídicos están a cargo de D. Ricardo De Lorenzo.

RESPONSABILIDADES DE LOS MÉDICOS RESIDENTES

Conocer las responsabilidades de los Médicos Residentes, es un punto de extraordinaria importancia, ya que en el ámbito hospitalario vamos a estar trabajando constantemente con Médico Internos y Residentes (MIR) y por lo tanto es fundamental que conozcamos la legislación vigente[16].

En España está en continuo estudio y por lo tanto lo más acertado es seguir las indicaciones que la Comisión de Docencia del Hospital o la Comisión Nacional, ha marcado en relación con la responsabilidad profesional de los MIR.

Sin perjuicio de lo expuesto resulta interesante en este punto remitirnos a la reciente resolución de la Sección 4ª de la Sala de lo Contencioso Administrativo del Tribunal Supremo de fecha 20 de Noviembre del 2012, en la que se enjuiciaba la capacidad de un residente de primer año para atender un parto, y en ese sentido la presente resolución concluía con que efectivamente dichos profesionales se encontraban plenamente capacitados para dicha asistencia todo ello de conformidad con el programa de residencia de Obstetricia y Ginecología no obstante siempre bajo la supervisión de un adjunto.

OBLIGACIÓN DE DENUNCIA

La denuncia plantea problemas rigurosamente judiciales. Por lo general se refiere a la esfera penal, pero no debe limitarse su alcance a ella porque también participa la civil, cuando se comunica a la autoridad civil algún hecho para que produzca efectos jurídicos, tal por ejemplo como la denuncia de impedimento matrimonial (art. 243, R.R.C.); de hechos no inscritos en el Registro Civil o como la falta de inscripción del nacimiento de alguna persona (arts. 94 y 95, R.R.C.) o de infracciones de los Registros (art. 63, R.R.C.); o de demora de expedientes (art. 357, R.R.C.).

Nuestros cuerpos legislativos contemplan la posibilidad de denuncias por vías especiales o extraordinarias, vías en las que entran de lleno las denuncias profesionales médicas, por cuanto el profesor en medicina, cirugía o farmacia, tuvieren conocimiento de un hecho en relación con el ejercicio de sus actividades profesionales, debe realizarlas a través de un parte, y luego pueden ser requeridos para ratificarse ante el juez.

Por ello, todo médico debe saber que estando en su puesto de trabajo, centro de salud, o servicio de urgencias, y no pudiendo abandonar el servicio, puede denunciar la amenaza, la agresión o el hecho delictivo que conoce o le refieren, ya que no es precisa su presencia en la comisaría de policía, sino que debe y puede realizar la denuncia por teléfono al Juzgado de guardia.

Asimismo la ley recoge una serie de excepciones a la obligación de denunciar, por razones de edad (menores de 16 años), parentesco, secreto profesional (abogado y procurador del procesado, eclesiásticos y ministros de cultos disidentes), jerarquía profesional o incapacitados física o moralmente (arts. 260, 261, 263, 416, 417, L.E.Cr.).

Si el que hubiere incurrido en la omisión de denunciar fuere empleado público, se pondrá además en conocimiento de su superior inmediato para los efectos que hubiera lugar en el orden administrativo (art. 262, L.E.Cr.), es decir las correspondientes sanciones si procediera.

LEY DEL ABORTO[17]

Tras la aprobación de la Ley Orgánica 2/2010, de 3 de marzo, de salud sexual y reproductiva y de la interrupción voluntaria del embarazo[18] ya se ha anunciado por el actual Ministro de Justicia D. Alberto Ruiz Gallardón, la reforma de la Ley para que se exija el consentimiento paterno en relación con los menores y su declaración de principios de que las modificaciones que se efectúen se inspirarán en la defensa del derecho a la vida según la doctrina del Tribunal Constitucional de 1985[19].

La falta de información a los padres de las menores de entre 16 y 18 años supuso unánimemente y desde el inicio de su planteamiento un rechazo frontal. En ese sentido el Dictamen del Consejo Fiscal, rechazó la falta de información a los padres de las menores, entendiendo que, la decisión adoptada por la menor resultaba «susceptible de dejar graves secuelas psicológicas», y aunque debía corresponder a la menor dicha decisión, al objeto de minimizar o erradicar las posibles secuelas futura, se debía establecer la obligación de informar a los padres, aunque sin su consentimiento. «Y el hecho fehaciente de tal conocimiento paterno —puntualizaba el texto— debe ser uno de los requisitos exigidos para que los médicos puedan practicar el aborto, en los casos permitidos por la ley». Y es precisamente este aspecto, sobre el que el actual Ministro de Justicia ha anunciado su modificación, al objeto de introducir la exigencia del consentimiento paterno, aunque en nuestra opinión podría ser el momento, para la determinación de la «mayoría de edad sanitaria» lo que significaría fijar la edad a partir de la cual el menor deviene titular del derecho a la información asistencial, la cual, aparece predeterminada en el artículo 9.3 de la Ley 41/2002, fijando una presunción de mayoría de edad a partir de los 16 años, y no una mayoría de edad sanitaria, como se viene estableciendo con carácter general equivocadamente[20].

LEY DE EXTRACCIÓN Y TRASPLANTE DE ÓRGANOS.

La Ley sobre extracción y trasplante de órganos distingue la obtención de órganos u otras piezas anatómicas de fallecidos, de los procedentes de donantes vivos.

Respecto a los primeros, la extracción puede realizarse con fines terapéuticos o científicos en el caso de que estos no hubieran dejado constancia expresa de su oposición. Las personas presumiblemente sanas que falleciesen en accidente o como consecuencia ulterior de éste, se considerarán así mismo como donantes si no consta la oposición expresa del fallecido, a cuyo efecto debe constar la autorización del Juez que instruya el sumario, que la concederá en aquellos casos en que su obtención no obstaculice la instrucción del sumario al aparecer debidamente justificadas las causas de la muerte.

De acuerdo con el Real Decreto que desarrolla esta Ley, son principios fundamentales los de voluntariedad, altruismo, gratuidad, ausencia de ánimo de lucro y anonimato, y las autoridades sanitarias deben promover la información y educación de la población en materia de donación y trasplantes, los beneficios que suponen para las personas que los necesitan, así como de las condiciones, requisitos y garantías que este procedimiento supone.

Con respecto a la obtención de órganos de donantes vivos para su ulterior implantación en otra persona requiere, por parte del donante, que sea mayor de edad y goce de plenas facultades mentales y de un estado de salud adecuado, de forma que no puede realizarse la extracción de órganos de personas que, por deficiencias psíquicas, enfermedad mental o por cualquier otra causa no puedan otorgar su consentimiento expreso, libre, consciente y desinteresado. Tampoco podrá realizarse la extracción de órganos a menores de edad ni aun con el consentimiento de los padres o tutores.

LEY DE REPRODUCCIÓN ASISTIDA

La Ley de reproducción asistida humana sólo autoriza la utilización de dichas técnicas, en mujeres mayores de edad y con plena capacidad de obrar, (de suerte que no es posible en menores o incapaces), que gocen de buen estado de salud y que hayan solicitado y prestado su consentimiento a la utilización de las técnicas libre, consciente, expresamente y por escrito.

Igualmente la Ley no solo exige la debida información sino asesoramiento sobre los distintos aspectos e indicaciones posibles, sus resultados y riesgos previsibles para la solicitante y para la descendencia y durante el embarazo y de los riesgos derivados de la edad inadecuada, lo que será extensivo a cuantas consideraciones de carácter biológico, jurídico, ético o económico se relacionen con las técnicas, reflejándose en un documento escrito uniforme.

En el caso de que la mujer esté casada se precisa además del consentimiento del marido salvo que exista sentencia firme de divorcio o de separación, o separación de hecho o de mutuo acuerdo que conste fehacientemente.

En caso de premoriencia del marido, recoge la Ley que no podrá determinarse legalmente la filiación ni reconocerse efecto o relación jurídica alguna entre el hijo nacido por la aplicación de las técnicas de reproducción y el marido fallecido a no ser que el material reproductor de éste se halle en el útero de la mujer en la fecha de la muerte del varón o bien que el marido haya prestado su consentimiento de conformidad con el artículo 6.3 de la Ley, en escritura pública, en testamento o documento de instrucciones previas, todo ello para que su material reproductor pueda ser utilizado en los 12 meses siguientes a su fallecimiento para fecundar a su mujer. Se presume, en cualquier caso otorgado el consentimiento a que se refiere el párrafo anterior cuando el cónyuge supérstite hubiera estado sometido a un proceso de reproducción asistida ya iniciado para la transferencia de preembriones constituidos con anterioridad al fallecimiento del marido.

La Ley de utilización de embriones y fetos humanos, requiere que los donantes otorguen su consentimiento previo, libre, expresa y conscientemente y por escrito y, si son menores no emancipados o están incapacitados, además, el consentimiento de sus representantes legales.

También el consentimiento informado del receptor debe constar documentalmente, firmado por el médico que efectúe el implante, por el que informó al receptor o por este mismo o sus representantes. Los documentos de consentimiento informado deben quedar registrados en la historia clínica.

En materia de ensayos clínicos, únicamente se permiten en mujeres gestantes o en periodo de lactancia cuando el Comité ético de investigación clínica concluya que no supone ningún riesgo previsible para la salud ni para la del feto o niño y que se obtendrá conocimientos útiles y relevantes sobre el embarazo y la lactancia. En menores de edad incapaces o en personas con capacidad disminuida para dar el consentimiento sólo pueden realizarse ensayos de interés para su salud particular cuando no puedan ser efectuados en sujetos no afectados por estas condiciones especiales, debido a que la patología en estudio sea propia de aquéllos.

El artículo 156 del Código Penal también establece que el consentimiento válido, libre, consciente y expresamente emitido exime de responsabilidad penal en los supuestos de trasplante de órganos efectuados con arreglo a lo dispuesto en la Ley, esterilizaciones y cirugía transexual[21] realizada por facultativos, salvo que el consentimiento se haya obtenido viciadamente o mediante precio de recompensa, o el otorgante sea menor o incapaz, en cuyo caso no es válido el prestado por éste, ni por sus representantes legales.

Debe recordarse que la mayoría de edad sanitaria en España es coincidente con la mayoría de edad civil (a partir de los 18 años), a diferencia de lo que ocurre en Francia donde «la mayoría médica», suele fijarse doctrinalmente en los 15 años de edad, o el Acta sobre Derecho de Familia Inglesa que la sitúa en los 16 años distinguiendo además, según las características de la intervención médica.

La confusión entre mayoría de edad sanitaria en nuestro ordenamiento, tiene su origen en la utilización de la específica regulación que para el consentimiento informado se contempla en el artículo 9.3 de la Ley 41/2002, de 14 de noviembre, donde se regula el llamado «consentimiento por representación» y donde se establece la necesidad de recabar el consentimiento de los menores emancipados y los menores con dieciséis años cumplidos».

No obstante y a diferencia de lo que sucede con el consentimiento, en la regulación del derecho a la información contenida en los artículos 4 a 6 de la Ley 41/2002, no se recoge en ninguno de los citados artículos, referencia alguna al paciente menor de edad.

Ello nos permite distinguir entre el paciente menor de edad (no emancipados menores de dieciséis años) y el paciente menor maduro (menor emancipado o mayor de dieciséis años).

De la regulación legal contenida en la Ley 41/2002, con respecto al consentimiento informado de los menores, cabe destacar la idea de que, con anterioridad a la mayoría de edad, el menor puede realizar determinados actos, básicamente relacionados con los derechos de la personalidad, sin el consentimiento de su representante legal, siempre que sus condiciones de madurez se lo permitan.

Por lo que en nuestro país solo existe la presunción de mayoría de edad a partir de los dieciséis años, en la que el menor deviene titular del derecho a la información asistencial, la cual, aparece predeterminada en el artículo 9. 3 de dicha Ley, y no una mayoría de edad sanitaria, como se viene estableciendo con carácter general equivocadamente.

REVELACIÓN DE SECRETOS

En lo que afecta a la revelación de secretos, para que los médicos no incurran en dicho tipo delictivo, es recomendable que se advierta que no accedan a los datos sanitarios de los pacientes e incluso compañeros sin estar autorizados —es decir si no tienen a su cargo directamente al paciente en el momento del acceso— y que eviten la revelación a terceros de dichos datos sanitarios.

Citamos al respecto Sentencia de fecha 11 de Febrero del 2009 dictada por la Sección 1ª de la Audiencia Provincial de Palma de Mallorca en la que condenaba a un médico del Ib-Salut a 3 años y 3 meses de prisión, 9 años de inhabilitación, multa de 21 meses a razón de seis euros diarios y una indemnización de 1.200 euros por daño moral.

Pues bien, sorprendentemente los hechos que han llevado a la Sala a la imposición de semejante condena no responden a una negligencia médica ni a una mala praxis en la actuación del médico, sino a un incumplimiento de la Ley Orgánica de Protección de Datos. En concreto, se trató de un caso en el que un médico accedió en dos ocasiones a la historia clínica de un compañero sin su consentimiento, para conocer quién era su médico de cabecera al creer que padecía problemas psicológicos, sin que hubiera quedado acreditado que hubiera accedido a otros datos de la historia clínica.

El cumplimiento de la normativa de protección de datos y la concienciación del personal sanitario es fundamental porque como refleja esta durísima sentencia la Ley Orgánica de Protección de Datos, conocida por la elevada cuantía de las multas también puede derivar en la imposición de penas de cárcel y es que en este caso, la sala entendió que el médico aprovechó su condición de funcionario público para acceder de forma irregular a datos de carácter personal, incurriendo en el delito tipificado en el art. 198 del Código Penal.

En este caso nos encontramos con dos aspectos relevantes desde el punto de vista de la normativa de protección de datos y que deben ser valorados. En primer lugar, el dato que refleja la identidad del médico de cabecera es un dato de carácter personal. No hay que olvidar que se define dato de carácter personal como «cualquier información concerniente a personas físicas identificadas o identificables» y que el Tribunal Constitucional ha manifestado que no se refiere exclusivamente a los datos íntimos, por lo que los datos que en principio podríamos entender que son «públicos» por estar, como en este caso, re-

flejado en nuestra tarjeta sanitaria, también quedan sometidos a la normativa de protección de datos.

Por otro lado, se ha producido un acceso injustificado a datos de carácter personal dado que no existía ningún tipo de autorización ni vinculación entre las partes como pudiera ser una relación asistencial que habría facultado al médico para acceder a los datos de su paciente.

No es la única resolución que impone una pena de prisión a un profesional sanitario por un hecho parecido, nos remitimos a la Sentencia de la Audiencia Provincial de Teruel de fecha 27 de Mayo del 2005 que condeno a un médico de la localidad de escucha a una pena de prisión de dos años e inhabilitación de uno por acceder al historial clínico de uno de sus pacientes, conociendo por este medio que el mismo había sido ingresado en un Hospital de Zaragoza por un problema de alcoholismo, todo ello sin su autorización, para posteriormente revelar dicha información durante unas campañas electorales en la que denunciante y denunciado eran oponente.

Aunque en la mayoría de las ocasiones estas reclamaciones se interponen ante la Agencia Española de Protección de Datos y se tramitan por la vía administrativa, no se puede ignorar que en el Código Penal se tipifica el delito de descubrimiento y revelación de secretos con el agravante de que el sujeto activo sea un funcionario público con pena de prisión e inhabilitación absoluta.

Para evitar la revelación ilegal a terceros de los datos sanitarios de un paciente se recomienda que la información sanitaria se proporcione siempre directamente al mismo[22], puesto que, con arreglo a lo dispuesto en el artículo 5 de la Ley Básica Reguladora de la Autonomía del Paciente[23] en circunstancias normales el paciente es el único que puede acceder a sus datos sanitarios. Solamente en el caso de que el paciente lo permita de manera expresa o tácita podría hacerse entrega de dichos datos sanitarios a terceras personas (familiares o personas vinculadas de hecho al paciente), pero en este caso, y para evitar la producción de consecuencias jurídicas con respecto a qué se entiende por «autorización tácita», sería aconsejable que se recabe la autorización expresa del paciente para la entrega de sus datos sanitarios a sus familiares o personas a él vinculadas de hecho, así como la acreditación de la relación de parentesco que vincula al familiar o persona unida de hecho con el paciente (libro de familia si se trata de un menor), o un poder especial otorgado al efecto (para el caso de que el solicitante de los datos sanitarios sea el abogado del paciente, por ejemplo).

Un ejemplo es el incremento que se ha producido en el número de peticiones de copias de historias clínicas por parte de los pacientes, petición que se formula a través del derecho de acceso reconocido en la Ley Orgánica 15/1999, de Protección de Datos de Carácter Personal (LOPD) y la Ley 41/2002, de 14 de noviembre, básica reguladora de la autonomía del paciente y de derechos y obligaciones en materia de información y documentación clínica.

En el ejercicio de este derecho se han observado conflictos en el caso de padres que solicitan la copia de la historia clínica de su hijo menor de edad. Lo que en principio podría parecer un absurdo, no es tal cuando profundizamos un poco en la normativa vigente.

Así, el art. 13 del Real Decreto 1720/2007, de 21 de diciembre, por el que se aprueba el Reglamento de desarrollo de la LOPD establece la edad de 14 años como edad a partir de la cual podrán tratarse los datos de los menores con su consentimiento, siendo necesario el consentimiento de los padres o tutores cuando se trate de niños menores de 14 años.

Sin embargo, la Ley de Autonomía del Paciente considera los 16 años como la edad suficiente para que los menores, no incapacitados, puedan prestar consentimiento para cualquier actuación en el ámbito de su salud, salvo que se trate de actuaciones que comporten un riesgo grave en cuyo caso se informará a los padres o tutores.

Por tanto, nos encontramos ante una situación en la que la normativa general de protección de datos establece los 14 años mientras que la legislación más específica de salud establece los 16 años. Ante la inseguridad jurídica que este hecho puede producir, consideramos que la Agencia Española de Protección de Datos no ha aportado suficiente clari-

dad porque si bien se ha manifestado en contra de entregar copia de la historia clínica a los padres de un menor de 17 años, en otra ocasión ha manifestado que «disponer de la información sanitaria de los hijos es fundamental para poder velar adecuadamente por la salud de los mismos, por ello, entendemos que el Código Civil habilita la cesión de la información sanitaria a quienes ostentes la patria potestad».

Ante esta incertidumbre jurídica, nuestra recomendación es atender la edad de 16 años, entendiendo que los padres con hijos menores de esta edad tendrán en todo caso derecho a acceder a la historia clínica de los mismos. Sin embargo, cuando se trata de mayores de 16 años, la entrega de una historia clínica a sus padres exige que el paciente le haya conferido previamente la debida representación para ello. No obstante, debe recordarse que los padres podrán acceder a la historia clínica de los menores cuando se trate de temas de salud importantes, lo que en todo caso se justificará al tener los padres la patria potestad sobre sus hijos.

Se debe velar por la confidencialidad y por el respeto y cumplimiento de la normativa de protección de datos, pero sin olvidar que la patria potestad es una institución reconocida por el Código Civil, que implica velar por sus hijos, tenerlos en su compañía, alimentarlos, educarlos y procurarles una formación integral, para lo que es necesario tener una información suficiente y completa sobre los mismos.

No olvidemos nunca que, para un juez, la «ignorancia de la Ley, no exime de su cumplimiento».

EL DERECHO A LA INTIMIDAD

La Ley 41/2002, de 14 de Noviembre[24] regula el derecho a la intimidad, disponiendo al efecto que: «Toda persona tiene derecho a que se respete el carácter confidencial de los datos referentes a su salud, y a que nadie pueda acceder a ellos sin previa autorización amparada por la Ley.

Los centros sanitarios adoptarán las medidas oportunas para garantizar los derechos a que se refiere el apartado anterior y elaborarán, cuando proceda, las normas y los procedimientos protocolizados que garanticen el acceso legal a los datos de los pacientes».

El derecho a la intimidad de los datos sanitarios aparece, pues, reforzado en la Ley de Derechos de los Pacientes, siendo de destacar al efecto que dicha Ley no deroga lo dispuesto al efecto en la Ley General de Sanidad[25] que reconoce como derecho de los pacientes «la confidencialidad de toda la información relacionada con su proceso y con su estancia en instituciones sanitarias públicas y privadas que colaboren con el sistema público».

La información, de la índole que sea, se ha convertido en un bien jurídico de extraordinario valor. No sólo mueve intereses económicos importantes sino que, también, constituye un elemento imprescindible para el desarrollo de múltiples iniciativas públicas y privadas[26].

Son muchos los intereses en juego en la información como motor de las sociedades avanzadas. Los Estados, las asociaciones, las empresas cumplen mejor sus funciones en la medida en que dispones de grandes volúmenes de información. El conocimiento en general y el científico en particular, exigen hoy día el procesamiento, el acceso y valoración de fuentes de información múltiples y diversas.

Por ello resulta difícil el establecimiento de una política que limite o condiciones el acceso a la información. La sociedad, para su desarrollo, tal y como está concebida hoy día demanda datos y más datos. Muchos de estos datos, informes o noticias se proyectan o inciden en la esfera de los bienes de la personalidad de los ciudadanos, la intimidad personal y familiar, último reducto de la «privacidad», de lo «propio», frente a los demás, la cual se puede ver afectada por una sociedad que, en su actual estructura, demanda y consume información[27].

La información, de todo tipo, incluso la que revela aspectos íntimos de la personalidad, se ha convertido en un bien de consumo; hay una auténtica demanda social de información; se comprende, pues, que una sociedad democrática en que el Estado, calificado de social, asume una posición beligerante en la defensa de los derechos de la persona, no pueda permanecer ajeno a esta tensión dialéctica entre consumo de información y defensa de la personalidad.

El ámbito de la defensa que el artículo 18 de la Constitución hace de los derechos de los ciudadanos alcanza prácticamente a todos los derechos calificados como fundamentales por la Sección Primera del Capítulo Segundo del Título Primero de la Constitución[28].

Efectivamente, la Constitución, en su artículo 18, apartados 1 y 4, no sólo no se compromete expresamente con la defensa del honor y la intimidad personal y familiar de los ciudadanos, sino que invoca como zona protegida del abuso informático el pleno ejercicio de sus derechos.

Puede señalarse, también que, al reconocer la información y el secreto profesional de los informadores correspondientes[29] y que, si bien dicho secreto tiene un carácter distinto al secreto profesional médico, sin embargo establece que dicha libertad informativa tiene como límites el derecho a la intimidad y a la propia imagen.

Pero, además del texto constitucional, el derecho a la intimidad se halla protegido también por tratados o acuerdos internacionales ratificados por España. La importancia de su estudio deriva de dos órdenes de consideraciones: en primer lugar, porque los tratados internacionales válidamente celebrados, una vez publicados oficialmente en España, forman parte del ordenamiento jurídico interno[30]. En segundo lugar, porque las normas relativas a los derechos fundamentales y a las libertades que la Constitución reconoce (entre tales derechos también el derecho a la intimidad) se interpretan de conformidad con la Declaración Universal de Derechos Humanos y los tratados y acuerdos internacionales sobre las mismas materias ratificados por España.

OBJECIÓN DE CONCIENCIA

Es un hecho notorio que la prestación de la asistencia sanitaria afecta, por definición, a la salud e integridad física de las personas atendidas —e incluso a su propia vida— pero no es menos conocido que la dispensación de las prestaciones sanitarias incide sobre otros derechos fundamentales de los pacientes como acontece con la libertad ideológica y religiosa, bastando señalar al efecto los no infrecuentes supuestos en los que se plantean conflictos entre la libertad personal de los pacientes y la protección de su salud o su vida; o el derecho a la intimidad personal de los pacientes.

Pero también puede afectar la dispensación de las prestaciones sanitarias a los derechos fundamentales de terceras personas (reproducción asistida, aborto, etc.) o, al propio personal sanitario, como sucede en el caso de la objeción de conciencia.

En ese sentido resultan frecuentes en el ámbito sanitario las situaciones que son problemáticas desde el punto de vista de la Ética[31], y también desde el punto de vista del Derecho[32], e incluso situaciones en las que entran en conflicto diferentes derechos fundamentales de las personas afectadas por la relación médico-paciente, y de ahí que haya un espacio muy importante en dichas relaciones para las regulaciones deontológicas y para el tratamiento normativo específico de determinadas actuaciones (extracción y trasplante de órganos, ensayos clínicos, reproducción humana asistida, esterilización), tratamiento normativo completo éste del que, ya se adelanta, se encuentra huérfano de regulación sobre la objeción de conciencia.

No ha pasado mucho tiempo sin que se haya hecho realidad lo que tanto habíamos demandado sobre, la necesidad de la promulgación de una Ley de rango suficiente, que, a nuestro juicio, debería ser una Ley Orgánica por así establecerlo expresamente el artículo 81 de la Constitución, al señalar que las leyes relativas al desarrollo de «derechos fundamentales y libertades públicas» deben ser orgánicas, es decir, aprobadas por la mayoría absoluta en el Congreso.

Y habida cuenta de que, ya se conceptúe la objeción de conciencia como un derecho fundamental o, ya se considere la misma como un derecho constitucional conectado con el artículo 16 de la Constitución, los derechos fundamentales potencialmente afectados harían necesaria dicha norma legal, que regule la objeción de conciencia, debiendo llamar nuevamente la atención sobre la situación existente al respecto en el derecho comparado, en el que

prácticamente todos los Estados de nuestro entorno han regulado legalmente su ejercicio en aras de la seguridad y de la certeza jurídica.

No puede obviarse, y así se ha puesto de manifiesto por la clase política[33,34], que existen recelos ante cualquier fenómeno de objeción de conciencia y, máxime, si se tiene en cuenta que la modalidad de objeción más famosa fue la objeción al servicio militar y la misma, a tenor de las normas legales que la han desarrollado[35] no puede ser considerada como una genuina objeción de conciencia en la mayoría de las situaciones que prevé la misma, hecho éste que ha calado en la conciencia social de tal forma que, por influencia de la misma, la objeción de conciencia en general ha sido equiparada al decir de algunos a desorden, asunción de comportamientos interesados que pretenden eludir las obligaciones jurídicas, etc.

No es este el sentido, sino por el contrario muy distinto, de la objeción de conciencia de los profesionales sanitarios, ínsita desde el origen de la profesión médica en los Juramentos y las normas éticas o deontológicas, a los cuales su conciencia le repugna la práctica de un determinado tratamiento, como sucede por ejemplo con la eutanasia o el aborto, y en cuyo caso no late en el fondo la voluntad de eludir el cumplimiento de la obligación jurídica, o no se constata la existencia de egoísmos personales o intereses profesionales económicos encubiertos, sino que, al contrario, el profesional sanitario que objeta debe hacer públicas sus más íntimas convicciones ideológicas o religiosas, poniendo al descubierto su conflicto de conciencia en el ámbito profesional que le está reclamando la prestación de una asistencia sanitaria concreta y determinada[36].

La complejidad de las decisiones en un ámbito como el sanitario, las importantes consecuencias jurídicas, la falta de acuerdo entre los juristas y por tanto la ambigüedad e inseguridad que se deriva de ello, las especificidades de la objeción de conciencia en el ámbito sanitario con respecto a otros ámbitos, así como la multiplicidad de actos médicos cuyas implicaciones pueden afectar a la libertad de conciencia de los profesionales sanitarios, nos hacen reafirmarnos en petición de una deseable ley general reguladora de la objeción de conciencia en el ámbito sanitario reconociéndose de forma clara y precisa la objeción de conciencia al aborto, así como la forma en que la misma pueda ser ejercida y sus requisitos y ello para garantizar la seguridad jurídica de los profesionales sanitarios que intervendrán en dichos actos clínicos, pues mal puede predicarse que la futura ley tiene como objetivo la garantía de la seguridad jurídica de las pacientes que se acojan a los plazos establecidos en la misma y que, por el contrario, se niegue a los profesionales sanitarios cuyas convicciones ideológicas, morales o religiosas choquen con dicha práctica médica la misma seguridad jurídica que se garantiza a las pacientes, por falta de regulación de la objeción de conciencia.

Situaciones como la planteada en Málaga en la que la titular del Juzgado de lo Contencioso-Administrativo número 1 ha autorizado de forma cautelar a un médico de atención primaria de Antequera a invocar motivos morales para no asesorar y derivar a las mujeres al especialista, dejando sin efecto con carácter provisional en un auto una instrucción del Servicio Andaluz de Salud (SAS) en la que se advertía de que la objeción solo amparaba al personal sanitario directamente implicado en el aborto, en sentido literalmente opuesto al del titular del Juzgado nº 3, también de Málaga, quien a su vez había rechazado la misma petición de otro médico de atención primaria igualmente de Antequera fijando la obligación de informar y derivar a las mujeres pone bien a las claras la necesidad de seguridad jurídica de pacientes y profesionales sanitarios.

La presencia —o su negación— de la objeción de conciencia en los ordenamientos jurídicos contemporáneos presenta muchas más dificultades que las meramente derivadas de la comprobación de si el legislador ordinario las acepta, las rechaza, o guarda silencio sobre ella. Dificultades que se acrecientan cuando nuestras sociedades se hacen progresivamente más heterogéneas, plurales y multiculturales. No resuelve el problema el mero hecho de verificar hasta qué punto la objeción se ha incluido en una determinada ley ya dada. Si, con acierto, se ha podido afirmar que los derechos fundamentales no son creados por la Constitución, en cuanto su contenido es anterior a ésta, aunque sea el poder constituyente quien los positiviza en un texto, algo análogo habrá de afirmarse con la objeción de conciencia, incluso en el supuesto hipotético de que se admitiera que no ostenta la condición de derecho fundamental.

No parece defendible, con carácter general, indeterminado e incondicionado, que los individuos tengan el derecho a incumplir cualquier derecho legal bajo el pretexto o el motivo de que va en contra de sus propias creencias o convicciones.

Pero la afirmación anterior no obsta para que, en la mayor parte de los ordenamientos jurídicos democráticos, se reconozca un ámbito garantizado de libertad de conciencia, máxime si las razones de conciencia se hallan revestidas de los requisitos de seriedad exigibles al caso; ámbito éste que puede y debe ser examinado desde el prisma del Derecho cuando se hayan de enjuiciar decisiones personales que, sobre la base de aquella libertad, pretendan incumplir algún deber impuesto por la Ley.

LA PROTECCIÓN DE DATOS EN EL ÁMBITO SANITARIO

La Ley Orgánica de Protección de Datos (LOPD)[37] parte del reconocimiento de la facultad de las instituciones y centros sanitarios, públicos y privados y de sus profesionales de proceder al tratamiento de los datos relativos a la salud de las personas que a ellos acudan o hayan de ser tratadas en los mismos. Este tratamiento implica que los profesionales sanitarios que lo lleven a cabo queden sujetos, además de a la regulación general en materia de protección de datos, a una serie de especialidades, sin olvidar la legislación estatal[38] y autonómica sobre sanidad.

Los datos de carácter sanitario, por sus peculiares características, son susceptibles de generar perjuicios de especial gravedad en los derechos de las personas. Ello ha llevado a su consideración como datos especialmente protegidos[39] y a la articulación, en torno a los mismos, de unas previsiones más estrictas, tanto en su recogida y tratamiento, como en las medidas de seguridad aplicables a los ficheros que los contienen.

En definitiva, el tratamiento de datos sanitarios se encuentra sujeto a unas previsiones especialmente rigurosas, cuyo fin se centra en la garantía y preservación de los derechos de los titulares de estos datos.

Antes de pasar a definir el término de «dato médico», resulta inevitable hacer referencia a la definición de dato de carácter personal, tal y como se ha recogido en la LOPD[40]: «*cualquier información concerniente a personas físicas identificadas o identificables*».

En relación con el dato médico, no existía en nuestro ordenamiento jurídico interno ninguna norma en la que el legislador hubiera incluido su definición.

Ante esta laguna, se debía acudir al apartado 45 de la Memoria Explicativa del Convenio 108 del Consejo Europeo en la que se consideraba que el concepto de datos de carácter personal relativos a la salud abarcaba las informaciones concernientes a la salud, pasada, presente y futura, física o mental, de un individuo, pudiendo tratarse de informaciones sobre un individuo de buena salud, enfermo o fallecido; añadiendo que debía entenderse que estos datos comprendían, igualmente, las informaciones relativa al abuso del alcohol o al consumo de drogas.

El único texto que hasta el momento aportaba una definición de dato médico era la Recomendación N°. R (97) 5, del Consejo de Europa, referente a la protección de datos médicos, que atribuía tal consideración a «*todos los datos de carácter personal relativos a la salud de la persona y que afecta, igualmente, a datos relacionados con la salud, de forma manifiesta y estrecha, así como con las informaciones genéticas*».

Es con el Real Decreto 1720/2007, de 21 de diciembre, por el que se aprueba el Reglamento de Desarrollo de la Ley Orgánica 15/1999, de 13 de diciembre de Protección de Datos de carácter personal, que se complementa la definición dada por la LOPD al redactar en su artículo 5 g) como dato de carácter personal relacionado con la salud «*las informaciones concernientes a la salud pasada, presente y futura, física o mental de un individuo. En particular, se consideran datos relacionados con la salud de las personas los referidos a su porcentaje de discapacidad y a su información genética*».

Asimismo, el Reglamento que desarrolla la propia LOPD, incluye una relación de definiciones que resultan clarificadoras para la comprensión del texto legal en los términos que se expresa y serán, igualmente, de utilidad para la comprensión de las obligaciones que en materia de protección de datos son objeto de este capítulo.

Entre ellas se han seleccionado las que resultan más importantes para la materia que aquí se abordará.

- *Fichero*: todo conjunto organizado de datos de carácter personal, cualquiera que fuere la forma o modalidad de su creación, almacenamiento, organización y acceso.
- *Tratamiento de datos*: operaciones y procedimientos técnicos de carácter automatizado o no, que permitan la recogida, grabación, conservación, elaboración, modificación, bloqueo y cancelación, así como las cesiones de datos que resulten de comunicaciones, consultas, interconexiones y transferencias.
- *Responsable del fichero o tratamiento*: persona física o jurídica, de naturaleza pública o privada, u órgano administrativo, que decida sobre la finalidad, contenido y uso del tratamiento.
- *Afectado o interesado*: persona física titular de los datos que sean objeto del tratamiento de datos.
- *Encargado del tratamiento*: la persona física o jurídica, autoridad pública, servicio o cualquier otro organismo que, solo o conjuntamente con otros, trate datos personales por cuenta del responsable del tratamiento.
- *Consentimiento del interesado*: toda manifestación de voluntad, libre, inequívoca, específica e informada, mediante la que el interesado consienta el tratamiento de datos personales que le conciernen.
- *Cesión o comunicación de datos*: toda revelación de datos realizada a una persona distinta del interesado.

Es importante acercarse, desde un primer momento, a la práctica habitual, en la que, dadas las características del médico ginecólogo, resulta más frecuente que ejerza su labor en un centro asistencial, frente a la práctica de la profesión de forma autónoma y por cuenta propia. En cada uno de ellos las obligaciones que se derivan de la regulación vigente en materia de protección de datos no son coincidentes.

En el segundo de los supuestos —ejercicio de la profesión de forma autónoma y por cuenta propia—, el profesional ostenta la condición de responsable del fichero o tratamiento, atendiendo a la definición ya recogida, lo que le convierte en responsable del cumplimiento de las obligaciones del mismo que se detallarán más adelante. Sin embargo, en el supuesto más habitual —ejercicio de su labor en un centro asistencial—, su condición es la de usuario de los datos, esto es, persona autorizada por el responsable del fichero para que, en cumplimiento de sus funciones, acceda a datos de carácter personal. En este caso, no recaen sobre él las responsabilidades derivadas de su tratamiento, sin perjuicio de las que le pueda exigir el responsable por no cumplir con las instrucciones emitidas por el propio centro en relación con el tratamiento de datos personales o la mala utilización de éstos y la iniciación de actuaciones disciplinarias, a propuesta del Director de la Agencia Española de Protección de Datos.

Es conveniente indicar, ya desde este momento, la obligación del responsable del fichero de formar a los usuarios en materia de protección de datos, así como de poner a su disposición el documento de medidas de seguridad, a través del cual podrán conocer la política de seguridad del centro, resultando de obligado cumplimiento para todo el personal con acceso a datos y a los sistemas de información.

La figura de responsable del fichero resulta de vital importancia para el cumplimiento de la normativa de protección de datos, dado que el responsable lo será de que todo el personal asistencial conozca las obligaciones que conlleva el tratamiento, aun en aquellos casos en que es simplemente un usuario de la información. Para una mayor claridad, debe hacerse una clasificación en función de tres momentos muy diferenciados en el tratamiento de los datos:

Con carácter previo a la creación del fichero

En relación con los ficheros de titularidad privada y, en atención a lo dispuesto en el artículo 26 de la LOPD, «*toda persona o entidad que proceda a la creación de ficheros de datos de carácter personal lo notificará previamente a la Agencia Española de Protección de Datos de Carácter Personal*». Sin embargo, respecto de los ficheros de titularidad pública, de su artículo 20.1 se desprende que «*la creación, modificación o supresión de los ficheros de las Administraciones públicas sólo podrán hacerse por medio de disposición general publicada en el Boletín Oficial del Estado o Diario oficial correspondiente*».

Con carácter previo a la recogida de los datos

Es conveniente aclarar que los datos médicos, únicamente, deben ser recogidos y procesados por profesionales sanitarios o individuos u órganos que trabajen en representación de los mismos.

Calidad de los datos

Sólo se podrán recoger y tratar datos de carácter personal que sean adecuados, pertinentes y no excesivos en relación con el ámbito y las finalidades para las que son recabados.

Es importante aclarar en relación con la historia clínica que, si bien es un instrumento destinado, fundamentalmente, a garantizar una asistencia adecuada al paciente, es necesario utilizar parte de los datos contenidos en la misma para otros usos, tales como la gestión y la administración de los centros sanitarios.

Información al interesado

Cuando los interesados proporcionen sus datos de carácter personal, deberán ser informados de modo expreso, preciso e inequívoco, de los requisitos exigidos en la LOPD, tales como existencia de un fichero o tratamiento de datos de carácter personal, finalidad para la que son recogidos y posibilidad de ejercitar los derechos de acceso, rectificación, cancelación y oposición.

Consentimiento inequívoco del afectado

Con carácter general, el tratamiento de los datos de carácter personal requerirá el consentimiento inequívoco del afectado, exigiéndose, además, en relación con los relativos a la salud que sea expreso. Sin embargo, cuando dicho tratamiento resulte necesario para la prevención o el diagnóstico médicos, la prestación de servicios sanitarios o la gestión de los mismos, no se precisará dicho consentimiento, siempre que el tratamiento se realice por un profesional sanitario sujeto al secreto profesional o por otra persona sujeta asimismo a una obligación equivalente de secreto.

Una vez recogidos los datos

Calidad de los datos

Los datos de carácter personal, únicamente, podrán ser recogidos y tratados, cuando sean adecuados, pertinentes y no excesivos en relación con la finalidad para la que se obtuvieron sin que puedan utilizarse para finalidades incompatibles con ésta. Igualmente, la LOPD establece que, para garantizar la calidad de los datos, éstos han de ser siempre exactos y puestos al día, de manera que respondan con veracidad a la situación actual de su titular. De este modo, cuando los datos son inexactos o incompletos tienen que ser rectificarlos, sustituyéndose por los actuales o completándose.

En relación con la documentación clínica, el artículo 17.1 de la Ley 41/2002, recoge la obligación de conservarla, como mínimo, cinco años contados desde la fecha de alta de cada proceso asistencial, de lo que no debe deducir el profesional, que una

vez finalizado este plazo ya no existe motivo para la conservación de las historias clínicas de sus pacientes ya que ésta se encuentra íntimamente relacionada con la posibilidad de que el paciente pueda exigir responsabilidad derivada de sus actuaciones.

En función de que nos encontremos ante una obligación contractual o extracontractual el plazo de prescripción de la acción no será el mismo. En el premier caso, se estable un plazo de quince años desde el día en que pudo ejercitarse —artículos 1964 y 1969 Código Civil—, sin embargo, en el caso de las obligaciones extracontractuales, nos encontramos ante un criterio que puede llevar en la práctica a variaciones respecto del momento de ejercicio de la acción, al comenzar el cómputo desde que el agraviado tuvo conocimiento del daño —artículo 1968.2 Código Civil—, pongamos el supuesto de daños neurológicos del recién nacido durante el parto, en tal supuesto el computo del plazo se iniciara desde la estabilización de las secuelas del menor.

Del mismo modo, la documentación clínica se conservará a efectos judiciales de conformidad con la legislación vigente y cuando existan razones epidemiológicas, de investigación o de organización y funcionamiento del Sistema Nacional de Salud. En estos casos, los datos deben ser tratados, en la medida de lo posible, de forma que se evite la identificación de las personas afectadas.

Una vez que los datos hayan dejado de ser necesarios o pertinentes para la finalidad para la que se obtuvieron, deben ser cancelados; no pudiendo conservarse de forma que permitan la identificación de su titular.

Derechos de acceso, rectificación y cancelación. Derechos ARCO

El responsable del tratamiento tiene la obligación de hacer efectivos estos derechos de los interesados, en los términos establecidos en la legislación vigente en materia de protección de datos.

El artículo 18 de la Ley 41/2002, reconoce a los pacientes el derecho de acceso a su historia clínica, la documentación de la historia clínica y a obtener copia de los datos que consten en ella que, podrá ejercitarse por representación debidamente acreditada. Sin embargo, establece como límites al ejercicio de este derecho el perjuicio del derecho de terceras personas a la confidencialidad de los datos que constan en ella recogidos en interés terapéutico del paciente y el perjuicio de los profesionales que participan en su elaboración, confiándoles la posibilidad de reserva de sus anotaciones subjetivas.

Corresponde a los centros sanitarios regular el procedimiento que garantice la observancia de este derecho.

Deber de secreto

El responsable del fichero y quienes intervengan en cualquier fase del tratamiento de los datos de carácter personal, están obligados al secreto profesional respecto de los mismos y al deber de guardarlos, aun después de finalizar sus relaciones con el titular o responsable del fichero. Como podemos observar esta obligación afecta de forma directa a los usuarios de los datos.

La Ley 41/2002, estable este deber de forma específica para los profesionales sanitarios, recogiéndolo en sus artículos 2.7, en el que fija la obligación para guardar la reserva debida de cualquier persona que elabore o tenga acceso a la información y la documentación clínica y 16.6, en el que se constata el deber de secreto al que queda sujeto el personal que accede a los datos de la historia clínica en el ejercicio de sus funciones.

Obtención de consentimiento para las cesiones

Como norma general, los datos sólo podrán ser cedidos o comunicados a un tercero para el cumplimiento de fines directamente relacionados con las funciones legítimas de cedente y cesionario, con el previo consentimiento del titular de los datos. Sin embargo, no se requiere este consentimiento cuando la cesión de los datos relativos a la salud sea necesaria para solucionar una urgencia o realizar estudios epidemiológicos.

Regulación de los accesos a datos por terceras personas ajenas al centro asistencial

Este acceso no se debe confundir con la cesión de datos. Nos referimos en este momento al acceso a datos por parte de un tercero cuando dicho acceso sea necesario para la prestación de un servicio al responsable del fichero. En este caso, no sería necesario el consentimiento de los titulares de los datos pero la relación entre el responsable del fichero y el tercero que accede tendría que regularse en un contrato, cuyo contenido mínimo ha sido establecido por la propia LOPD.

Seguridad de los datos

En función de lo establecido en el artículo 14 de la Ley 41/2002[41], cada centro archivará las historias clínicas de sus pacientes, cualquiera que sea el soporte papel, audiovisual, informático o de otro tipo en el que consten, de manera que queden garantizadas su seguridad, su correcta conservación y la recuperación de la información.

Las Administraciones Sanitarias establecerán mecanismos que garanticen la autenticidad del contenido de la historia clínica y de los cambios operados en ella, así como su reproducción futura.

La Ley atribuye a las Comunidades Autónomas la competencia para aprobar las disposiciones necesarias para que los centros sanitarios puedan adoptar las medidas técnicas y organizativas adecuadas para archivar y proteger las historias clínicas y evitar su destrucción o su pérdida accidental.

En aras a garantizar el derecho a la intimidad de las personas, que se traduce en el ámbito sanitario en el respeto del carácter confidencial de los datos referentes a su salud y a que nadie pueda acceder a ellos sin previa autorización amparada por Ley, los centros sanitarios deben adoptar las medidas oportunas y elaborar, cuando proceda, las normas y los procedimientos protocolizados que garanticen el acceso legal a los datos de los pacientes[42].

La Ley 41/2002, regula en su artículo 17, la conservación de la documentación clínica, dejando en manos de los centros sanitarios y los profesionales que desarrollan su actividad la responsabilidad de su custodia, sin perjuicio de que los profesionales sanitarios tienen el deber de cooperar en la creación y el mantenimiento de una documentación clínica ordenada y secuencial del proceso asistencial de los pacientes.

En esta Norma el legislador ha querido recoger, de forma expresa, la aplicación a la documentación clínica de las medidas técnicas de seguridad establecidas en la legislación reguladora de la protección de datos. En atención a lo dispuesto en el artículo 9.1 de la LOPD el responsable del fichero deberá adoptar las medidas de índole técnica y organizativas necesarias para garantizar la seguridad de los datos de carácter personal y evitar su alteración, pérdida, tratamiento o acceso no autorizado, sin que puedan registrarse datos de carácter personal en ficheros que no reúnan las condiciones que se determinen por vía reglamentaria, con respecto a su integridad y seguridad y a las de los centros de tratamiento, locales, equipos, sistemas y programas. Si bien la responsabilidad de la implantación y cumplimiento de estas medidas corresponden al responsable del fichero, muchas de ellas afectan directamente a los usuarios de los datos y a todas aquellas personas que intervienen en su tratamiento.

Las medidas de seguridad aplicables tanto a los ficheros automatizados o informatizados, como a los ficheros manuales, se encuentran reguladas en el Real Decreto 1720/2007, de 21 de diciembre, por el que se aprueba, el Reglamento de Desarrollo de la Ley Orgánica 15/1999, de 13 de diciembre de Protección de Datos de Carácter Personal.

El artículo 81 de dicho Reglamento, establece tres niveles de protección aplicables a los ficheros en función de los datos de carácter personal que contengan, fijando para los datos salud el nivel alto.

Las medidas de seguridad exigidas para cada uno de estos niveles tienen condición de mínimos y no resultan excluyentes, de manera que los ficheros de nivel alto deben contener igualmente, las medidas exigidas para los de nivel básico y medio.

Si bien no entraremos en un análisis pormenorizado de todas esta medidas, dada su íntima relación con el derecho de acceso a la historia clínica[43], no podemos pasar por alto la relativa a los controles de acceso, en función de la cual los usuarios de los datos tendrán acceso, únicamente, a aquellos datos y recursos que precisen para el desarrollo de sus funciones.

Los profesionales asistenciales que realizan el diagnóstico o el tratamiento del paciente tienen acceso a la historia clínica como instrumento fundamental para su asistencia. El personal de administración y gestión, sólo puede acceder a los datos de la historia clínica relacionados con sus propias funciones. Asimismo, no debe perderse de vista que el personal sanitario que ejerza funciones de inspección, evaluación, acreditación y planificación, tiene acceso a las historias clínicas en el cumplimiento de sus funciones de comprobación de la calidad de la asistencia.

El acceso a la historia clínica con fines judiciales, epidemiológicos, de salud pública, de investigación o de docencia, se realizará asegurando el anonimato del paciente, separando los datos de identificación personal del paciente de los de carácter clínico-asistencial, salvo consentimiento del paciente.

En cualquier caso, el acceso a los datos de la historia clínica queda limitado, exclusivamente, a los fines específicos de cada caso y el paciente tiene derecho a que los centros sanitarios establezcan un mecanismo de custodia activa y diligente de las historias clínicas. Dicha custodia permitirá la recogida, la integración, la recuperación y la comunicación de la información sometida al principio de confidencialidad.

La inobservancia de lo anteriormente expuesto, así como del resto de obligaciones recogidas en la LOPD, supone la comisión de infracciones que, dependiendo de su tipificación podrán calificarse de leves, graves o muy graves, lo que determinará la cuantía de las sanciones pecuniarias que conlleven para el responsable del fichero. Estas sanciones se estimarán en función de la naturaleza de los derechos personales afectados, los datos personales tratados, volumen de los tratamientos efectuados, beneficios obtenidos, grado de intencionalidad y reincidencia.

El 5 de marzo de 2011, se publicó en el Boletín Oficial del Estado, la Ley 2/2011, de 4 de marzo, de Economía Sostenible (LES), que introduce en nuestro ordenamiento jurídico gran cantidad de reformas estructurales (114 artículos, 15 disposiciones adicionales, 10 transitorias y 60 disposiciones finales, casi todas modificando Leyes en vigor) con el objetivo, según reza su artículo primero, de introducir las reformas estructurales necesarias para crear las condiciones que favorezcan un desarrollo económico sostenible.

Economía sostenible que en su art. segundo establece, es «el patrón de crecimiento que concilia el desarrollo económico, social y ambiental en una economía productiva y competitiva que permita satisfacer las necesidades de las generaciones presentes sin comprometer las posibilidades de las generaciones futuras para atender sus propias necesidades».

La Ley en su Disposición final quincuagésima octava, se dedica a la Ley Orgánica 15/1999 de 13 de diciembre, de Protección de Datos de Carácter Personal, modificando especialmente su régimen sancionador.

Modificación que efectúa introduciendo la figura del apercibimiento como alternativa a la multa, de modo que la Agencia Española de Protección de Datos puede aplicarlo de forma excepcional, no iniciando el procedimiento sancionador cuando los hechos fuesen constitutivos de infracción leve o grave y el infractor no hubiese sido sancionado o apercibido con anterioridad.

Se modifica la calificación de determinadas infracciones. Así, la cesión de datos que no sean especialmente protegidos se tipifica como infracción grave, en lugar de muy grave, y la transmisión de los datos a un encargado del tratamiento sin dar cumplimiento a los deberes formales establecidos en el artículo 12 constituye una infracción leve.

Se amplía el número de criterios para graduar las sanciones. A título de ejemplo, se permite graduar el importe de la sanción en función del volumen de negocio del infractor o si el mismo acredita que tenía implantados procedimientos adecuados de actuación en la recogida y tratamiento de los datos de carácter personal. El número de criterios se establece en diez, lo que permitirá a la Agencia poder establecer unas sanciones más ajustadas y acordes con la realidad que esté detrás de cada infracción.

Igualmente, se amplían los criterios para la consideración de la escala de sanciones inmediatamente inferior a la inicialmente aplicable. En este sentido, cabe destacar el reconocimiento espontáneo de su culpabilidad por parte del infractor o que la entidad infractora haya regularizado su situación de forma diligente.

Por último, se aumenta la cuantía mínima de las sanciones correspondientes a las infracciones leves (de 601,01 a 900 Euros) y se reduce el límite superior (de 60.101,01 a 40.000 Euros).

Esta reforma conllevará la reevaluación de los riesgos en materia de protección de datos, de nuestras Clínicas, Hospitales y Empresas del sector salud y sobre todo sus estrategias proactivas y reactivas ante procedimientos sancionadores. Sin duda estos cambios aportarán una mayor seguridad jurídica, apostando asimismo por reducir la apertura de procedimientos sancionadores al introducir mecanismos de apercibimiento, y en caso de que se inicien procedimientos sancionadores, se permitirá modular las cuantías de las multas con la introducción de criterios atenuantes.

EL NUEVO DELITO DE LA DIVULGACIÓN NO AUTORIZADA DE GRABACIONES O DE IMÁGENES ÍNTIMAS OBTENIDAS CON EL CONSENTIMIENTO DE LA VÍCTIMA.

La futura reforma del Código Penal contempla una importante novedad como es la tipificación como delito de la divulgación no autorizada de grabaciones o imágenes íntimas obtenidas con el consentimiento de la víctima, pero luego divulgadas sin que ésta lo sepa, cuando afecten gravemente a su intimidad. El Código Penal vigente sólo castiga el apoderamiento o interceptación de cartas o mensajes privados de la víctima, pero no preveía cuando era ella misma quien se los facilitaba a la persona que luego los difundía.

El propósito del Gobierno de tipificar como delito la difusión, revelación o cesión a terceros de imágenes o grabaciones íntimas sin la autorización de su protagonista cuando ello menoscabe gravemente su intimidad personal trata de poner límite a una práctica censurable cuya denuncia pública solo conseguía incrementar el morbo y multiplicar la notoriedad de lo que a partir de la reforma del Código Penal impulsada por el ministro Ruiz-Gallardón será ilícito. Es indudable que la iniciativa está inspirada fundamentalmente en la desprotección a la que a menudo se enfrentan las mujeres cuando su dignidad se ve violentada por la acción de alguien en el que en algún momento de su vida depositaron su confianza.

El Ministerio de Justicia, queda a la espera de que la tramitación parlamentaria y la exposición a debate del añadido penal contribuyan a precisar el significado de los términos en que va redactada esta parte del proyecto de reforma. No queda suficientemente claro si la difusión de vídeos eróticos que ahora podrá ser perseguido, también lo será contra cualquier internauta que se dedique a 'rebotar' un archivo íntimo que sea divulgado sin la autorización de la persona en cuestión. Y todo ello, con independencia de que el internauta sea o no el primer receptor de esas imágenes o simplemente se dedique a agrandar la difusión de una grabación ya extendida por la red. Es decir, que a partir del nuevo Código Penal, se necesitarán dos permisos: uno para grabar las imágenes y otro para difundirlas.

El problema que se plantea es que, en una sociedad en red, será obligado contemplar una casuística más general. Mientras el «grave menoscabo de la intimidad personal» cuenta con suficiente jurisprudencia como para asegurar la aplicación del cambio normativo, no ocurre lo mismo con la «autorización» para difundir, revelar o ceder grabaciones que pudieran causarlo.

Es necesario recordar que tal cuestión presenta una vertiente que en determinadas circunstancias —como cuando la persona que protagoniza las imágenes difundidas ostenta alguna relevancia pública— podría afectar al derecho y a la libertad de información, y al criterio ético y deontológico de cada medio, lo mismo que resultará complicado establecer cuándo es difusión masiva y cuándo no lo es.

BIBLIOGRAFÍA SELECCIONADA

1. En nuestro criterio, equiparable en importancia y rango a la Declaración Universal de Derechos Humanos. En este mismo sentido se pronuncia el Comité Científico de la Sociedad Internacional de Bioética (SIBI).
2. Convenio relativo a los Derechos Humanos y la Biomedicina, firmado en Oviedo el día 4 de abril de 1997, y en vigor para España desde el 1 de enero de 2000, en virtud del instrumento de ratificación del citado Convenio publicado en el Boletín Oficial del Estado nº 251, correspondiente al miércoles 20 de octubre de 1999. Rectificaciones B.O.E 11.11.1999. Número 270.
3. Ley 14/1986, de 25 de abril, General de Sanidad.
4. Todos los disposiciones de la Ley 14/1986, de 25 de abril, General de Sanidad tienen carácter organizativo, salvo lo establecido en los artículos 10, 11 y 61 de la misma.
5. Art. 10º. 1. Respeto a la personalidad, dignidad humana e intimidad.
   Art. 10º. 2. Información sobre los servicios sanitarios.
   Art. 10º. 3. Confidencialidad.
   Art. 10º. 4. Información sobre proyectos docentes y proyectos de investigación.
   Art. 10º. 5. Información asistencial.
   Art. 10º. 6. Al consentimiento informado.
   Art. 10º. 7. Asignación de médico responsable.
   Art. 10º. 8. Certificado acreditativo del estado de salud.
   Art. 10º. 9. Negativa al tratamiento y solicitud de alta voluntaria.
   Art. 10º. 10. Participación en las actividades sanitarias.
   Art. 10º. 11. Constancia por escrito del proceso asistencial.
   Art. 10º. 12. Utilización de vías de reclamación y propuestas de sugerencias.
   Art. 10º. 13. Elección de médico y profesional sanitario.
   Art. 10º. 14. Derechos a medicamentos y productos sanitarios.
   Art. 61. Historia clínica y secreto profesional.
   Art. 11º.1, 2, 3 y 4. Deberes del paciente sobre cumplimiento de prescripciones, cuidado de instalaciones, uso adecuado de prestaciones y documento de alta voluntaria.

6. CRUZ-HERMIDA J. *El médico.* www.medynet.com/elmedico/noticias/2000/09/14

7. «Cualquier documento de los que utiliza el médico, aún el más intrascendente, puede tener repercusión o consecuencias médico-legales o sociales. Una simple tarjeta de visita o el membrete del papel de escribir muestra la titulación, la colegiación equivocada o una posible opción al charlatanismo; una receta o un volante de petición analítica constituyen la prueba de una mala práctica; una hoja clínica de seguimiento, la atención que le ha merecido el enfermo al médico y la atención que le ha prestado; una certificación de complacencia, el pactismo o pancismo del médico. Cualquiera de ellos puede transformarse en pieza judicial e incluso presentarse como pruebas o, en el mejor de los casos, constituyen elementos que colaboran al prestigio o demérito del profesional (Villalaín, 1993a).» Introducción al Libro «Guía Práctica para uso de documentos Médico-Legales, de Clara Vega Vega; José Delfín Villalaín Blanco y Juan Bautista Martí Lloret.

8. MARTÍNEZ CALCERRADA L, DE LORENZO Y MONTERO R. *Derecho Médico. Tratado de Derecho Sanitario.* 3 volúmenes. Madrid: Editorial Colex, Madrid 2001.

9. DE LORENZO Y MONTERO R, ZAMARRÍEGO CRESPO J, DE LORENZO Y MONTERO J. *Aspectos médicolegales en Ginecología y Obstetricia (Obligaciones legales del especialista en Obstetricia y Ginecología. Documentos de consentimiento informado).* Madrid: Ediciones Doyma; 1997.
   DE LORENZO Y MONTERO R. *Responsabilidad legal del profesional sanitario.* Madrid: Edicomplet; 2000.
   DE LORENZO Y MONTERO R. *El consentimiento informado y la información clínica en el Derecho español. Incidencia del Convenio Europeo de Bioética.* En: Martínez Calcerrada L, De Lorenzo y Montero R. Derecho Médico. Tratado de Derecho Sanitario. 3 volúmenes. Madrid: Editorial Colex, Madrid 2001
   DE LORENZO Y MONTERO R. *Derechos y Obligaciones de los Pacientes. Análisis de la Ley 41/2002, de 14 de noviembre, básica reguladora de la autonomía de los pacientes y de los derechos de información y documentación clínica:* Editorial Colex, Madrid 2003.
   DE LORENZO Y MONTERO R. *Manual práctico de La Ley Básica de Autonomía de los Pacientes para Especialistas en Ginecología y Obstetricia.* Saned Madrid 2003.
   DE LORENZO Y MONTERO R. *Aspectos Legales. En Documentos de Consentimiento Informado en Ginecología y Obstetricia. Sociedad Española de Ginecología y Obstetricia* S.E.G.O. Coordinadores: José Zamarriego Crespo; Eduardo Cabrillo Rodriguez. Grupo de Trabajo: José Bajo Arenas; Jaime De lorenzo Y Montero; Fernando Izquierdo González; Ana Isabel López Castejón. Editores Médicos S.A. Madrid 2003.
   DE LORENZO Y MONTERO R. *El Derecho en la Objeción de Conciencia (Right of conscience rule and the law).*

   Anales de la Real Academia Nacional de Medicina. XXIII Sesión Científica. Día 24 de Noviembre de 2009. Madrid. RANM.Tomo CXXVI Cuaderno Cuarto.

10. La Ley 41/2002, de 14 de noviembre, básica reguladora de la autonomía de los pacientes y de los derechos de información y documentación clínica regula la información Sanitaria, sobre el derecho a la información asistencial; sobre el titular de la información asistencial y sobre el derecho a la información epidemiológica. Arts. 4, 5 y 6.

11. Como dice el artículo 4.1 de la Ley de Derechos de los Pacientes la información se transmitirá, como regla general, de forma verbal, debiendo dejar constancia de la misma en la historia clínica, y comprendiendo, como mínimo, la finalidad y la naturaleza de cada intervención, sus riesgos y sus consecuencias.

   Esta regulación legal de la información debe ponerse en relación con lo dispuesto en el artículo 8.2 de la propia Ley, según el cual el consentimiento prestado por el paciente será verbal, como regla general, si bien deberá prestarse por escrito en los supuestos legalmente previstos. De este modo, bastaría la transmisión de la información de forma verbal cuando el paciente pueda consentir también verbalmente, siendo necesaria, por el contrario, la prestación de la información en forma escrita en aquéllos casos en los que la Ley establece que el consentimiento debe ser prestado también por este mismo medio, pues si se consiente por escrito debería quedar también acreditado en forma escrita qué es lo que se está consintiendo, que será lo que el profesional sanitario ha informado al paciente. En todo caso, siendo esta la regla general respecto a la forma de la información, habrá que estar a cada caso concreto que se presente para adoptar la decisión más conveniente.

12. Grupo de Expertos en *Información y Documentación Clínica.* Documento final. Madrid, 26 de noviembre de 1997.Ministerio de Sanidad y Consumo 1998.

13. Ver MÉJICA GARCÍA, J.M. *La Historia Clínica. Estatuto Básico y Propuesta de Regulación,* obra que agota la materia. Edisofer, S.L. Madrid 2002. Igualmente CANTERO RIVAS, R. *Cuestiones relativas a la historia clínica. La Ley 19964 y La historia clínica.* Biblioteca de Derecho y ciencias de la Vida. Editorial Comares. Granada 2002. Junto a CRIADO DEL RÍO, M.T. *La Historia Clínica Médico Legal.* Colex 1999

14. Artículo 8.2

15. ALVAREZ D, ARRIBAS, L, CABERO L, LETE I, OLLÉ C y DE LORENZO R. *Guía de actuación en Anticoncepción de Emergencia.* Pulso Ediciones 2002 (Laboratorios Alcalá Farma).

16. *Legislación de Médicos Residentes.* Ministerio de Educación y Ciencia. Madrid.

17. La Interrupción Voluntaria del Embarazo en España o Aborto Inducido en España se regula en el Título II de la Ley Orgánica 2/2010 de salud sexual y repro-

ductiva y de la interrupción voluntaria del embarazo, que despenaliza la práctica de la interrupción voluntaria del embarazo durante las primeras 14 semanas. La ley entró en vigor el 5 de julio de 2010. La regulación anterior -Ley Orgánica 9/1985 despenalizó el aborto en varios supuestos: si el embarazo suponía un grave peligro para la salud o la vida de la mujer, si era probable que el feto naciera con graves taras físicas o psíquicas, o si el embarazo era fruto de una violación. El Partido Popular presentó en junio de 2010 un recurso contra varios preceptos de la ley ante el Tribunal Constitucional, que aún no se ha pronunciado. En el programa electoral para las elecciones generales celebradas el 20 de noviembre de 2011 el Partido popular incluía una nueva modificación de la ley del aborto.

18. En su Título II, artículos 13 y 14, se concreta la despenalización de la práctica del aborto inducido durante las primeras 14 semanas del embarazo. Durante este tiempo, la mujer podrá tomar una decisión libre e informada sobre la interrupción de su embarazo. No habrá intervención de terceros en la decisión. En su artículo 15 señala que el plazo de posibilidad de interrupción voluntaria del embarazo, aumenta hasta la semana 22 en casos de «graves riesgos para la vida o la salud de la madre o el feto». A partir de la vigésima segunda semana, solo podrá interrumpirse el embarazo en dos supuestos: que «se detecten anomalías en el feto incompatibles con la vida» o que «se detecte en el feto una enfermedad extremadamente grave e incurable en el momento del diagnóstico y así lo confirme un comité clínico.

19. Incorporando así el Dictamen del Consejo Fiscal emitido en su día sobre el entonces proyecto de Ley del aborto, formulado con los votos particulares del en ese momento Fiscal Jefe Cándido Conde Pumpido y tres vocales del citado Consejo, en el que se advertía de su posible inconstitucionalidad en base a la desprotección del feto, cuya vida, siguiendo la doctrina del Tribunal Constitucional, encarna un valor fundamental —la vida humana— garantizado en el artículo 15, de la Carta Magna.

20. Tras la aprobación por el Gobierno de la Ley Orgánica 2/2010, de 3 de marzo, de salud sexual y reproductiva y de la interrupción voluntaria del embarazo se manifiesta la necesidad de modificar no solo el Código Penal vigente aprobado por Ley Orgánica 10/1995, de 23 de noviembre y también la Ley 41/2002, de 14 de noviembre, Básica reguladora de autonomía de los pacientes y de los derechos de información y documentación clínica Básica de Autonomía de Paciente, para que las menores de 16 y 17 años no necesiten el consentimiento paterno, regulado en su art. 9.5, y donde se establece que la interrupción voluntaria del embarazo, la práctica de ensayos clínicos y la práctica de técnicas de reproducción humana asistida se rigen por lo establecido

con carácter general sobre la mayoría de edad y por las disposiciones especiales de aplicación.

Disposiciones especiales éstas, que regulan la obtención del consentimiento informado para determinadas actividades, entre ellas, la Ley 30/1979, de 27 de octubre, sobre extracción y trasplante de órganos, en su desarrollo por el Real Decreto 2070/1999, de 30 de diciembre, la de la Ley 35/1988, de 22 de noviembre, sobre reproducción asistida humana, la de la Ley 42/1988, de 28 de diciembre, sobre donación y utilización de embriones y fetos humanos o de sus células, tejidos u órganos en su desarrollo por el Real Decreto 411/1996, de 1 de marzo, por el que se regulan las actividades relativas a la utilización de tejidos humanos, y la del Real Decreto 223/2004, de 6 de febrero, por el que se establecen los requisitos para la realización de ensayos clínicos.

En la Ley sobre extracción y trasplante de órganos, la obtención de órganos de donantes vivos para su ulterior implantación en otra persona requiere, por parte del donante, que sea mayor de edad y no podrá realizarse la extracción de órganos a menores de edad ni aun con el consentimiento de los padres o tutores.

La Ley de reproducción asistida humana sólo autoriza para utilizar las técnicas en mujeres igualmente en mayores de edad y con plena capacidad de obrar, (de suerte que no es posible en menores o incapaces), que gocen de buen estado de salud y que hayan solicitado y prestado su consentimiento a la utilización de las técnicas libre, consciente, expresamente y por escrito.

La Ley exige no sólo información sino asesoramiento sobre los distintos aspectos e indicaciones posibles, sus resultados y riesgos previsibles para la solicitante y para la descendencia y durante el embarazo y de los riesgos derivados de la edad inadecuada, lo que será extensivo a cuantas consideraciones de carácter biológico, jurídico, ético o económico se relacionen con las técnicas, reflejándose en un documento escrito uniforme.

Si la mujer es casada se precisa además del consentimiento del marido salvo que exista sentencia firme de divorcio o de separación, o separación de hecho o de mutuo acuerdo que conste fehacientemente. La Ley de utilización de embriones y fetos humanos requiere que los donantes otorguen su consentimiento previo, libre, expresa y conscientemente y por escrito y, si son menores no emancipados o están incapacitados, además, el consentimiento de sus representantes legales.

También el consentimiento informado del receptor debe constar documentalmente, firmado por el médico que efectúe el implante, por el que informó al receptor o por este mismo o sus representantes. Los documentos de consentimiento informado deben quedar registrados en la historia clínica.

En materia de ensayos clínicos, únicamente se permiten en mujeres gestantes o en periodo de lactancia cuando el Comité ético de investigación clínica concluya que no supone ningún riesgo previsible para la salud ni para la del feto o niño y que se obtendrá conocimientos útiles y relevantes sobre el embarazo y la lactancia. En menores de edad incapaces o en personas con capacidad disminuida para dar el consentimiento sólo pueden realizarse ensayos de interés para su salud particular cuando no puedan ser efectuados en sujetos no afectados por estas condiciones especiales, debido a que la patología en estudio sea propia de aquéllos.

El artículo 156 del Código Penal también establece que el consentimiento válido, libre, consciente y expresamente emitido exime de responsabilidad penal en los supuestos de trasplante de órganos efectuados con arreglo a lo dispuesto en la Ley, esterilizaciones y cirugía transexual realizada por facultativos, salvo que el consentimiento se haya obtenido viciadamente o mediante precio de recompensa, o el otorgante sea menor o incapaz, en cuyo caso no es válido el prestado por éste ni por sus representantes legales.

21. En 1983 se excluyó del delito de lesiones las operaciones que modificaban el sexo anatómico (antes consideradas castración), estableciéndose una cierta cobertura legal (Reforma del Código Penal, 1983); y en 1995 (Reforma del Código Penal, 1995), además de esa despenalización, se establece en el art. 156, que regirá la mayoría de edad de 18 años al establecer que «el consentimiento válido, libre, consciente y expresamente emitido exime de responsabilidad penal en los supuestos de trasplante de órganos efectuados con arreglo a lo dispuesto en la Ley, esterilizaciones y cirugía transexual realizada por facultativos, salvo que el consentimiento se haya obtenido viciadamente o mediante precio de recompensa, o el otorgante sea menor o incapaz, en cuyo caso no es válido el prestado por éste ni por sus representantes legales.

Hasta la fecha solamente existen dos actuaciones por parte del Gobierno, una del año 2007, cuando se aprobó la Ley de Identidad de Género, que permite cambiar de nombre y de sexo sin cirugía y sin sentencia judicial. Pero esta norma se ciñe exclusivamente a los requisitos necesarios para cambiar una inscripción en el Registro Civil, y otra que se ha producido el pasado 18 de agosto en la que el Consejo de Ministros aprobó el real decreto que modifica el reglamento para la determinación de la aptitud psicofísica del personal de las Fuerzas Armadas, que data de 2001. Tras esta última modificación, aquellas personas que procedan a realizar cambios morfológicos en sus genitales externos sin que ello suponga repercusión funcional podrán mantener, respecto a lo militar, la misma aptitud para el servicio. La medida elimina definitivamente las trabas que muchas personas transexuales encontraban para formar parte de las Fuerzas Armadas españolas.

Existe una Resolución del Parlamento Europeo sobre la discriminación de los transexuales (Doc. A3-16/89) en la que se reafirma el que la dignidad humana y el derecho al libre desarrollo de la personalidad debe abarcar el derecho a vivir de acuerdo con la identidad sexual, y en la que se solicitaba a los Estados miembros que se aprueben disposiciones sobre el derecho de los transexuales a un cambio de sexo y nombre. Lo que en España no se ha efectuado plenamente como en cambio si se ha cumplido en otros países que sí tienen ya legislación en materia de identidad de género, como en Italia, Alemania, Inglaterra, Suecia, Dinamarca, Holanda, Bélgica, Finlandia, o Suiza entre otros. Esta situación es otra más en la que se pone de manifiesto nuevamente la necesidad de establecer una mayoría de edad sanitaria en España, en estos momentos coincidente con la mayoría de edad civil que es a partir de los 18 años.

22. Antes de la promulgación de la Ley 41/2002 de 14 de noviembre, la cuestión de quién era el destinatario de la información asistencial se resolvía, tal y como venía señalando la doctrina, por aplicación del ordenamiento jurídico y, en particular, del Derecho Civil.Conforme a esta doctrina, en principio, el destinatario de la información era el propio paciente o usuario, o la persona legitimada para recibirla, presumiéndose legitimados a estos efectos sus familiares más próximos y los acompañantes en el momento de la admisión en el centro sanitario, si así lo autorizó el paciente, y ello como consecuencia de la expresión utilizada en la Ley General de Sanidad «familiares o allegados», Art. 10.5. que suscitó abundantes críticas tanto por la doctrina como por la jurisprudencia.

En el caso de menores o incapaces se recurría para prestar la información a la figura del representante legal o pariente más próximo y, cuando así lo exigían las leyes en determinados supuestos especiales, se informaba incluso al Juez y al Ministerio Fiscal (por ejemplo en los supuestos de internamiento psiquiátrico involuntario).

También, en el caso de que el médico dudase de la capacidad de hecho del paciente para tomar decisiones por sí mismo, aún cuando éste fuera mayor de edad y legalmente capaz, se recomendaba recabar de los familiares del mismo que asumieran o no la decisión del paciente y, en caso de discrepancia entre los familiares y el paciente recurrir al Juez.

Aún cuando la doctrina y la jurisprudencia ya lo habían puesto de manifiesto, el artículo 6.2 del Convenio de Oviedo exige ponderar el grado de madurez del destinatario, especialmente cuando se trata de un menor, sin perjuicio de la intervención del representante legal conforme a lo dispuesto en el artículo 162.1 del Código Civil.

23.1. El titular del derecho a la información es el paciente. También serán informadas las personas vinculadas a él por razones familiares o de hecho, en la medida que el paciente lo permita de manera expresa o tácita.

2. El paciente será informado, incluso en caso de incapacidad, de modo adecuado a sus posibilidades de comprensión, cumpliendo con el deber de informar también a su representante legal.

3. Cuando el paciente, según el criterio del médico que le asiste, carezca de capacidad para entender la información a causa de su estado físico o psíquico, la información se pondrá en conocimiento de las personas vinculadas a él por razones familiares o de hecho.

4. El derecho a la información sanitaria de los pacientes puede limitarse por la existencia acreditada de un estado de necesidad terapéutica. Se entenderá por necesidad terapéutica la facultad del médico para actuar profesionalmente sin informar antes al paciente, cuando por razones objetivas el conocimiento de su propia situación pueda perjudicar su salud de manera grave. Llegado este caso, el médico dejará constancia razonada de las circunstancias en la historia clínica y comunicará su decisión a las personas vinculadas al paciente por razones familiares o de hecho».

24. Art. 7.

25. Art. 10.3

26. Ver PEDREIRA ANDRADE, A. *Hacia una potenciación del derecho constitucional a la protección de la salud.* Actualidad Administrativa. 1992.

27. Ver MEJICA GARCÍA. J. *Hacia un estatuto jurídico desarrollado de la historia clínica. La Ley nº 5638 del 22 de octubre de 2002.* En particular, las consideraciones sobre *La privatización de los archivos de las historias clínicas versus seguridad de los datos sanitarios.*

28. El art. 18 de la Constitución Española establece que:

   1. Se garantiza el derecho al honor, a la intimidad personal y familiar y a la propia imagen.

   2. El domicilio es inviolable. Ninguna entrada o registro podrá hacerse en él si consentimiento del titular o resolución judicial, salvo en caso de flagrante delito.

   3. Se garantiza el secreto de las comunicaciones y, en especial, de las postales, telegráficas y telefónicas, salvo resolución judicial.

   4. La ley limitará el uso de la informática para garantizar el honor y la intimidad personal y familiar de los ciudadanos y el pleno ejercicio de sus derechos.

   El art. 53. 3 de la Constitución dispone que:

   El reconocimiento, el respeto y la protección de los principios reconocidos en el Capítulo Tercero informarán la legislación positiva, la práctica judicial y la actuación de los poderes públicos. Sólo podrán ser alegados ante la Jurisdicción ordinaria de acuerdo con lo que dispongan las leyes que los desarrollen.

29. Artículo 20.1. d) de la Constitución que señala que:

   Se reconoce y protege el derecho a comunicar o recibir libremente información veraz por cualquier medio de difusión. La ley regulará el derecho a la cláusula de conciencia y al secreto profesional en el ejercicio de estas libertades.

30. Art. 96 de la Constitución y art. 1.5 del Código Civil.

31. GRACIA GUILLEN D.; RODRIGUEZ SENDÍN J.J. DIRECTORES. GONZÁLEZ-FANDÓS R.; SÁNCHEZ M.; DE LORENZO R.; SEOANE J.A.; MONZÓN J.L.; SUBERVIOLA V.J.; ALTISENT R.; *Ética de la objeción de conciencia.* Fundación Ciencias de la Salud , Madrid 2008.

32. Ver, DE LORENZO Y MONTERO R. *El Derecho en la Objeción de Conciencia (Right of conscience rule and the law). Anales de la Real Academia Nacional de Medicina.* XXIII Sesión Científica. Día 24 de Noviembre de 2009. Madrid. RANM. Tomo CXXVI Cuaderno Cuarto

33. En este sentido, pueden citarse las declaraciones del Ministro de Justicia a los medios de comunicación social, ampliamente divulgadas, a cuyo tenor *«en nuestro país no hay más objeción de conciencia que aquélla que está expresamente establecida en la Constitución o por el legislador en las Cortes Generales. Todos estamos sometidos a la ley. Las ideas personales no pueden excusarnos del cumplimiento de la ley porque, si no, nos llevaría en muchísimos temas, en éste y en otros muchos, a la desobediencia civil».* Estas declaraciones fueron posteriormente matizadas, señalándose que el Titular del Departamento Ministerial se refería a la objeción de conciencia en general y a su necesidad de que sea regulada por las Cortes para evitar que pueda confundirse con la desobediencia civil.

34. DE LORENZO R.; *La Objeción de conciencia no es desobediencia civil,* Publicado en Redacción Médica el jueves 3 de septiembre de 2009. Número 1062. Año V, en respuesta a las anteriores manifestaciones. http://derechosanitario-rdl.blogspot.com

35. Ley 22/1998, de 6 de julio, reguladora de la Objeción de Conciencia y de la Prestación Social Sustitutoria.

36. DURANY PICH, IGNASI. *Objeciones de Conciencia.* Primera edición. Navarra Gráfica Ediciones. 1998. Pág. 12, señala, en un acto que hoy en día quedaría encuadrado en la sanidad mortuoria, que «Algunos ven una primera objeción de conciencia en el drama de Antífona, quien da sepultura a su hermano desobedeciendo la orden del rey, arguyendo que «no pienso en absoluto que los decretos de un mortal como tú tengan suficiente autoridad para prevalecer contra las leyes no escritas de los dioses».

37. Ley Orgánica 15/1999, de 13 de diciembre, de Protección de Datos de Carácter Personal.

38. Ley 41/2002, reguladora de la autonomía del paciente y de derechos y obligaciones en materia de información y documentación clínica

39. Artículo 7.3 LOPD.

40. Artículo 3.a) LOPD.

41. Apartados 2, 3 y 4.

42. Artículo 7 Ley 41/2002.

43. Artículo 18 Ley 4172002.

OTRAS REFERENCIAS BIBLIOGRÁFICAS

ALVAREZ D, ARRIBAS, L, CABERO L, LETE I, OLLÉ C y DE LORENZO R. *Guía de actuación en Anticoncepción de Emergencia*. Pulso Ediciones 2002 (Laboratorios Alcalá Farma).

ÁLVAREZ CIENFUEGOS-SUÁREZ, J.M. La información clínica y el Grupo de Expertos del Ministerio de Sanidad y Consumo, conclusiones. Ponencia al IV Congreso de Derecho Sanitario. Madrid. 1997. Recogida en el Libro de Actas editado por la Asociación Española de Derecho Sanitario y la Fundación Mapfre Medicina. Madrid. 1998.

ÁLVAREZ CIENFUEGOS-SUÁREZ, J.M., LÓPEZ DOMÍNGUEZ, O. *Secreto médico y confidencialidad de los datos sanitarios. Responsabilidad Legal Profesional*. Unidad Didáctica 4. Asociación Española de Derecho Sanitario. 1998.

ÁNGEL YAGÜEZ, R. *Problemas legales de la Historia Clínica en el marco hospitalario*, en La Ley, núm. 1647. 1987.

CORBELLÁ I DUTCH, J. *¿Qué debe contener la Historia Clínica?* Comunicación al IV Congreso Nacional de Derecho Sanitario. Madrid, 23,24 y 25 de octubre de 1997, recogida en el Libro de Actas correspondiente editado por la Asociación Española de Derecho Sanitario y Fundación Mapfre Medicina. Madrid. 1998.

CORBELLA I DUTH, J. *El derecho fundamental a la intimidad personal en el ámbito penitenciario*. Revista jurídica La Ley, núm. 4733.

CRIADO DEL RÍO, M.T. *Aspectos médico-.legales de la historia clínica*. Colex 1999.

CRUZ-HERMIDA J. *El médico*. www.medynet.com/elmedico/noticias/2000/09/14

GARCÍA ONTOSO, R.M. *Intimidad e informática: responsabilidades con respecto al reglamento de medidas de seguridad*. Ponencia prestada al VI Congreso Nacional de Derecho Sanitario. Madrid. 1999. Edita Asociación Española de Derecho Sanitario y Fundación Mapfre medicina. Madrid 2000.

GRACIA GUILLEN D.; RODRIGUEZ SENDÍN J.J. DIRECTORES. GONZÁLEZ-FANDÓS R.; SÁNCHEZ M.; DE LORENZO R.; SEOANE J.A.; MONZÓN J.L.; SUBERVIOLA V.J.; ALTISENT R. *Ética de la objeción de conciencia*. Fundación Ciencias de la Salud. Madrid 2008.

GRUPO DE EXPERTOS EN INFORMACIÓN Y DOCUMENTACIÓN CLÍNICA. *Documento final*. Madrid, 26 de noviembre de 1997. Ministerio de Sanidad y Consumo 1998.

MARTÍN-CASALLO LÓPEZ, J.J. *Intimidad y Poder Judicial*. Tribuna en Diario El País. 1996

MARTÍN-CASALLO LÓPEZ, J.J. *Derechos de acceso, rectificación y cancelación de los datos sanitarios en la LOPD*. Ponencia presentada al VII Congreso Nacional de Derecho Sanitario. Madrid. 2000. Recogida en el Libro de Actas editado por la Asociación Española de Derecho Sanitario y Fundación Mapfre Medicina. Madrid. 2001.

MARTÍNEZ CALCERRADA, L., DE LORENZO Y MONTERO R. *Derecho Médico: Tratado de Derecho Sanitario. Tomo I Doctrina, Jurisprudencia del Tribunal Constitucional. Tomo II, Jurisprudencia del Tribunal Supremo. Tribunal Europeo de Derechos Humanos y Tribunal de Justicia de las comunidades Europeas. Tomo III. Legislación*. Colex. Madrid 2001.

MARTÍNEZ-PEREDA, J.M. *La protección penal del secreto médico en el Derecho Español*, en Actualidad Penal, núm. 10, 4-10 de marzo de 1996.

MARTÍNEZ-PEREDA, J.M.; DE LORENZO Y MONTERO, R. *Los médicos y el nuevo Código Penal*. Editores Médicos, S.A. Madrid. 1997.

MÉJICA GARCÍA, J. *La Historia Clínica: Estatuto Básico y Propuesta de Regulación*. Edisofer. S.L. Madrid. 2002.

MÉJICA GARCÍA, J. *Hacia un estatuto jurídico desarrollado de la historia clínica*. La Ley. núm. 5638. 22 octubre de 2002.

PEDREIRA ANDRADE, A. *Hacia una potenciación del derecho constitucional a la protección de la salud*. Actualidad Administrativa. 1992.

ROMEO CASABONA, C.M. *El consentimiento informado en la relación entre el médico y el paciente: aspectos jurídicos*, en Problemas prácticos del consentimiento informado. Fundación Victor Grifols i Lucas. Barcelona. 2002.

SEGO. *Aspectos Médico Legales en Obstetricia y Ginecología*. Doyma Ed. Madrid 1997.

SEGO. *Aspectos bioéticos de las técnicas de diagnóstico prenatal. Comisión de Bioética en Obstetricia y Ginecología*. Documentos. Madrid 1999. www.sego.es; *Esterilización Voluntaria*. Comisión de Bioética en Obstetricia y Ginecología. Documentos. Madrid 1999. www.sego.es; *Clonación Humana. Aspectos Jurídicos y Éticos*. Comisión de Bioética en Obstetricia y Ginecología. Documentos. Madrid 1999. www.sego.es.

TRONCOSO REIGADA. A. (Director). *Comentario a la Ley Orgánica de Protección de Datos de Carácter Personal*. Thomson Reuters (Legal) Limited. Editorial Aranzadi, S.A. Navarra. 2000.

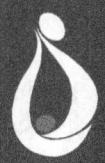

Proyecto Docente "Ágora Médica" (www.agoramedica.com)
Campus online de Medicina Materno-Fetal «Caldeyro Barcia»
Diplomado en «Demandas Judiciales en Medicina»
Módulo II. Formación Legal del Médico
Unidad 9. Aspectos Médicos y Legales de las células Madre del Cordón Umbilical

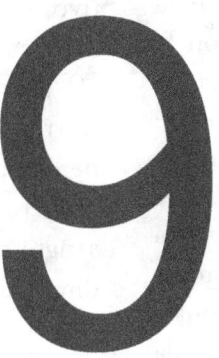

Aspectos Médicos y Legales de las células Madre del Cordón Umbilical

Jaime Pérez de Oteyza

ÍNDICE

La primera observación de la presencia de células madre en la sangre del cordón umbilical (SCU) se debe a Knudtzon y cols, quienes en 1974 publicaron la detección de unidades formadoras de colonias circulantes en muestras de cordón humano[1]. En la discusión de su artículo, los autores ya sugirieron la posibilidad de que esas «células madre hematopoyéticas» pudieran ser de utilidad en la regeneración de la médula ósea. Este hallazgo motivó que otros grupos comenzaran a investigar el potencial de la SCU como fuente de células madre. Así, en 1982 Nakahata y Ogawa demostraron la presencia, no sólo de progenitores comprometidos, sino de células multipotentes con capacidad de autorrenovación[2]. Ya en la década de los 80, el equipo encabezado por Broxmeyer comprobó que la cantidad de progenitores hematopoyéticos obtenidos recogiendo toda la sangre presente en el cordón umbilical, podría ser suficiente para regenerar la hematopoyesis de una persona[3]. Sus estudios y los de Koike y cols también demostraron que la SCU podía someterse a un procedimiento de crioconservación que garantizaba la posibilidad de almacenamiento durante un tiempo prolongado, manteniendo su viabilidad y su funcionalidad hematopoyética[4,5]. Estos hallazgos permitieron establecer la hipótesis de que la SCU podía ser utilizada como fuente de progenitores hematopoyéticos en niños que precisasen un trasplante de médula ósea pero no tuviesen un donante compatible. Fue entonces cuando E. Gluckman decidió tratar a un niño con anemia de Fanconi, mediante el trasplante de SCU proveniente de un hermano sano a quien se recogió la sangre del cordón en el momento del nacimiento. Este primer trasplante se publicó en 1989 y el paciente continúa vivo y curado en la actualidad[6].

A partir de aquel momento comenzó a desarrollarse la idea de la conveniencia de crear bancos de cordón umbilical en los que almacenar unidades de SCU que estuvieran disponibles para los pacientes, emparentados o no emparentados, que lo necesitasen.

CÉLULAS MADRE HEMATOPOYÉTICAS

Las células madre hematopoyéticas del cordón umbilical tienen unas características peculiares que las diferencian de las de la médula ósea adulta y de las que circulan en la sangre periférica. La SCU contiene un número mayor de poblaciones más primitivas tales como las «células iniciadoras de cultivo a largo plazo» (LTCIC), y también muestran una mayor actividad de telomerasa, lo que se asocia a un mayor potencial proliferativo. Este hecho se traduce en que con SCU es posible regenerar la hematopoyesis de un paciente empleando un menor número de células que si se utiliza médula ósea o sangre periférica. En efecto, para garantizar el prendimiento de un trasplante alogénico de médula ósea o progenitores hematopoyéticos de sangre periférica se necesita una cantidad de $1\text{-}2\text{x}10^6$ células CD34+ por kilogramo de peso del receptor. Por el contrario en los trasplantes de cordón se requiere un número en torno a $1\text{x}10^5$ células CD34+, es decir, de una magnitud diez veces menor, lo que da una idea de su enorme capacidad proliferativa.

Una de las peculiaridades de las células madre del cordón umbilical reside en el hecho de que, aun siendo células madre adultas, todavía conservan algunas de las propiedades de célula madre embrionaria, tales como la expresión de los factores transcripción Oct-4, Rex-1, Sox-2 y Nanog, los antígenos embrionarios específicos de estadio SSEA-3 y SSEA-4, y marcadores como TRA-1-60 y TRA-1-81, también propios de células embrionarias[7].

Otra de sus peculiaridades es la baja inmunogenicidad manifestada por la débil expresión de antígenos del sistema mayor de histocompatibilidad y por falta de capacidad estimuladora de la proliferación de linfocitos alogénicos. Esta propiedad resulta claramente ventajosa en situaciones de utilización terapéutica alogénica, en las que cabe esperar una menor probabilidad de rechazo o de enfermedad de injerto contra huésped.

La cantidad de células madre hematopoyéticas que pueden obtenerse en una unidad de sangre de cordón umbilical es muy variable, aunque se han identificado factores dependientes tanto de la madre como del feto, que determinan un mayor o menor contenido de estos progenitores. En un estudio del grupo COLBT que analizó los datos 8.000 unidades de SCU procedentes de varias universidades estadounidenses, se observó que los nacidos de etnia caucásica y los de etnia hispana tenían un contenido mayor de células CD34+/CD38- y CD34/CD61+ que los de etnia afroamericana o asiática[8]. Asimismo observaron que los nacidos por cesárea tenían un mayor contenido de progenitores hematopoyéticos comprometidos (CFU). Otros autores han encontrado que este incremento en el número de células madre en las cesáreas, es más marcado cuando se realiza debido a sufrimiento fetal[9]. Diversos estudios han tratado de correlacionar el contenido de células madre con el sexo del nacido, encontrado resultados poco concluyentes. Aroviita y cols encontraron una mayor concentración de células CD34+ en los nacidos varones independientemente de su peso[10], pero otros grupos no han hallado diferencias significativas[11]. La edad de la madre parece influir en el contenido en células progenitoras, que es mayor en las gestantes más jóvenes[12].

Aparte de las células madre hematopoyéticas, la SCU contiene otras poblaciones de células madre que le confieren un enorme interés desde le punto de vista de su potencial uso terapéutico[13], tales como las células madre mesenquimales, progenitores endoteliales y poblaciones recientemente descritas que describiremos a continuación.

CÉLULAS MADRE MESENQUIMALES

Las células multipotenciales del estroma, también llamadas células madre mesenquimales, se han definido como un tipo de células adherentes en cultivo, caracterizadas por la expresión de CD105, CD73 y CD90, por la ausencia de otros antígenos de linaje linfohemopoyético como CD34, CD45, CD79a, CD19, CD14, CD11b o DR, y por la propiedad de diferenciarse in vitro a condroblastos, osteoblastos y adipocitos[14]. Aparte de estos requisitos mínimos para ser consideradas MSC, se caracterizan también por la expresión de las moléculas STRO-1, VCAM y SH-3, así como por la capacidad de producción de interleukina 10 (IL10) y TGF-□. Tambien hay evidencia

de que sus propiedades de autorrenovación y diferenciación se asocian a la expresión de determinados micro RNAs, como el miR-140, que participa en su diferenciación a cartílago y el miR-24 en la formación de osteocitos[15]. En la figura 1 puede observarse un cultivo de células madre mesenquimales originando adipocitos, obtenido en nuestro laboratorio. Otros grupos han caracterizado la estructura funcional de los adipocitos generados de esta forma y su dinámica de expresión de marcadores específicos[16].

Las células madre mesenquimales presentes en el cordón umbilical son candidatas clave para estrategias de terapia celular y medicina regenerativa[17]. Entre otras utilidades potenciales se ha comprobado en modelos murinos que pueden ser de utilidad para la reparación del epitelio pulmonar[18], para la regeneración de la piel[19] y para el tratamiento de la diabetes[20]. En el campo de las enfermedades neurodegenerativas, se ha demostrado, por ejemplo, que la inyección intraespinal de células derivadas de la sangre del cordón umbilical humano es neuroprotectora en un modelo de ratón transgénico con esclerosis lateral amiotrófica[21].

CÉLULAS PROGENITORAS MULTILINAJE

Recientemente se ha identificado en la SCU una nueva estirpe de célula madre multipotente que se ha denominado célula progenitora multilinaje (MLPC). Se trata de una población adherente al plástico, caracterizada por un fenotipo CD45+, CD34+, CD9+, Nestina+ . Entre sus peculiaridades se encuentran la gran capacidad de expansión manteniendo estabilidad genética y una gran plasticidad con capacidad de diferenciación hacia líneas de las tres capas germinales, sin aparente potencial teratogénico. Estas células son distintas de las mesenquimales descritas anteriormente, en la expresión de CD9, CD109 Y CD90. Mediante microarrays se ha visto que se distinguen en la expresión de 360 de los 942 genes comparados[22]. Las MLPC tienen un tiempo de duplicación de 35 a 50 horas y pueden duplicarse hasta 80 veces sin perder la integridad genómica.

CÉLULAS MADRE ENDOTELIALES

Las células madre endoteliales también se hallan representadas en la SCU, en un número 10 veces mayor que en la médula ósea, caracterizándose por un fenotipo CD34+, CD11b+, KDR+,VEGFR3+. La presencia de esta población ha despertado un gran interés por sus posibilidades de aplicación en medicina regenerativa para enfermedades cardiovasculares[23]. En modelos experimentales, varios grupos han utilizado progenitores endoteliales de la sangre del cordón umbilical para desarrollar válvulas cardiacas[24]. Básicamente emplean armazones o matrices acelulares con forma de anillo valvular sobre las que se cultivan las células del cordón umbilical humano en condiciones apropiadas para la diferenciación de los progenitores endoteliales. De esta manera se consigue generar un tejido de cobertura que reune todas las características antigénicas y funcionales de un neoendotelio, expresando moléculas tales como el factor von Willebrand o el CD31. Además, mediante ensayos de adhesión plaquetaria se ha comprobado que este endotelio no es trombogénico[25].

El grupo de Schmidt, en Zurich ha empleado progenitores endoteliales derivados del cordón umbilical humano para generar estructuras semejantes a vasos sanguíneos sobre matrices biodegradables[26]. Recientemente se han implantado ya en pacientes dispositivos similares a vasos sanguíneos desarrollados a partir de células mádre, demostrando su utilidad clínica en la revascularización de enfermos con arteriopatía isquémica[27].

CÉLULAS MADRE MUY PEQUEÑAS SEMEJANTES A LAS EMBRIONARIAS:

Otra de las poblaciones que se ha podido identificar en la SCU es la de las denominadas «células madre muy pequeñas semejantes a las embrionarias» o «very small embryonic-like stem cells» (VSEL)[28]. Como su nombre indica , tienen un tamaño pequeño de entre 3 y 5 micras, presentan factores de trascripción como Oct-4 y Nanog, y expresan antígenos embrionarios como SSEA-4[29]. Además, exhiben un fenotipo característico CXR4+, AC133+, CD34+, lin-, CD45- y expresan otros marcadores de célula germinal primordial, tales como fosfatasa alcalina de tipo fetal, Mvh,Stella, Nobox, Fragilis y Hdac6[30]. El gran interés de este subtipo celular radica en que conserva la pluripotencialidad propia de las células embrionarias, mientras que al estar presentes en la SCU su obtención no requiere la manipulación de embriones[31].

CÉLULAS MADRE SOMÁTICAS SIN RESTRICCIÓN

En el año 2004, Kögler y cols describieron una nueva célula madre somática humana con propiedades pluripotenciales intrínsecas que denominaron «Unrestricted Somatic Stem Cell» (USSC)[32]. Esta rara población se encontró en la fracción CD45- de la SCU, mostrando un crecimiento adherente. Su propiedad más llamativa reside en que es capaz de sufrir más de 40 duplicaciones sin diferenciación espontánea ni pérdida de longitud de los telómeros, pudiendo expandirse hasta 10^{15} células sin perder pluripotencialidad. Desde el punto de vista fenotipico, expresan CD10, CD13, CD29, CD44, CD49e, CD54, CD58, CD71, CD73, CD90, CD105, CD146, CD166 y CD271[33]. También presentan los factores de transcripción Oct-4 y Nanog, y los antígenos SSEA-3 y SSEA-4, que como ya vimos son marcadores de célula madre embrionaria. Desde el punto de vista funcional se ha comprobado su capacidad de diferenciación a linajes de mesodermo, ectodermo y endodermo, incluyendo osteoblastos, condroblastos, adipocitos, células hematopoyéticas y células neurales como astrocitos y neuronas[34]. Más aún, el trasplante de USSC humanas en un modelo ovino, constató el desarrollo de hepatocitos productores de albumina y de cardiomiocitos humanos que podían seguirse detectando muchos meses después del injerto. Es importante resaltar que en estos experimentos con animales, no se observó aparición de tumores en ningún caso[35]. Este hecho resulta de gran importancia ya que la aparición de tumores en uno de los riesgos potenciales cuando se emplean células embrionarias.

Recientemente, se ha comprobado que las USSC tienen además la propiedad de facilitar el anidamiento o «homing» de los progenitores hematopoyéticos CD34+ en la médula ósea[36]. Este hallazgo sugiere que las USSC purificadas podrían emplearse para facilitar el injerto en los pacientes que se someten a un trasplante con SCU.

CRIOPRESERVACIÓN DE CÉLULAS DEL CORDÓN UMBILICAL

La conservación de la sangre del cordón umbilical para uso diferido, requiere el empleo de un método que garantice el mantenimiento de la integridad estructural y funcional de las células madre. Como hemos mencionado anteriormente, la criopreservación es el procedimiento idóneo para este fin. Básicamente consiste en someter a las células a un proceso de enfriamiento progresivo, con descenso controlado de la temperatura a un ritmo entre 1 ºC y 2 ºC por minuto. Este proceso se lleva a cabo en un equipo de congelación programada controlado por ordenador. En el momento en que se produce la transición de fase líquida a fase sólida, la muestra libera calor de fusión que el equipo compensa hasta alcanzar el punto eutéctico. El enfriamiento gradual se continúa hasta que se alcanzan los -100 ºC, momento en el que la muestra se transfiere a un contenedor de nitrógeno líquido para su almacenamiento definitivo a -196 ºC[37]. Para evitar el daño celular crio-inducido se emplean sustancias crioprotectoras como el dimetilsulfóxido (DMSO), que gracias a sus propiedades coligativas, evitan la formación de microcristales y la deshidratación celular. Sin embargo, el DMSO produce algunos efectos adversos, por lo que cuando la muestra se descongela para su uso clínico, suele ser recomendable eliminarlo mediante procedimientos de lavado celular[38]. A este respecto se han publicado procedimientos de lavado automáticos o semiautomáticos, como el desarrollado por nosotros, que no

alteran la funcionalidad de las células madre y no afectan a su capacidad de implante[39].

Una de las cuestiones fundamentales es cuanto tiempo pueden mantenerse las células criopreservadas, existiendo la unánime idea de que la duración puede ser indefinida. Teniendo en cuenta que la sangre del cordón umbilical se viene almacenando desde 1989, los datos disponibles no permiten retrotraese más en el tiempo, pero Broxmeyer y cols han demostrado la recuperación funcional de progenitores hematopoyéticos y células madre en la sangre del cordón umbilical humano criopreservada durante 15 años[40].

Clásicamente se ha considerado que las células sólo pueden someterse a criopreservación una vez, es decir, que tras haber sido descongeladas, no podrían volver a congelarse de nuevo. De hecho en la actualidad no se admite la posibilidad de realizar un trasplante con una unidad congelada dos veces. Esto supone una considerable limitación, que obliga a utilizar toda la muestra en un solo procedimiento, impidiendo en teoría conservar una parte para otras aplicaciones. Sin embargo, recientemente el grupo de Gunetti y cos ha conseguido validar un procedimiento de re-congelación de sangre del cordón umbilical en condiciones de buena práctica de fabricación (GMP). Este hallazgo ofrece nuevas opciones tanto para aplicaciones en trasplante como en medicina regenerativa, ya que permite descongelar unidades que están actualmente almacenadas, fraccionarlas para su utilización parcial y recongelarlas para ulteriores aplicaciones[41].

EXPANSIÓN DE CÉLULAS DEL CORDÓN UMBILICAL

Tal como se refirió anteriomente, la utilización de la sangre del cordón umbilical un el trasplante hematopoyético requiere disponer de un número mínimo de células madre que aseguren el implante. Esta cifra depende del peso del receptor, lo que supone una dificultad en pacientes adultos. Por ello se han desarrollado numerosas iniciativas encaminadas a tratar de incrementar el contenido en células madre mediante manipulación «in vitro», empleando diversas combinaciones de citokinas y factores de crecimiento. Los experimentos iniciales mostraron la factibilidad de expandir progenitores comprometidos a linajes determinados, en proceso ya de maduración y diferenciación. Sin embargo la expansión real de las verdaderas células madre no ha resultado tan sencilla. Considerando que uno de los principales problemas del trasplante hematopoyético con SCU es la lentitud del prendimiento plaquetario, se han iniciado numerosos proyectos encaminados a incrementar el componente de progenitores megacariocíticos. El grupo canadiense de Edmonton, comprobó que los progenitores megacariocíticos de la SCU expandidos con trombopoyetina e interleukina-3 mantenían su capacidad de anidamiento[42]. Las estrategias fundamentales de expansión han ido encaminadas a definir la combinación idónea de citokinas[43], a desarrollar sistemas de cultivo tridimensional en biorreactores[44], y a modular la expresión de genes que regulan la proliferación celular. Así, Rizo y cols , en un modelo clínicamente relevante, han demostrado que la expresión forzada del gen BMI1 en las células CD34+ de la SCU facilita la autorrenovación y el mantenimiento a largo plazo de las células madre hematopoyéticas[45]. También se ha comprobado que el co-cultivo con poblaciones de células mesenquimales del estroma mejora las posibilidades de expansión de la SCU[46].

CONSIDERACIONES FINALES

De todo lo anteriormente expuesto se deduce que la sangre del cordón umbilical posee una exquisita variedad de subpoblaciones de células madre y progenitores de distintas estirpes. Las células madre hematopoyéticas (HSC), las células madre mesenquimales (MSC), las células progenitoras multilinaje (MLPC), los progenitores endoteliales (EPC), las células madre muy pequeñas semejantes a las embrionarias (VSEL) y las células madre somáticas sin restricción (USSC), constituyen una fuente de extraordinaria versatilidad que las convierte en candidatas ideales para aplicaciones no ya futuras, sino actuales en el campo del trasplante, la terapia celular y la medicina regenerativa.

ASPECTOS LEGALES DE LA OBTENCIÓN Y UTILIZACIÓN DE LAS CÉLULAS DE LA SANGRE DEL CORDÓN UMBILICAL

Las actividades relativas a la obtención, procesamiento, almacenamiento y utilización de las células madre de la sangre del cordón umbilical, se encuadran dentro de un marco normativo bien definido cuyo conocimiento resulta especialmente relevante para las personas que trabajan en este campo[47].

La Ley 14/1986, de 25 de abril, General de Sanidad, en su artículo 40, apartado 6, encomienda *a la Administración del Estado, sin menoscabo de las competencias de las Comunidades Autónomas, la reglamentación y autorización de las actividades y los almacenes dedicados a la distribución mayorista de medicamentos y «demás productos y artículos sanitarios»*, incluyendo aquellos *«que, al afectar al ser humano, pueden suponer un riesgo para la salud de las personas»* (entre los cuales sin duda se encuentra la sangre procedente del cordón umbilical).

La Ley 41/2002, de 21 de noviembre, básica reguladora de la autonomía del paciente y de derechos y obligaciones en materia de información y documentación clínica, dispone en su artículo 2.2 que *«toda actuación en el ámbito de la sanidad requiere, con carácter general, el previo consentimiento de los pacientes o usuarios»* y aclara que *«el consentimiento, que debe obtenerse después de que el paciente reciba una información adecuada, se hará por escrito en los supuestos previstos en la Ley»*.

La disposición adicional segunda de la Ley 30/1979, de 27 de octubre, sobre extracción y trasplante de órganos dice que *«la presente Ley no será de aplicación a la utilización terapéutica de la sangre humana y sus derivados»*, pero añade que, *«sin embargo, su reglamentación se inspirará en los principios informadores de esta Ley»*. Por consiguiente, la norma proyectada debe inspirarse en los principios informadores de la Ley 30/1979.

Con carácter más específico, el Real Decreto 411/1996, de 1 de marzo, por el que se regulan las actividades relativas a la utilización clínica de tejidos humanos, norma actualmente derogada por el Real Decreto 1301/2006, de 10 de noviembre, por el que se establecen las normas de calidad y seguridad para la donación, la obtención, la evaluación, el procesamiento, la preservación, el almacenamiento y la distribución de células y tejidos humanos y se aprueban las normas de coordinación y funcionamiento para su uso en humanos – reguló específicamente la actividad de implantación de progenitores hematopoyéticos, incluyendo entre ellos expresamente la sangre procedente del «cordón umbilical» (apartado 1 del Anexo).

En particular, el apartado 1 del Anexo del Real Decreto 411/1996, de 1 de marzo, en sus letras a) a m), estableció los requisitos mínimos comunes exigidos a los centros para que estos pudieran obtener la autorización para las «actividades de implantación» de «progenitores hematopoyéticos» procedentes del «cordón umbilical».

Por otro lado, debe repararse en la Directiva 2004/23/CE del Parlamento Europeo y del Consejo, de 31 de marzo de 2004, relativa al establecimiento de normas de calidad y de seguridad para la donación, la obtención, la evaluación, el procesamiento, la preservación, el almacenamiento y la distribución de células y tejidos humanos. Efectivamente, en el ámbito de aplicación de la Directiva se incluye el almacenamiento de células y tejidos humanos, así como de productos elaborados derivados de células y tejidos humanos destinados a su aplicación en el ser humano. Como se aclara en el Considerando 7 de la Directiva, esta «se debe aplicar a los tejidos y células, incluidas las células progenitoras hematopoyéticas de sangre periférica, del cordón umbilical (sangre) y de la médula ósea». Los Depósitos de sangre de cordón umbilical que el Decreto proyectado regula son, en la Directiva, «establecimientos de tejidos» (definidos como «un banco de tejidos, una unidad de un hospital o cualquier otro centro en el que se lleven a cabo actividades de procesamiento, preservación, almacenamiento o distribución de células y tejidos humanos»).

En cuanto al régimen de los establecimientos de tejidos, en la Directiva se regula su autorización (exigiendo que se refiera a las actividades que puede emprender, a las condiciones que debe cumplir y a los métodos de preparación de tejidos y células que el establecimiento puede aplicar: artículo 6), se les imponen obligaciones de registro e informe anual de actividades (este último accesible al público: artículo 10), se obliga a las autoridades competentes a llevar un registro de establecimientos de tejidos (ibidem) y se imponen determinadas obligaciones relativas a la gestión de la calidad (artículo 16), a la necesidad de designar una persona responsable que debe reunir determinados requisitos (artículo 17) y al personal de que deben disponer (artículo 18).

Con respecto a las células y a los tejidos almacenados (entre los que se encuentra la sangre procedente del cordón umbilical) y a los procesos relativos a estos, se establecen determinados principios en relación con su donación (artículo 12, que incluye la regulación de la publicidad), se menciona la necesidad de consentimiento o autorización del donante (artículo 13), se regula de forma completa la trazabilidad de células y tejidos (artículos 8 y 25), así como la notificación de los efectos y las reacciones adversas graves (artículo 11), se garantiza expresamente la protección de los datos y la confidencialidad (artículo 14), se establecen los criterios de selección, evaluación y obtención de tejidos (artículo 15, en el que se aclara que en el caso de donaciones autólogas deben aplicarse «criterios para la selección del donante de células o tejidos»), las pruebas de laboratorio a que hay que someter los tejidos o células tras su recepción (artículo 19), el procesamiento posterior de las células o tejidos (artículo 20), sus condiciones de almacenamiento (artículo 21), su etiquetado, documentación y acondicionamiento (artículo 22). Se prevé que determinados criterios de carácter técnico (los contemplados en el artículo 28, al que se remite por ejemplo el artículo 15) sean establecidos por un Comité (artículo 29).

También son objeto de regulación en la Directiva la distribución de células y tejidos por el establecimiento de tejidos (artículo 23) y su importación y exportación (artículo 9), la inspección y control de las obligaciones que deben imponerse con arreglo a aquella (artículo 7) y las sanciones que deben preverse (artículo 27).

La Directiva 2004/23/CE del Parlamento Europeo y del Consejo, de 31 de marzo de 2004, ha sido incorporada a nuestro ordenamiento jurídico interno mediante la promulgación del Real Decreto 1301/2006, de 10 de noviembre, por el que se establecen las normas de calidad y seguridad para la donación, la obtención, la evaluación, el procesamiento, la preservación, el almacenamiento y la distribución de células y tejidos humanos y se aprueban las normas de coordinación y funcionamiento para su uso en humanos, norma ésta en la que se pone de manifiesto que el trasplante de células y tejidos humanos es un área de la Medicina que ha experimentado un enorme crecimiento en los últimos años y está proporcionando grandes posibilidades terapéuticas para muchos pacientes y que su creciente utilización clínica requiere la aprobación de una norma que participe de los principios de voluntariedad, anonimato entre donante y receptor, altruismo y solidaridad que caracterizan el modelo de trasplantes del Sistema Nacional de Salud y que recoja los avances técnicos y científicos producidos en esta materia, al tiempo que prevea los sistemas de control de los procesos que se suceden desde la obtención de las células y tejidos hasta su implantación, y las condiciones que deben reunir los centros y unidades de obtención y aplicación y los establecimientos de tejidos. Todo ello con el objetivo de asegurar la calidad y la seguridad de las células y tejidos utilizados que eviten la transmisión de enfermedades y faciliten su utilización terapéutica. Además, este Real Decreto contempla que la disponibilidad de células y tejidos humanos con fines terapéuticos depende, en gran medida, de la disposición de los ciudadanos a hacer efectivas las donaciones, de ahí que, como se ha recomendado reiteradamente a los Estados miembros desde las instituciones de la Unión Europea, se promueva la existencia de sistemas y canales de información precisos sobre la donación de estas células y tejidos,

así como de criterios transparentes y objetivos de acceso a estas células y tejidos sobre la base de una evaluación objetiva de las necesidades médicas, y se fomente una participación destacada del sector público y de las organizaciones sin ánimo de lucro en la prestación de los servicios de utilización de células y tejidos humanos.

Los principios de este Real Decreto se deben aplicar a todos los tejidos y células humanas, incluyendo las células progenitoras hematopoyéticas de sangre periférica, cordón umbilical o médula ósea; las células reproductoras, excepto en los aspectos regulados en la Ley 14/2006, de 26 de mayo, sobre técnicas de reproducción humana asistida; las células y tejidos fetales, y las células troncales adultas y embrionarias cuando su finalidad sea el uso terapéutico o la aplicación clínica.

Quedan excluidos, sin embargo, la sangre y los productos sanguíneos, a excepción de las células progenitoras hematopoyéticas y los órganos humanos. Tampoco cubre los procedimientos de investigación con células y tejidos que no incluyan una aplicación en el cuerpo humano (investigación in vitro o en modelos animales), ya que sólo se exigirán las normas de calidad y de seguridad que en el Real Decreto se recogen, a aquellos tejidos y células que se utilicen en ensayos clínicos con aplicaciones en seres humanos.

Esta norma prevé, además, la posibilidad de que existan establecimientos entre cuyas actividades figure la preservación de células y/o tejidos para un eventual uso autólogo. Aunque no existe una base científica actual ni respaldo de las instituciones europeas a dicha práctica, se ha considerado necesario regularla dada la presencia y progresiva implantación de este tipo de establecimientos en los países de nuestro entorno. Este Real Decreto establece las condiciones que tales establecimientos deben cumplir.

En la redacción de este Real Decreto se han tenido en cuenta la Carta de Derechos Fundamentales de la Unión Europea y el Convenio del Consejo de Europa para la protección de los derechos humanos y la dignidad del ser humano respecto de las aplicaciones de la biología y la medicina, suscrito en Oviedo el día 4 de abril de 1997, y que entró en vigor en España el 1 de enero de 2000. Desde el punto de visto del ordenamiento jurídico interno, en el tratamiento de los datos personales que sean procesados en aplicación de los principios desarrollados en este Real Decreto se ha considerado lo dispuesto en la Ley Orgánica 15/1999, de 13 de diciembre, de Protección de Datos de Carácter Personal, y desde el punto de vista del régimen de los derechos que pudieran verse afectados, la referencia necesaria ha sido la Ley 41/2002, de 14 de noviembre, básica reguladora de la autonomía del paciente y de derechos y obligaciones en materia de información y documentación clínica.

Por último, en el análisis normativo de la materia ha de citarse lo dispuesto en la Ley 14/2007, de 3 de julio, de Investigación Biomédica, norma ésta que matiza que la investigación biomédica a la que se refiere abarca la investigación básica y la clínica con exclusión de los ensayos clínicos con medicamentos y el implante de órganos, tejidos y células, que se regirán por normativa específica y, respecto al sistema de garantías, se recoge una relación precisa que pone los límites del principio de libertad de la investigación en la defensa de la dignidad e identidad del ser humano y en la protección de su salud, y se regulan de manera específica el consentimiento informado y el derecho a la información, la protección de datos personales y el deber de confidencialidad, la no discriminación por motivos genéticos o por renuncia a la práctica de un análisis genético o a la participación en una investigación, la gratuidad en la donación y utilización de muestras biológicas, la garantía de la trazabilidad y la seguridad en el uso de las células, tejidos y cualquier material biológico de origen humano y, por último se establecen los límites que deben respetarse en los análisis genéticos.

El régimen de obtención, conservación, uso y cesión de muestras biológicas es, asimismo, objeto de una regulación detallada en el capítulo tercero de este título. Como es lógico, el marco jurídico gira de nuevo en torno al consentimiento del sujeto fuente de la muestra y a la información

previa que a este respecto debe serle suministrada. En cuanto a la disyuntiva sobre la posibilidad de otorgar un consentimiento completamente genérico o bien específico sobre el uso o posteriores usos de la muestra, la Ley ha optado por un régimen intermedio y flexible, en el sentido de que el consentimiento inicial puede cubrir, si así se ha previsto en la información proporcionada previamente al sujeto fuente, investigaciones posteriores relacionadas con la inicial, incluidas las investigaciones que puedan ser realizadas por terceros y las cesiones a éstos de datos o muestras identificados o identificables. De todos modos, se ha previsto un régimen transitorio respecto a las muestras biológicas obtenidas con cualquier finalidad con anterioridad a la entrada en vigor de esta Ley, con el propósito de no entorpecer su uso para la investigación, velando al mismo tiempo por los intereses de los sujetos fuente de aquéllas.

En estrecha relación con la utilización de muestras de origen humano, la Ley define y aclara el estatuto jurídico de los biobancos y los diferencia de otras colecciones de muestras biológicas que pudieran existir con fines de investigación biomédica, sin perjuicio de que en ambos casos deba procederse a su inscripción en el Registro Nacional de Biobancos. Se establece el sistema de registro único, cualquiera que sea la finalidad del banco, incluidos los propósitos de uso clínico en pacientes, de forma exclusiva o compartida con los de investigación, y sin perjuicio de las medidas específicas que deban desarrollarse reglamentariamente para el funcionamiento de cada banco según su respectiva naturaleza y fines. Se fija además que la autorización de la creación de biobancos corresponderá a los órganos competentes de la comunidad autónoma correspondiente, a salvo de las iniciativas que pueda tomar el Instituto de Salud Carlos III sobre la creación de Bancos Nacionales de muestras biológicas con fines de investigación en atención al interés general, en cuyo caso la autorización corresponderá al Ministerio de Sanidad y Consumo.

En conclusión, la sangre del cordón umbilical constituye un complejo entramado de poblaciones celulares con un alto potencial terapéutico, cuya obtención y utilización están reguladas por una meticulosa normativa legal que tanto el médico clínico como el investigador básico deben conocer.

BIBLIOGRAFÍA

1. Knudtzon S: In vitro growth of granulocytic colonies from circulating cells in human cord blood. Blood 43:357, 1974.

2. Nakahata T, Ogawa M: Hemopoietic colony-forming cells in umbilical cord blood with extensive capability to generate mono and multipotent hemopoietic progenitors. J Clin Invest, 1982; 80:1324.

3. Broxmeyer HE, Douglas GW, Hangoc G, Cooper S, Bard J, English D, Arny M, Thomas L, Boyse EA: Human umbilical cord blood as a potential source of transplantable hematopoietic stem/progenitor cells. Proc Natl Acad Sci USA 1989; 86:3828.

4. Koike K: Cryopreservation of pluripotent and committed hemopoietic progenitor cells from human bone marrow and cord blood. Acta Paediatr Japan1983; 25:275, 983.

5. Boyse EA, Broxmeyer HE, Douglas GW: Preservation of fetal and neonatal hematopoietic stem and progenitor cells of the blood. U.S. Patent 5,004,681 4/02/1991.

6. Gluckman E, Broxmeyer HE, Auerbach AD, Friedman H, Douglas GW, DeVergie A, Esperou H, Thierry D, Socie G, Lehn P, Cooper S, English D, Kurtzberg J, Bard J, Boyse EA: Hematopoietic reconstitution in a patient with Fanconi anemia by means of umbilical-cord blood from an HLA-identical sibling. N Engl J Med 32 I:1174. 1989.

7. Zhao Y, Eang H, Mazzone T. Identification of stem cells from human umbilical cord with embryonic and hematopoietic characteristics. Exp Cell Res. 2006, 312:2454-64.

8. Cairo MS, Wagner EL, Fraser J, et al. Characterization of banked umbilical cord hematopoietic progenitor cells and lymphocyte subsets and correlation with ethnicity, birth weight, sex and type of delivery: A Cord Blood Transplantation (COLBT) Study report. Transfusion 2005; 45:856-866.

9. -Manegold G, Meyer-Monard D, Tichelli A, Pauli D, Holzgreve W, Troeger C. Cesarean section due to fetal distress increases the number of stem cells in umbilical cord. Transfusion 2008;Jan 15 (epub ahead of print).

10. Aroviita P, Teramo K, Hiilesmaa V, Kekomäki R. Cord blood hematopoietic progenitor cell concentration and infant sex. Transfusion 2005;45:613-621.

11. Solves P, Mirabet V, Perales A, Soler MA. Newborn's sex and hematopoietic progenitor cell content of cord blood. Transfusion 2005;45:1828.

12. Nakagawa R, Watanabe T, Kawano Y, Kanai S, Suzuya H, Kaneko M, Watanabe H, Okamoto Y, Kuroda Y, Nakayama T. Analysis of maternal and neonatal factors that influence the nucleated and CD34+ cell yield for cord blood banking. Transfusion. 2004 Feb;44(2):262-267.

13. Broxmeyer HE. Biology of cord blood cells and future prospects for enhanced clinical benefit. Cytotherapy 2005;7:209-218.

14. Dominici M, Le Blanc K, Mueller I et al. Minimal criteria for defining multipotent mesenchymal stromal cells. The International Society for Cellular Therapy position statement. Cytotherapy 2006;8:315-317.

15. Lakshmipathy U, Hart R. MicroRNA expression in multipotent mesenchymal stromal cells. Stem Cells 2008;26:356-363.

16. Karahuseynoglu S, Kocaefe C, Balci D, Erdemli E, Can A. Functional structure of adipocytes differentiated from human umbilical cord stroma-derived stem cells. Stem cells 2008; 26:682-691.

17. Bieback K, Klüter H. Mesenchymal stromal cells from umbilical cord blood. Curr Stem Cell Res Ther 2007; 2:310-23.

18. Sueblinvong V, Loi R, Eisenhauer PL, Bernstein, IM, Suratt BT, Spees JL, Weiss DC. Derivation of lung epithelium from human cord blood-derived mesenchymal stem cells. Am J Respir Crit Care Med 2008; 177:701-711.

19. Dai Y, Li J, Li J, Dai G, Mu H, Wu Q Hu, Cao Q. Skin epithelial cells in mice from umbilical cord blood mesenchymal stem cells. Burns 2007;418-428.

20. Liu M, Han ZC. Mesenchymal stem cells: Biology and clinical potential in Type 1 diabetes therapy. J Cell Mol Med 2008;feb 24 (Epub ahead of print).

21 Knippenberg S, Thau N, Schwabe K, Dengler R, Schambach A, Hass R, Petri SIntraspinal injection of human umbilical cord blood-derived cells is neuroprotective in a transgenic mouse model of amyotrophic lateral sclerosis. Neurodegener Dis. 2012;9(3):107-20.

22. Van de Ven C, Collins D Bradley MB, Morris E, Cairo MS. The potencial of umbilical cord blood multipotent ítem cells for nonhematopoietic tissue and cell regeneration. Exp Hematol 2007:1753-1765.

23. Bonanno G, Mariotti A, Procoli A, Corallo M, Rutella S, Pessina G, Scambia G, Mancuso S, Pierelli L. Human cord blood CD133+ cells immunoselected by a clinical-grade apparatus differentiate in vitro into endothelial and cardiomyocyte-like cells. Transfusion 2007;47:280-289.

24. Schmidt D, HoerstrupSP.Tissue engineered heart valves based on human cells Swiss Med Wkly 2005;135:618-623.

25. Fang, Xie S, Wang S, Gao H, Wu C and Pan L. Construction of tissue-engineered heart valves by using decellularized scaffolds and endothelial progenitor cells Chin Med J 2007; 120 (8): 696-702.

26. Engineered Living Blood Vessels: Functional Endothelia Generated From Human Umbilical Cord-Derived Progenitors. Schmidt D, Asmis LM, Odermatt B, Kelm J, et al. Ann Thorac Surg 2006;82:1465-71.

27. L'Heureux N, McAllister TN, de la Fuente LM. Tissue engineered blod vessels for arteria revascularization. N Engl J Med 2007;357:1451-53.

28. Kucia M, Halasa M, Wysoczynski M, Baskiewicz-Masiuk M *et al*. Morphological and molecular characterization of novel population of CXCR4+ SSEA4+ Oct-4+ very small embryonic-like cells purified from human cord blood. Leukemia 2007; 21:297-303.

29. Ratajczak MZ, Zuba-Surma EK, Machalinski B, Kucia M. J Appl Genet. Bome Marrow derived stem cells-our key to longevity? J Appl Genet 2007; 48:307-319.

30. Zuba-Surma EK, Kucia M, Andel.Latif A, *et al*. Morphological characterization of very small embryonic-like stem cells (VSELs) by image stream system analysis. J Cell Mol Med 2008; 12:292-303.

31. McGuckin CP, Forraz N. Cell. Prolif. 2008; 41(suppl1):31-40.

32. Kögler G, Sensken S, Airey JA, *et al*. A new human somatic stem cell from placental cord blood with intrinsic pluripotent differentiation potential. J. Exp. Med 2004; 200:125-135.

33. Kögler G, Sensken S, Wernet P. Comparative generation and characterization of pluripotent unrestricted somatic stem cells wit mesenchimal stem cells from umbilical cord. Exp Hematol 2006; 1589-1595.

34. Fallahi-Sichani M, Soleimani M, Najafi SM, Kiani J, Arefian E, Atáis A. Cell Biol Int 2007;31:299-303.

35. Sensken S, Waclawczyk S, KnauppAS, TrappT, Enczmann J, Wernet P, Kögler G. In vitro differentiation of human cord blood-derived unrestricted somatic stem cells towards an endodermal pathway. Cytotherapy 2007; 9:362-378.

36. Chan SL, Coi M, Wnendt S, Krauz M, Teng E, Leong HF, Merchav S. Stem Cells 2007; 25:529-536.

37. Perez-Oteyza J, Bornstein R, Corral M, *et al*. Controlled-rate versus uncontrolled-rate cryopreservation of peripheral blood progenitor cells: A prospective multicenter study. Haematologica 1998;83:1001-1005.

38. Berz D, McCormack EM, Winer ES, Colvin GA, Quesenberry PJ. Cryopreservation of hematopoietic stem cells. Am J Hematol 2007;82:463-472.

39. Ramos Oliva P, Ramos Oliva ML, Larrea L, Roldan E, Garcia Laraña J, Perez-Oteyza J. Renoval of dimethyl-sulfoxide prior to reinfusion of frozen-thawed leukaphereses products does not preclude engraftment. Bone Marrow Transplant 2007;37(sup1):182.

40. Broxmeyer HE, Srour EF, Hangoc G, Cooper S, Anderson SA, Bodine DM. High-efficiency recovery of functional hematopoietic progenitor and stem cells from human cord blood cryopreserved for 15 years. Proc Natl Acad Sci USA 2003;100:645-650.

41. Gunetti M, Ferrero I, Rusticheli D, *et al*. Refreezing of cord blood hematopoietic stem cells for allogeneic transplantation: In vitro and in vivo validation of a clinical phase I/II protocol en European and Italian Good Manufacturing Practice conditions. Exp Hematol 2008:235-243.

42. Shirvaikar N, Reca R, Jalili A, *et al*. CFU-megacaryocitic progenitors expanded ex vivo from cord blood maintain their in Vitro homing potential and Express matrix metalloproteinases. Cytotherapy 2008; 10:182-192.

43. Madkaikar M, Ghosh K, Gupta M, Swaminathan S, Mohanty D. Ex vivo expansion of umbilical cord blood stem cells using different combinations of cytokines and stromal cells. Acta Haematol 2007; 118:153-159.

44. Astori G, Largherro J, Bonfini T, *et al*. Ex vivo expansion of umbilical cord blood CD34 cells in a closed system: a multicentric study. Vox Sang. 2006:90:183-190.

45. Rizo A, Dontje B, Vellenga E, de Haan G, Schuringa JJ. Long-term maintenance of human hematopoietic stem/progenitor cells by expression of BMI1. Blood 2008;111:2621-30.

46. Robinson SN, Ng J, Niu T, *et al*. Superior ex vivo cord blood expansion following co-culture with bone marrow-derived mesenchymal stem cells. Bone Marrow Transplant. 2006:359-366.

47. De Lorenzo O. Normativa legal y bancos de sangre de cordón umbilical. En: Células madre de cordón umbilical y Medicina Regenerativa, Madrid : CEU Ediciones, 2008., pág. 103-117. ISBN 978-84-92456-12-3-0.

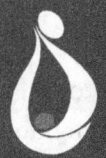

Proyecto Docente "Ágora Médica" (www.agoramedica.com)
Campus online de Medicina Materno-Fetal «Caldeyro Barcia»
Diplomado en «Demandas Judiciales en Medicina»
Módulo II. Formación Legal del Médico
Unidad 10. ¿Qué de positivo tiene para un País que haya Demandas Judiciales...

10

¿Qué de positivo tiene para un País que haya Demandas Judiciales en Medicina?

Manuel Gallo

ÍNDICE

INTRODUCCIÓN

¿Qué país tiene la mejor asistencia sanitaria del mundo, donde solemos acudir cuando hay un problema de salud importante? Los Estados Unidos.

¿Qué país tiene la mayor incidencia de demandas Judiciales contra los médicos, en el mundo? Los Estados Unidos.

Por el contrario ¿Qué países tienen la peor asistencia sanitaria del mundo? Los países del tercer mundo. ¿Qué países tienen la menor incidencia de demandas Judiciales contra los médicos, en el mundo? Los países del tercer mundo.

Esta relación directa ¿es una casualidad o una causalidad? Yo estoy convencido que es una causalidad, aunque lógicamente no solo depende la asistencia sanitaria de las demandas judiciales, sino que esta es el final de un largo camino en el que intervienen factores socioculturales y económicos de muy diverso origen.

La mejora de la asistencia sanitaria en relación con las demandas judiciales contra los médicos, esta motivada por 3 razones fundamentales:

a) Aumenta el conocimiento por parte de los médicos de temas médico-legales.
b) Familiarizarse con las técnicas clínicas y asistenciales.
c) Conocimiento de temas de ética en Medicina.

Veamos cada uno de ellos.

AUMENTA EL CONOCIMIENTO POR PARTE DE LOS MÉDICOS DE TEMAS MÉDICO-LEGALES.

Eliminar el término "Error médico"

Hay que ir desterrando el término de "error médico" sobre todo de cara a los pacientes, los juristas y a la sociedad, y sustituyéndole por el de "resultado desfavorable", que es mucho más correcto, desde el punto de vista de la semántica, ya que el resultado desfavorable no implica necesariamente un error médico. Lamentablemente para todos, los resultados desfavorables, van a seguir existiendo en nuestra especialidad y en Medicina. Es Ley de vida. Los médicos somos humanos y no Dioses.

El medico tiene la obligación de aplicar la Lex Artis, no la de curar al enfermo, ya que en el proceso de curación intervienen muchos factores y no solo la actuación del medico (biología y genética de la persona, condiciones sociales y económicas, psicología, etc)

Aplicar la "Lex Artis"

La obligación del médico no es curar al enfermo (en la curación de un enfermo influyen muchos factores que se escapan del acto médico), sino actuar con diligencia, es decir aplicando la "lex artis". Nuestra obligación no es de resultados, sino de medios.

La "lex artis" normalmente está desarrollada en los protocolos médicos, esto es, en procedimientos o actuaciones universalmente aceptados en los que se fijan las reglas básicas de actuación que todo profesional medianamente cualificado ha de seguir ante las circunstancias en ellos previstas.

La "lex artis ad hoc". Es la actuación exigible en un supuesto concreto, en un servicio médico concreto, con unos medios materiales y humanos concretos, y con las concretas circunstancias del paciente a tratar.

Eliminar la terminología negativa

Tenemos que acostumbrarnos a eliminar toda terminología negativa en el uso de conceptos y términos al hablar y también al escribir en la historia clínica.

Informar correctamente a la Paciente y entregar el Documento de Consentimiento Informado

Igualmente, los médicos y personal sanitario debemos tener en cuenta otro factor fundamental: Una historia clínica legible y bien cumplimentada, con informes completos, hora de inicio y finalización del acto médico, informes de pruebas diagnósticas complementarias y documento de consentimiento informado, es la mejor aliada del médico y una historia clínica mal cumplimentada es el peor enemigo del profesional sanitario.

Aumentar la formación Médico-Legal del medico por parte de las Sociedades Científicas

Este punto es muy importante y debería incluirse dentro de los programas de formación continuada de los médicos: Publicaciones, Cursos, Conferencias, Guías Clínicas, Protocolos, etc.

Las Sociedades Científicas deben actuar de forma activa en este tema de las Demandas Judiciales y no permanecer al margen de ellas. La SEGO en España es un verdadero ejemplo de cómo se debe enfocar este problema desde una Sociedad Cientifica.

Aumentar la formación Médico-Legal del medico por parte de las Webs Científicas

Todo lo que sea formación, será bienvenido. En nuestra web: www.agoramedica.com tenemos un apartado dedicado precisamente a este tema.

Respetar la Ley de Protección de Datos

Es muy importante que la conozcamos y respetemos, ya que podemos vernos en un problema muy importante en caso contrario.

Mucho cuidado si utilizamos internet y e-mail para comunicarnos con nuestras pacientes, ya que hay una ley sobre ello y debemos conocerla. El e-mail con nuestras pacientes es parte de la historia clínica y tenemos que actuar en consecuencia.

PERFECCIONAR TEMAS CLÍNICO-ASISTENCIALES

Como por ejemplo lo siguiente.

Dar la importancia que se merece a nuestro trabajo clínico

Por ejemplo, en el caso de Ecografía de Diagnostico Prenatal, hemos de considerarla tan importante como una RMN o un TAC, ya que estamos haciendo una ecografía en una época del embarazo fundamental para diagnosticar o descartar una malformación fetal, con un gran componente legal.

Exactamente en cualquier otra actividad que realicemos en nuestra practica clínica diaria, ya que del éxito que obtengamos dependerá el beneficio del paciente y también del nuestro, evitando las demandas judiciales.

Conocer la importancia de una historia clínica bien cumplimentada

Una historia clínica legible y bien cumplimentada, con informes completos, hora de inicio y finalización del acto médico, informes de pruebas diagnósticas complementarias y documento de consentimiento informado, es la mejor aliada del médico y una historia clínica mal cumplimentada es el peor enemigo del profesional sanitario.

Protocolizar la actividad medica por parte de las sociedades clínicas

Es una de las funciones fundamentales de una sociedad cientifica, elaborar los protocolos de esa sociedad, con colaboración de un grupo de miembros destacados de la misma.

Todas las grandes sociedades los tienen y son tremendamente útiles para la defensa de un medico, ya que cuando el medico ha seguido el protocolo de una sociedad científica, difícilmente es condenado en una demanda judicial.

Recordemos la famosa frase de D. Gregoria Marañón: "No hay enfermedades sino enfermos". Es el ejemplo mas claro de porque a veces seguir un protocolo correctamente no cura la enfermedad (pero si puede eximir de culpa legal en una demanda judicial) ya que esta depende del enfermo y sus circunstancias. José Ortega y Gasset decía una de las frases que mas me han impactado en la vida: "Yo soy yo y mi circunstancia". La circunstancia que rodea al enfermo es a veces mucho más importante que el medico, para curar la enfermedad.

Aumentar la relación entre los médicos y la Gerencia y Dirección Médica del Hospital

Siempre una buena relación entre ambos estamentos será positiva para todos y evitará demandas judiciales. Un hospital debe tener una Gerencia de Riesgos, para llegar a acuerdos económicos con pacientes en los que haya habido un resultado desfavorable y haya una causa clara que lo explique.

Aumentar el numero de autopsias en Sanidad

Las autopsias son en muchos países un índice de calidad asistencial sanitaria y a mayor numero de autopsias, mayor calidad asistencial.

Debemos conseguir el consentimiento informado para la autopsia y recordar que en los casos perinatales, el feto debe ir siempre acompañado de la placenta. Una buena autopsia, generalmente va en defensa del acto médico.

FAMILIARIZARSE CON TEMAS ÉTICOS EN MEDICINA

Actuar con ética ante las nuevas tecnologías

Se ha avanzado vertiginosamente en tecnología, pero se ha perdido lastimosamente la relación humana del médico con el paciente.

Según dice el Prof. Karchmer, en los últimos cuarenta años se ha observado un progreso notable en el campo de las ciencias biomédicas y de la tecnología, y ello ha obligado al médico a enfrentarse a las nuevas situaciones éticas de ángulos muy distintos a los contemplados en forma tradicional.

Estas adquisiciones, en virtud de los aspectos envueltos, han estimulado la intervención simultánea de diversos pensadores fuera del campo de nuestra profesión: científicos de otras disciplinas, juristas, filósofos, teólogos, escritores y periodistas. Al médico le conciernen en forma muy particular estos problemas, ya que en numerosas instancias actúa como elemento intermediario o de enlace entre la teoría y la práctica, entre las normas aceptadas por la sociedad y las específicas.

Es evidente que aparte de sus deberes frente a la ciencia los médicos tienen una responsabilidad en relación con la utilización tecnológica que se está haciendo de los progresos científicos.

Por otro lado, en otro orden de ideas, nuestras escuelas de medicina han descuidado la formación ética y moral de los que se preparan para el ejercicio de dicha profesión. Es obvio que la educación moral y ética requerida por nuestros futuros profesionales médicos no se suple adecuadamente con la consideración (en forma tan accesoria) de algunos temas deontológicos dentro del programa correspondiente a otra disciplina.

Los médicos jóvenes inquieren, angustiados, acerca de cuál debe ser la conducta correcta ante determinadas situaciones por no hallar la respuesta en obras tradicionales a su alcance o por las confusiones derivadas del carácter contradictorio de las opiniones emitidas por profesionales de «experiencia» a quienes han consultado. Aun en la era actual muchos profesionales expresan reservas acerca de la necesidad y validez de los códigos y libros destinados a pautar la norma de actuación médica.

Marañón decía que solamente el que habla y que lleva largos años no teorizando desde su despacho, sino luchando día tras día con los conflictos que suscita la relación con los que sufren, la convivencia con otros médicos, con la familia de los propios enfermos, etc., no suscita un eco de recelo en los que le escuchen.

Hace años se escribía que «si un hombre es bueno de corazón, su actuación dentro del grupo social al que pertenece será ética; si es malo de corazón, su actuación no podrá ser ética».

Las nuevas generaciones tienen una gran responsabilidad y la medicina del futuro seguirá orientaciones que ellas decidan si, como decía William Osler, «las filosofías de una era se convierten en el absurdo de la era siguiente; también es cierto que las necedades del ayer pueden ser la inspiración del mañana». Es decir, las nuevas generaciones encontrarán dónde inspirarse, y devoción e idealismo han guiado, tradicionalmente, el ejercicio de nuestra profesión.

Estamos convencidos, continua Karchmer, que ninguna otra profesión se enfrenta como la nuestra a las opciones trágicas, las cuales exigen una acción inmediata y el sacrificio de ciertos principios; opciones trágicas porque ante el conflicto de intereses o de deberes el médico tiene que tomar una decisión y a veces sólo a él compete la decisión final. Seleccionar la opción adecuada exige experiencia, sensibilidad y delicadeza.

Fomentar las reuniones con los distintos departamentos Eticos, Legales y Asistenciales en el Hospital y en la sociedad

Es muy importante que la sociedad y el hospital conozcan nuestros problemas asistenciales. Dentro del hospital, tenemos que promover reuniones con los directores médicos y gerentes, para comentar los problemas asistenciales y sobre todo para exponer las soluciones a dichos problemas

En relación con la sociedad es muy conveniente celebrar reuniones con el estamento judicial, jueces, fiscales, abogados, etc y también con las asociaciones sobre niños con alguna enfermedad relacionada con nuestra especialidad.

Es muy conveniente que ellos conozcan nuestros problemas cotidianos y que nosotros conozcamos su forma de trabajar y pensar.

Actuar siempre con Etica Profesional

Creemos firmemente que los médicos del futuro dispondrán de tremendos recursos. Se preocuparán más que nosotros en desvelar las intimidades del ácido ribonucleico, pero estarán más urgidos que nosotros en el conocimiento integral del ser humano. Serán más competentes para ayudarle, pero también más competentes para dañarle. Con toda seguridad estarán más obligados a la exhortación de Sir Thomas Browne hace dos siglos: «Vive de acuerdo con la ética tradicional y sométete a las reglas clásicas de la honestidad. No pongas nuevos nombres a las nuevas virtudes y vicios. No pienses que la moral es ambulatoria y que los vicios de una edad no son los vicios de la otra, o que las virtudes imperecederas puedan ser derrumbadas por simples opiniones» (sic).

Quien ejerza la medicina afianzado a sólo en su «cruda eficiencia», acogiendo la solución pragmática por la pronta o expedita podrá ser eso, un «crudo eficiente», tan eficiente como un «perro guardián» bien entrenado para asegurar la tranquilidad de nuestra vivienda o proteger nuestros bienes materiales, nunca un «refinado eficiente« dotado de suficiente sensibilidad para ayudar a resolver los delicados e intrincados problemas que afligen a seres humanos.

REFERENCIAS BIBLIOGRÁFICAS

1. Gallo M. Parto Humanizado en el siglo XXI. Amazon. ISBN 9781793104137, 2019.
2. Gallo M. Conceptos Básicos de Monitorización Biofísica fetal. Amazon. ISBN: 9781790849352. 2018.
3. Gallo M. Parto y Parálisis Cerebral Infantil. ¿Mito o Realidad? Amazon. ISBN: 9781731246615. 2018.
4. Gallo M. El Medico y las Demandas Judiciales. Amazon. ISBN: 9781793104830. 2019.
5. Gallo M. El Ginecólogo y las Demandas Judiciales. Orientaciones para evitarlas. Amazon. ISBN: 9781793104625. 2019.

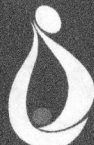

Proyecto Docente "Ágora Médica" (www.agoramedica.com)
Campus Online de Medicina Materno-Fetal «Caldeyro Barcia»
Diplomado en «Demandas Judiciales en Medicina»

Módulo III.
El Perito y el Informe Judicial

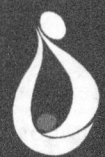

Proyecto Docente "Ágora Médica" (www.agoramedica.com)
Campus online de Medicina Materno-Fetal «Caldeyro Barcia»
Diplomado en «Demandas Judiciales en Medicina»
Módulo III. El Perito y el Informe Judicial
Unidad 11. Características del Perito Judicial

11

Características del Perito Judicial

Manuel Gallo

ÍNDICE

CONCEPTO

El informe pericial médico-legal es un informe técnico, realizado por un Perito oficial y solicitado por alguna de las partes o el propio juzgado, sobre un tema determinado en el ámbito médico, con repercusión judicial.

¿QUIÉN DEBE REALIZARLO?

Debe realizarlo el Perito. Podríamos definir al Perito como «aquella persona que, no siendo parte, en el proceso judicial, elabora un informe a solicitud de alguna de las partes o del propio Juzgado, sobre un hecho para cuya elaboración son necesarios determinados conocimientos técnicos».

El diccionario de la lengua española reconoce tres acepciones para el término *perito*. La primera es la de sabio, experimentado, hábil, práctico en una ciencia o arte. La segunda dice que es el que en alguna materia tiene título de tal, conferido por el Estado y, finalmente, la tercera apunta a quien, poseyendo especiales conocimientos teóricos o prácticos, informa, bajo juramento, al juzgador sobre puntos litigiosos en cuanto se relacionan con su especial saber o experiencia.

El peritaje es de vital importancia en muchos procedimientos judiciales, siendo una labor extraordinariamente delicada y que debe ser desarrollada con el máximo rigor y profesionalidad, para cumplir con su objetivo final, que prevalezca la verdad entre las partes en conflicto.

DERECHOS DEL PERITO

a) Derecho a percibir sus honorarios profesionales.
b) Derecho a solicitar el reconocimiento del paciente y examen de la documentación informes aportados al proceso.
c) Derecho a exponer libremente sus argumentos.
d) Derecho a renunciar al encargo pericial por causa justificada.

e) Derecho a formular alegaciones y a defenderse de las recusaciones y tachas formuladas por las partes.

DEBERES DEL PERITO

a) Aceptación del cargo y prestar juramento.
b) Identificar e informar a la persona que va a ser objeto de la prueba pericial.
c) Presentar el dictamen, elaborado personalmente por él, conforme a las reglas de lealtad, imparcialidad y buena fe, dentro del plazo fijado por el Órgano Judicial.
d) Guardar secreto sobre la actividad pericial desarrollada.
e) Respetar y cumplir el Código de Ética y Deontología Medica y aquellas disposiciones que regulan la actividad pericial.
f) Peritar sobre cuestiones técnicas que sean propias de su especialidad.
g) Colaborar con el Órgano Judicial.
h) Presentar la minuta o factura correspondiente a sus servicios.

PARTES DEMANDANTES DE UNA PERITACIÓN JUDICIAL

Cuando se presenta una demanda ante un juez contra un ginecólogo por una supuesta mala actuación, entre otras fuentes de información que le ayudarán a tomar la decisión final figuran los informes periciales. El perito emite normalmente su informe, según el profesor Fernando Izquierdo, a instancias de tres partes:

Por la parte demandante, el informe tenderá a demostrarle al juez que la actuación fue incorrecta o equivocada

Los informes médicos que suelen aportar los demandantes proceden, en la mayoría de los casos, de peritos que difícilmente, si nos atenemos a las acepciones del diccionario, podrían ser considerados como tales. En pocos casos son ginecólogos, muchas veces son médicos generales, forenses, especialistas en daño corporal, etc. Cuando son de nuestra especialidad, salvo honrosas excepciones, han abandonado el ejercicio profesional para dedicarse a emitir peritaciones, constituyendo esta actividad su fuente de ingresos.

En todos estos supuestos, deberíamos preguntarnos quién les concede la categoría de peritos y por qué los jueces admiten unos informes que, con frecuencia, dejan mucho que desear y se han elaborado a petición de gabinetes jurídicos que suelen trabajar cohesionados con estos médicos y que están especializados en demandas de este tipo.

Por la parte demandada intenta demostrar todo lo contrario, que la actuación fue correcta

En las peritaciones de la parte demandada no es infrecuente que se elija a algún amigo o compañero con más o menos autoridad científica. Es cierto que esta designación puede contribuir a fomentar la idea de corporativismo que se nos achaca. Por lo menos, este segundo grupo de peritos está integrado por especialistas en Obstetricia y Ginecología que están en activo y conocen la especialidad. Es mucho más difícil que se alejen de un informe adecuado, por mucho que conozcan al demandado y de que cobren por la elaboración del informe pericial: siempre tienen la posibilidad de rechazar la petición, ya que los honorarios por realizarla pueden no existir y, además, emitir informes no constituye una actividad incorporada a su quehacer habitual.

Por el Juzgado. Ante esta disparidad de opiniones la Judicatura recaba la opinión de un tercero nombrado por ella, para tener una visión distinta y, supuestamente, imparcial del caso

Este tercer grupo de peritos, recabados por la Judicatura, está formado por médicos forenses y miembros pertenecientes a los Colegios de Médicos, Academias de Medicina y las sociedades científicas

correspondientes. Los médicos forenses pueden ser especialistas en Obstetricia y Ginecología, circunstancia que se da excepcionalmente, pero aun siéndolo, su actividad habitual no es la asistencia clínica.

Nuestra especialidad está cambiando tanto y tan deprisa que es difícil que el médico forense interprete correctamente un registro cardiotocográfico, la actuación adecuada en un carcinoma *borderline* o cuál es el tratamiento indicado en un caso de hiperestimulación ovárica, por poner sólo algunos ejemplos. Con frecuencia los propios forenses piden ayuda para la elaboración de los informes o directamente manifiestan su desconocimiento ante una materia concreta. Los criterios por lo que nombran los peritos los Colegios de Médicos son desconocidos y en algunos casos parece que se eligen entre un grupo de colegiados que se presentan voluntariamente y de forma espontánea para ser nombrados peritos.

La Real Academia de Medicina y Cirugía está integrada por insignes profesionales de todas la especialidades. Hay que suponer que, cuando el informe pericial afecte a nuestra especialidad, se nombra un académico ginecólogo. A la postre son muy pocos y difícilmente podrán asumir toda la ingente tarea solicitada desde los Juzgados.

En España la competencia científica y autoridad moral la tiene la SEGO y sobre estas premisas debe basarse nuestra actuación en esta materia. Posee un banco de peritos de excelencia y, a través de sus sociedades autonómicas, está capacitada para proporcionar allí donde se precise, peritos solventes, independientes y que defenderán los postulados de la buena actuación profesional que quiere la SEGO.

Propugnamos, según el profesor Izquierdo, que, a través de nuestra Sociedad, la Judicatura canalice cada vez un mayor número de peritaciones, ya que la finalidad de nuestros peritos será la de proporcionar información científica a los juzgadores para ayudarles en la difícil tarea de impartir justicia. Evidentemente, la información que se proporcione estará fundamentada en criterios de independencia, honestidad, experiencia y profesionalidad que emanan de la trayectoria profesional de estos peritos y estará basada en los protocolos, documentos de consenso y recomendaciones que elabora la SEGO.

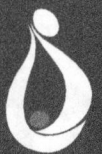

Proyecto Docente "Ágora Médica" (www.agoramedica.com)
Campus online de Medicina Materno-Fetal «Caldeyro Barcia»
Diplomado en «Demandas Judiciales en Medicina»
Módulo III. El Perito y el Informe Judicial
Unidad 12. El Informe Pericial

12

El Informe Pericial

Manuel Gallo

ÍNDICE

PARTES DEL INFORME PERICIAL

Un informe pericial consta de dos partes, de igual relevancia:

Elaboración por escrito del informe pericial

Es de lo que vamos a hablar en este capítulo del Manual, fundamentalmente.

Defensa del mismo en el juicio

En el caso que lo hubiese, ya que hay veces en que la fase de instrucción no considera el juicio. El Perito siempre debe saber, que puede ser requerido a presentar y responder de su peritación en un juicio y debe estar siempre disponible para ello.

OBJETIVO DE UN INFORME PERICIAL EN UN PROCESO MEDICO-JUDICIAL

Que sea de utilidad para ayudar a que, durante el transcurso del juicio, prevalezca la verdad.

En estos casos creemos que siempre es conveniente que el contenido de nuestro Informe Pericial, sea fácilmente accesible a personas no medicas que participan en el juicio (Juez, Abogados, etc).

No hemos de olvidar que así como nosotros no estamos familiarizados con los términos jurídicos, ellos tampoco lo están con los términos médicos y por lo tanto todo lo que hagamos, para facilitar este mutuo entendimiento, será siempre en beneficio del correcto desarrollo de un proceso judicial.

CONTENIDO DE UN INFORME PERICIAL

Un informe pericial pensamos que debería tener los siguientes apartados:

a) Datos profesionales del perito.
b) Datos preliminares al informe pericial.

c) Informe pericial específico.
d) Conclusiones.

Veamos cada uno de ellos:

Datos profesionales del perito

En este apartado se debe incluir, en forma resumida, la titulación académica y profesional del perito, su puesto de trabajo actual y si es perito oficial de alguna sociedad científica.

Datos preliminares al informe pericial

Nosotros sugerimos el esquema que venimos utilizando para nuestras peritaciones oficiales en nombre de la Sociedad Española de Ginecología y Obstetricia (SEGO), que es el siguiente:

Resumen del caso clínico-judicial

Se debe exponer, en forma resumida, a nuestro entender y con toda la información que nos ha sido entregada, un resumen del caso, desde el punto de vista clínico-asistencial.

En este resumen, es muy importante que utilicemos pocos términos médicos específicos y si generales, a fin de que cualquier lector del mismo, pueda conseguir tener una idea clara del resumen de un caso clínico, por el cual se ha presentado una demanda judicial.

Relación de documentos recibidos para la peritación judicial

Pensamos que es muy conveniente que hagamos constar toda la documentación que hemos recibido para realizar la peritación Judicial, siendo aconsejable enumerarla en orden cronológico, según los hechos de la historia clínica del paciente y también comentar el estado de la copia recibida, ya que a veces, no son perfectamente legibles y es conveniente hacerlo constar así.

Relación de personas incluidas en la demanda Judicial

Si hacemos un apartado de ¿quién es quién? en el informe judicial, podemos ayudar a clarificar la situación profesional y el grado de intervención en el proceso clínico que motivó la demanda judicial.

Igualmente debemos hacerlo, por orden cronológico de intervención en el proceso clínico. Se debe incluir su status profesional y su grado de participación en la asistencia a la paciente, si fue directa estando de guardia o en turno habitual de trabajo, o fue indirecta y explicar todas las posibles circunstancias relacionadas.

Relación de términos médicos contenidos en el informe y su significado para personas no médicos

Es una relación que suele ser bien recibida por el estamento judicial, ya que le aclaramos, en parte, algunos conceptos médicos, de difícil interpretación para ellos.

Criterio Pericial de Valoración

Creemos que si establecemos algunas premisas, generales, antes de iniciar el informe pericial específico, siempre será positivo para todos. En las peritaciones realizadas por el autor de este manual, utilizamos la siguiente fórmula:

«En la elaboración de esta peritación se han tenido en cuenta los siguientes conceptos:

1. La medicina **no es una ciencia exacta**.
2. La medicina y la asistencia médica, incluso en el mejor de los escenarios y con los mejores medios técnicos y humanos disponibles no garantiza un buen resultado.
3. En medicina el médico **no responde en forma absoluta del resultado** que este depende de múltiples factores ajenos a su actuación.
4. La obligación profesional del médico es una **obligación de medios** que se concretan en los que la ciencia y la técnica pone a su alcance y que todo profesional medianamente diligente habría empleado "lex artis".
5. **La "lex artis" normalmente está desarrollada en los protocolos médicos**, esto es, en procedimientos o actuaciones universalmente aceptados en los que se fijan las reglas básicas de actuación que todo profesional medianamente cualificado ha de seguir ante las circunstancias en ellos previstas.
6. Además el profesional de la medicina ha de actuar adecuando su actuación no solo a la "lex artis" que regula supuestos teóricos, sino a la llamada **"lex artis ad hoc"**, esto es, a la actuación exigible en un supuesto concreto, en un servicio médico concreto, con unos medios materiales y humanos concretos, y con las concretas circunstancias del paciente a tratar, en éste caso la madre gestante y el feto.
7. El objeto último de ésta pericia es determinar si la actuación de .... que figura documentada en la historia clínica de la paciente Dña. .... y completada con los distintos documentos obrantes en el procedimiento penal **se ha ajustado a las exigencias de la "lex artis" y de la "lex artis ad hoc"**.

Y, consecuentemente dictaminar acerca de si, la misma fue o no correcta **desde un punto de vista estrictamente científico**».

Informe pericial especifico

En nuestra opinión el Informe ha de ser ordenado, claro, conciso y concreto. Hay que huir de los largos informes, con fotocopias incluidas de capítulos enteros de libros.

El informe largo y detallado es necesaria a veces, por la gravedad del caso, por ejemplo en los casos de una parálisis cerebral neonatal, pero sin incluir fotocopias ni capítulos de libros que por otra parte, lógicamente, los jueces no leen.

Nuestro esquema propio, general, es el que utilizamos para los Informes Periciales, en los casos de una demanda obstétrica (recordemos que es la más frecuente en nuestra especialidad) y es el siguiente:

   I. Hechos y Preguntas relacionadas con la Madre.
  II. Hechos y Preguntas relacionadas con el Embarazo.
 III. Hechos y Preguntas relacionadas con el Ingreso en el Hospital.
 IV. Hechos y Preguntas relacionadas con los métodos de exploración utilizados.
  V. Hechos y Preguntas relacionadas con el Parto o Cesárea.
 VI. Hechos y Preguntas relacionadas con el Recién Nacido.

A veces es necesaria hacer una serie de comentarios sobre otra peritación presentada en el juicio, a petición de la parte que nos encargo el informe pericial.

Lógicamente se desarrollan estos apartados, expuestos anteriormente, en función del caso clínico correspondiente.

Conclusiones

Estas van dentro del Informe Pericial. Creemos que es un apartado del mismo de muy especial relevancia, por su importancia en la práctica.

Las Conclusiones creemos que deben ser, por regla general:

- Concretas y Concisas. Cortas en su extensión pero muy claras en su contenido, que de dejen dudas en el aire.
- Ordenadas según el esquema de la peritación judicial. Siempre ayuda a mantener el orden del documento elaborado
- No mayor de 10 conclusiones es aconsejable, para mantener la importancia y la expectativa del apartado final de nuestro informe.

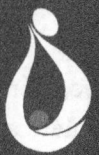

Proyecto Docente "Ágora Médica" (www.agoramedica.com)
Campus online de Medicina Materno-Fetal «Caldeyro Barcia»
Diplomado en «Demandas Judiciales en Medicina»
Módulo III. El Perito y el Informe Judicial
Unidad 13. Síndrome Forense de Sócrates

13

Síndrome Forense de Sócrates

Roberto Isidro Kekiklian

ÍNDICE

EL DAÑO QUE SUFRE EL ACUSADO INOCENTE

[...] De la misma manera que los secuestradores inducen el síndrome de Estocolmo en los secuestrados, los acusadores pueden inducir algún otro tipo de síndrome en el acusado antes, durante y después del juicio...

[...] el haber tenido que comparecer alguna vez como imputado en un juzgado de instrucción por denuncias interesadamente falsas....

[...] en esos momentos, ni siquiera resulta fácil razonar con claridad íntimamente, y menos aún argumentar eficazmente, porque la acusación, por sí misma, altera el equilibrio y el entendimiento hasta el punto de hacer prácticamente imposible la defensa eficaz...

La cita con que iniciamos el presente capítulo corresponde a «El Imputado Inocente Indefenso o el Síndrome Forense de Sócrates»[1], cuyo autor es el ingeniero y criminólogo español Miguel Ángel Gallardo Ortiz.

IDENTIFICAR A LOS VERDADEROS «CULPABLES»: LA TRÍADA DE LA RESPONSABILIDAD MÉDICA

Es frecuente observar publicidad de servicios legales para obtener resarcimiento por daño causado o supuestamente causado por praxis médica. En la gran mayoría de los casos en toda Iberoamérica se observa que se publicita «reclamar por haber sufrido un daño» cuando debiera publicitarse «reclamar por haber sufrido un daño *causado por culpa de un médico o profesional de la salud*»[2].

Para que un médico resulte responsable de una mala praxis deben existir en la misma simultáneamente los tres componentes de la tríada de la responsabilidad médica:

a. Un daño objetivable
b. Un error culpable
c. El nexo causal entre el daño objetivable y el error culpable

Observando la Fig. 13-1 se comprende que la mala praxis médica es la intersección de tres elementos que coexisten simultáneamente y que poseen vínculo lógico entre sí.

La Fig. 13-2 nos muestra supuestos de inocencia por ausencia de por lo menos uno de los elementos de la tríada.

- No existe responsabilidad médica sin daño objetivable.
- No existe responsabilidad médica sin error culpable.
- No existe responsabilidad médica sin nexo causal entre el daño objetivable y el error culpable.

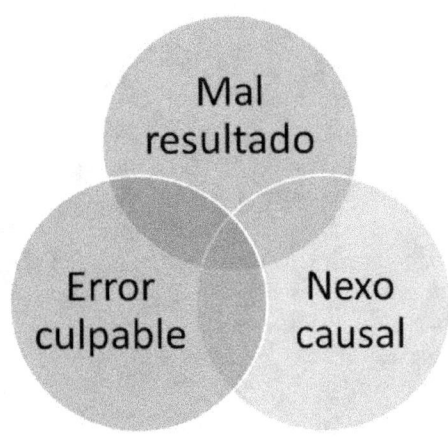

Fig. 13-1. Tríada de la Mala Praxis.

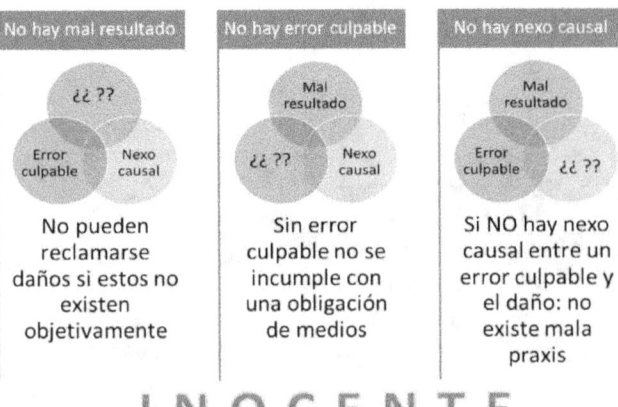

Fig. 13-2. Inexistencia de Mala Praxis.

LITIGIOSIDAD INDEBIDA POR INTOLERANCIA SOCIAL Y «OPORTUNIDAD DE GANANCIA»

La intolerancia social a los malos resultados médicos ha determinado que se confundan aquéllos debidos a errores con aquéllos en los que la praxis médica fue correcta o no tiene relación de causalidad con los mismos. La expectativa social de un médico «infalible» y «omnipotente» es alentada desde medios de comunicación masiva, que en algunos casos instalan como figuras arquetípicas a médicos de ficción con dosis significativas de cinismo o falta de escrúpulos que poco o nada tienen que ver con los médicos reales.

El error médico es condenado con severidad aún cuando no se tenga certeza si el mismo es real o no, pero rara vez observamos que se condene a organizaciones inescrupulosas que «reclutan» a potenciales demandantes motivándolos con el dinero que podrían obtener de su reclamo judicial independientemente de que consideren al mismo razonable o justo.

La «ganancia» de quienes carecen de una razón justa para un reclamo no surge de la nada. Esta «ganancia» se compensada con la «pérdida» que aqueja a los profesionales que injustamente demandados y a la sociedad toda que afronta mayores costos en el sistema de salud que paradójicamente no se destinan a «salud» sino a «litigiosidad».

DAÑOS A LA SALUD POR SÍNDROMES JUDICIALES

Cuando se presenta un reclamo o demanda judicial contra un profesional de la salud pese a la evidencia de alguno de los tres supuestos de «no existencia» de responsabilidad médica, el profesional demandado pese a ser «manifiestamente inocente» sufre a su vez en un alto porcentaje de casos un daño a su salud física, psíquica y/o social que hemos dado en denominar «Síndrome Forense de Sócrates en Medicina».

Existe escasa bibliografía sobre el daño en la salud de los profesionales que enfrentan demandas judiciales respecto de su praxis. A esto se suma un problema metodológico: la mayor parte de estas publicaciones toma como población en estudio a «todos» los profesionales demandados (culpables e inocentes), cuando el impacto psíquico con repercusión física y social es mucho mayor en el inocente que en el culpable (la noxa «demanda» se potencia por la irracionalidad de su causa).

DEFINICIÓN DE SÍNDROME JUDICIAL EN MEDICINA

Jorge Fiorentino (h), Jefe Departamento de Urgencia del Hospital de Niños R. Gutiérrez de Buenos Aires, publicó una interesante descripción sobre el Síndrome Judicial[3], al que define como:

Un grupo de alteraciones psicofísicas y morales que padecen un gran número de profesionales cuando son requeridos por la justicia y deben transcurrir una situación procesal.

DEFINICIÓN DE SÍNDROME FORENSE DE SÓCRATES EN MEDICINA

Roberto Keklikián, Profesor Adjunto de la Facultad de Medicina de la Universidad de Buenos Aires, postuló la necesidad de una definición más específica[4,5] para la que tomó la nomenclatura de Gallardo Ortiz[1], pero con una divergencia parcial con la misma denominándola «Síndrome Forense de Sócrates en Medicina»:

Síndrome Forense de Sócrates es el daño físico, psíquico y social que padecen profesionales inocentes de mala praxis y que pese a esto son acusados y requeridos por la justicia, o reciben reclamos en instancias extrajudiciales patrocinados por abogados.

DIFERENCIAS ENTRE LAS DEFINICIONES

La diferencia de nomenclatura entre las definiciones de Fiorentino[3] y de Keklikián[4,5] radica en que:

Tabla 13-1. Diferencias entre Síndrome Judicial y Síndrome Forense de Sócrates en Medicina

Síndrome Judicial (Fiorentino)	Síndrome Forense de Sócrates (Keklikián)
Alteraciones psicofísicas y morales	Daño físico, psíquico y social
Lo padecen profesionales inocentes o culpables de mala praxis	Lo padecen profesionales inocentes de mala praxis
Profesionales requeridos por la justicia y deben transcurrir una situación procesal	Profesionales que reciben un reclamo judicial y/o extrajudicial

Tabla 13-2. Diferencias en definiciones de Síndrome Forense de Sócrates

Síndrome Forense de Sócrates (Gallardo Ortiz)	Síndrome Forense de Sócrates en Medicina (Keklikián)
Dilema jurídico consecuente cuando se formula una acusación	Dilema jurídico consecuente cuando se formula una acusación infundada
Desde el mismo momento en el que se acusa, algún delito sí que hay indefectiblemente	Una demanda razonablemente fundada no es arbitraria
Sufren inocentes y culpables	El sufrimiento del inocente es MAYOR que el del culpable

- El Síndrome Judicial se refiere a profesionales cuando son requeridos por la justicia y deben transcurrir una situación procesal».
- El Síndrome Forense de Sócrates en Medicina se refiere exclusivamente a profesionales inocentes.

Sócrates comete delito y se mete en lo que no debe al investigar las cosas subterráneas y celestes, al hacer más fuerte el argumento más débil y al enseñar estas mismas cosas a otros.

Esta es la injusta acusación a un inocente Sócrates, condenado a morir, que Platón reflejó en sus Diálogos. Sócrates tenía razón y pagó con su vida.

Siglos después, Galileo Galilei debería retractarse de su correcta teoría sobre el movimiento de la Tierra ante la Santa Inquisición; pero tras hacerlo susurró: «Eppure si muove» (sin embargo se mueve).

Keklikián toma inicialmente la definición de Gallardo Ortiz, pero discrepa cuando Gallardo Ortiz afirma:

[...] Siempre hay un claro dilema jurídico consecuente cuando se formula una acusación, porque si no hay delito, el que acusa comete una calumnia, y por lo tanto, desde el mismo momento en el que se acusa, algún delito sí que hay, indefectiblemente...

Keklikián[4,5] cree que es justificada toda acusación que tenga razonable fundamento y por ende no se cometería calumnia. Dice: *«una demanda razonablemente fundada no es arbitraria y el daño que sufre en este caso el profesional demandado sería comparable al que sufre una paciente en una cesárea con mal resultado pero sin error ni culpa médica».* Coincide con Gallardo Ortiz las acusaciones son absurdas o patrocinadas por un letrado que no se ha tomado el mínimo trabajo de verificar a través de un consultor médico idóneo su razonabilidad. En este caso el letrado incurre en una ilegítima «aventura jurídica» y su temeridad es causa eficiente del Síndrome Forense de Sócrates.

EL DAÑO CAUSADO

El daño en ambos síndromes es de iguales características, pero de distinta magnitud y evolutividad[3-5]. En líneas generales se caracteriza por:

a) *Daño físico*: Desencadenamiento o empeoramiento de dolencias físicas tales como hipertensión arterial, úlcera gastroduodenal, asma bronquial, cardiopatía isquémica y otras (especialmente aquéllas cuya génesis es psicosomática).

b) *Daño psíquico*: Burn out o estadios previos al mismo, trastornos del sueño, pérdida del apetito, pérdida de entusiasmo en el ejercicio de la profesión, descreimiento y preocupación exagerada por problemas cotidianos, depresión, temor frente al paciente (asistencia médica defensiva), tabaquismo, alcohol o drogadependencia, carga inconsciente de culpa, ataques de pánico, etc.

c) *Daño social* con alteración de la relación «médico-paciente», mayor tendencia a la medicina defensiva, alteración de su calidad de vida, incertidumbre futura a nivel laboral y profesional, económico y familiar, deterioro de la relación con sus colegas, etc.

Hemos frecuentemente escuchado frases de este tipo:

[...] Si fui acusado siendo absolutamente inocente de lo que se me imputaba y, a pesar de ello, hace años que soporto una causa judicial sin que se resuelva, temo ser condenado con igual injusticia como con la que fui acusado...

No debiera ser así. Pero es lógico que quien tiene la certeza (recalcamos: no «la opinión» sino «la certeza») de ser inocente, y que debe convivir con una causa judicial en su contra cuya resolución avanza lenta y engorrosamente, tema (o incluso esté convencido) que será condenado aún siendo inocente.

LA LITIGIOSIDAD INDEBIDA

Nuestra experiencia nos muestra que la litigiosidad indebida por presunta mala praxis inevitablemente (en mayor o menor grado) causa daño en los profesionales inocentes acusados.

Este daño es tan legítimamente resarcible como el daño que debe resarcir un profesional de salud al cometer una real mala praxis.

Jorge Guillermo Portela en «La relación entre el derecho y moral en el pensamiento tomista»[6]

(Anuario de filosofía jurídica y social (Abeledo Perrot 1990) enumera la cuádruple consideración del orden de las cosas de Santo Tomás de Aquino (cuyo pensamiento se denomina «tomista»):

a) El orden de las cosas naturales.

b) El orden de los conceptos y sus signos expresivos, las palabras.

c) El orden de las acciones humanas (Filosofía Moral y Ética).

d) El orden que la razón establece al comprender la fabricación de las cosas (por ejemplo una casa o un arca).

El pensamiento tomista descarta que el derecho pueda ubicarse en el primero, ya que no es un orden natural en sí (capaz de actualizarse a si mismo como sí lo hace la naturaleza al reproducirse), tampoco en el segundo ya que es un orden de «acciones» que no puede quedar circunscripto a «palabras», tampoco como el cuarto ya que el derecho no es una cosa exterior construida por el hombre como un ropero o una casa.

Santo Tomás ubica al Derecho dentro del orden de las acciones humanas, el orden moral, y de esta forma lo liga indisolublemente a la Filosofía Moral y Ética, de las que el derecho se nutre.

Según el tomismo, puede existir una «distinción» entre Moral y Derecho (estando este último incluido en la primera) pero «jamás una separación tajante». Las reglas de la Moral «imperan» al Derecho; el Derecho que no sigue estas reglas puede compararse a una casa construida con reglas erróneas que inexorablemente se desmoronará.

LOS RESPONSABLES POR DAÑO POR SÍNDROME FORENSE DE SÓCRATES

Comenten errores culpables causales de daño:

• El *abogado* que patrocina una demanda absurda por mala praxis sin siquiera cerciorarse que posea un «mínimo» grado de razonabilidad,

- El *médico* que «asesora» a un abogado para «dar lógica de sofisma» a una demanda absurda por mala praxis (cuando sabe que lo que ocurrió es claramente contradictorio con lo que planteará en su «asesoramiento»).

En estas dos situaciones, abogados y médicos debieran también responder y resarcir los daños que su praxis genera sobre el profesional injustamente demandado.

Más aún, cuando la persona que contrató un abogado no tiene conocimientos de medicina ni de derecho y contrató a estos profesionales para que actúen ajustados a normas éticas que rigen la medicina y el derecho[4,5].

Nuestra preocupación ante el Síndrome Forense de Sócrates no es «corporativa» sino moral. Nos preocupan los letrados y consultores médicos que buscan casos de «malos resultados» en lugar de preocuparse por identificar y litigar «legítimos reclamos por verdadera mala praxis». Puede verse en estudios recientes como esta «presión litigante» ha incidido en decisiones médicas como la indicación de una cesárea o un parto vaginal[7].

AXIOLOGÍA MÉDICA: VALORACIÓN DEL DAÑO POR SÍNDROME FORENSE DE SÓCRATES

Nuestras observaciones indican que el daño es de mayor magnitud en profesionales inocentes que en aquéllos que cometieron real mala praxis.

En un principio, en entrevistas libres realizadas, esto parece deberse a que quien cometió mala praxis soporta la acusación como «lógica y justa».

Quien sabe que no cometió mala praxis, siente a la acusación como «ilógica e injusta y por ende le resulta más difícil adaptarse a lo que entiende como irracional.

En un trabajo realizado en 2005, Keklikián y colaboradores se estudian 64 profesionales que han recibido demandas por mala praxis en los fueros civil y/o penal[5]. Los resultados muestran:

a) Ser sometido a juicio causa daño psíquico, físico y social a los profesionales en diversos grados (Síndrome Judicial).

b) Por ello, es razonable considerar una demanda o reclamo como una «noxa» que puede afectar al profesional de la salud.

c) Los profesionales que reciben demandas absurdas por mala praxis (Síndrome Forense de Sócrates) sufren daño de mayor magnitud que aquéllos demandados por una real mala praxis.

d) Por lo anterior, la noxa «demanda absurda» parece de mayor magnitud que la noxa «demanda justificada» y/o existe mayor vulnerabilidad de los profesionales a la misma.

En 61% de los casos existe daño físico de diversa magnitud con causalidad o concausalidad atribuible a la noxa «demanda o reclamo». Dentro del daño físico, en más de la mitad de los casos la afección es cardiovascular (predominando las patologías hipertensivas) y en un 40% de los casos de daño físico hay dos o más patologías físicas evidenciables.

En 100% de los casos existe daño psicológico, permanente o transitorio, de diversa magnitud con causalidad o concausalidad atribuible a la noxa «demanda o reclamo».

Se observan cuadros característicos de estrés postraumático, ataques de pánico e inicio o aumento de medicación psicofarmacológica (predominando los ansiolíticos del tipo benzoodiacepinas y los antidepresivos como la fluoxetina y similares).

En 84% de los casos los profesionales demandados y/o requeridos refieren elementos que demuestran objetivamente daño social, de diversa magnitud con causalidad o concausalidad atribuible a la noxa «demanda o reclamo»; la totalidad considera que este daño será «irreversible» aún cuando en juicio se probase contundentemente su inocencia.

Aunque el daño al profesional demandado resulta evidente conforme lo expuesto y por lo menos parte del mismo es irreversible, creemos que en los casos en que la demanda es justificada, este daño no debe ser resarcido por quien demanda. De lo contrario, en nuestra opinión, se limitaría el derecho a demandas justas.

Pero ¿es esto igualmente lógico cuando la demanda es absurda, cuando la aventura jurídica es evidente? Evidentemente no: aquí hay daño causado por una demanda que no debiera haber existido y sus responsables deben resarcirlo.

ACCIONES RESARCITORIAS POSIBLES PARA EL PROFESIONAL DE LA SALUD

Creemos que el profesional «evidentemente inocente» tiene derecho a ser resarcido por el daño físico, psíquico y social que la demanda le causa, ya no debía haber sido demandado.

Si la demanda contra el profesional inocente fue claramente injustificada, o fue claramente «temeraria» o «maliciosa» y es posible probar esto durante el juicio, recomendamos consultar al abogado del profesional de la salud para analizar las posibilidades de:

a) Reconvenir la demanda contra la parte actora.
b) Esperar sentencia absolutoria y realizar contrademanda.

Recomendamos no reconvenir ni contrademandar cuando la demanda es razonable, aun cuando el profesional demandado fuese declarado inocente.

LA IMPORTANCIA DE ACREDITAR LOS DAÑOS QUE SUFRE EL PROFESIONAL

En la totalidad de los 64 casos estudiados encontramos dificultades en acreditar el daño, las que se debían a la actitud de los propios profesionales, que pueden resumirse de la siguiente manera[5]:

a. Daño físico:
• No consultaban a otros profesionales y se automedicaban
• Consultaban en forma esporádica y sin registro de dicha consulta a otros profesionales
• Carecían de Historia Clínica que explicitara cómo y cuando se había producido la enfermedad

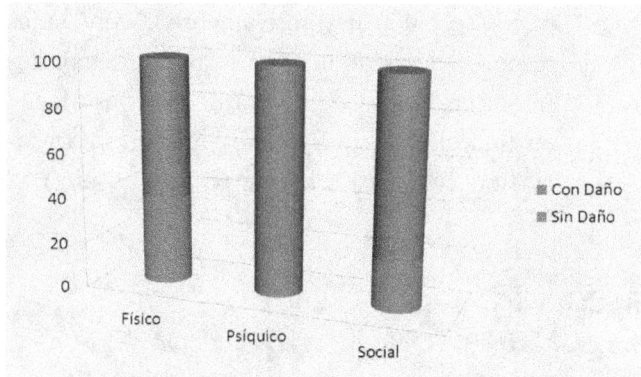

Fig. 13-3. Daño físico, psíquico y social por Síndrome Forense de Sócrates en Medicina.

o el agravamiento de una enfermedad preexistente debido al Síndrome Forense de Sócrates.

b. Daño psíquico:
• No consultaban a psiquiatras o psicólogos y se automedicaban con ansiolíticos y/o antidepresivos
• Consultaban en forma esporádica e inorgánica a psiquiatras o psicólogos o incluso a otros profesionales no especializados en Salud Mental
• Carecían de Historia Clínica que explicitara cómo y cuando se había producido el daño psíquico o el agravamiento de una patología psíquica preexistente debido al Síndrome Forense de Sócrates.

c. Daño social y profesional:
• No tenían registros objetivos de los días de consulta suspendidos por enfermedad o por necesidad de asistir a audiencias judiciales
• No guardaban publicaciones en diarios que los acusaban de mala praxis
• No disponían de testimonios objetivos de pacientes (prueba testimonial) que acreditasen el daño social sufrido.
• No disponían de testimonios objetivos de colegas (prueba testimonial) que acreditasen el daño social sufrido.
• Respecto de estos testimonios, es importante que los mismos no sean «opiniones» sino sobre «hechos concretos» (por ejemplo, cuando frente a la difusión de una acusación por mala

praxis se habló peyorativamente o con dudas respecto de su idoneidad respecto del profesional en la sala de espera de su consultorio, en una clínica o en un hospital, en una asociación científica a la que pertenece, etc.).

RECOMENDACIONES PRÁCTICAS PARA LA ACREDITACIÓN OBJETIVA DEL DAÑO

La Fig. 13-4 refiere al blog del Curso Universitario de Axiología y Valoración Médica que dirigen los profesores Keklikián y Roccatagliata[9]. En el mismo y en blogs vinculados puede encontrarse información útil complementaria de los problemas que surgen cuando un hecho material (en este caso el daño) debe convertirse en una cuantificación numérica (en este caso el valor de dicho daño). El proceso de valoración médica excede los objetivos del presente capítulo; aquí solo nos limitaremos a puntualizar que debe ser realizado con rigor y metodología científica. El profesional valorador no puede limitarse a alegar que realizó el estudio axiológico con dichos elementos, sino que

debe describir cómo lo realizó: de este modo la pericia observa un real rigor y valor científico y no es una simple enunciación altisonante de opiniones subjetivas supuestamente «científicas». Enunciar el método permite el contralor de lo realizado por todas las partes intervinientes en un litigio, por peritos, por médicos forenses y por los jueces.

Debemos recordar que los únicos daños que serán resarcidos son aquellos que puedan ser razonablemente acreditados. Por ello, el profesional que sufre el daño debe:

- Asistir regularmente a la consulta por cada una de las patologías que padezcamos como consecuencia de un Síndrome Forense de Sócrates
- Solicitar se le entregue periódicamente copia de nuestras historias clínicas (médica por el daño físico y psiquiátrica o psicológica).
- Enfatizar al profesional que las redacta que lo haga con veracidad y sin omisiones (hemos visto casos en que la historia clínica es más breve y/o incompleta cuando el paciente es médico que cuando el paciente no lo es).

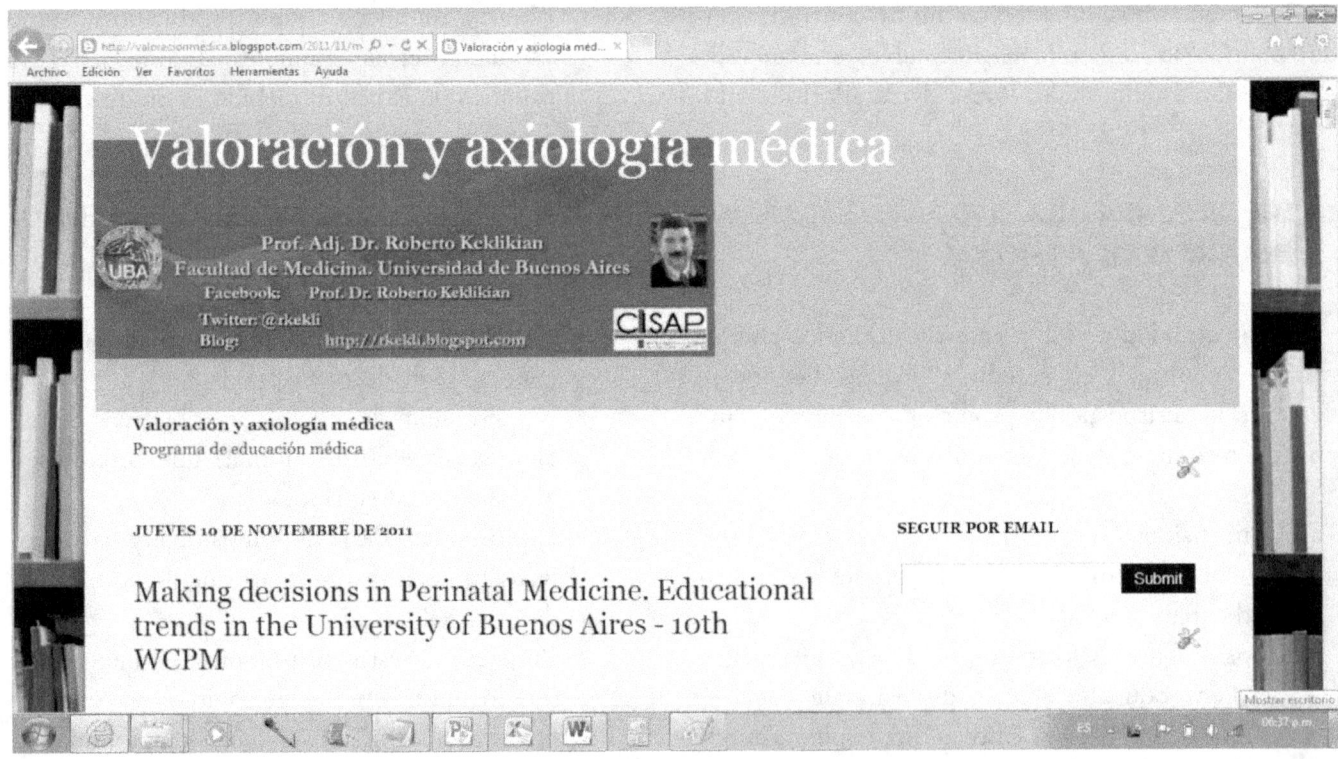

Fig. 13-4. Blog de Valoración y Axiología Médica. (http://valoracionmedica.blogspot.com)

Recordemos que cuando un médico asiste para ser asistido por otro médico, el paciente debe «dejar de ser médico» y actuar, por su propio beneficio, exclusivamente como «paciente».

CONCLUSIONES

Más responsabilidad en beneficio de pacientes, médicos y abogados

Remarcamos que no proponemos «menos responsabilidad» para los profesionales de la salud. Proponemos «más responsabilidad» para todos para que «todos» los daños (tanto la «real mala praxis» como el «daño por Síndrome Forense de Sócrates») sean igualmente resarcidos. Es deseable que nuestra legislación se modifique para que «el escudo del actor insolvente» (el que no «repetirá» contra su abogado) de los abogados actores desaparezca en un futuro. Especialmente para aquéllos que presentan demandas por mala praxis sin disponer de un dictamen escrito previo de un consultor médico de parte.

Es igualmente preocupante que en la jurisprudencia argentina, la sanción para pericias médicas evidentemente absurdas y/o violatorias de la «lex artis» pericial haya quedado limitada a la nulidad de la pericia y la pérdida de honorarios periciales.

Creemos que el perito médico debería también responder por su responsabilidad por los errores que comete en su praxis pericial cuando los mismos tienen nexo causal evidente con daños que se acreditan objetivamente. La bibliografía muestra con claridad que es fácilmente identificable cuando se comete un error grosero en una praxis pericial[7,8,10,11,12] y el perito no bebiera poder rehuir la responsabilidad que le cabe en una tarea que aceptó declarándose «experto».

Podemos reflexionar acerca de la importancia del Síndrome Forense de Sócrates tomando un artículo originado en el Departmento de Medicina del Massachusetts General Hospital y la Universidad de Harvard (EEUU) y publicado en New England Journal of Medicine en 2011[10]. Analizados datos sobre mala praxis desde 1991 hasta 2005 sobre 40.916 médicos y 233.738 años/médico de cobertura de seguro por dicho riesgo, en cada año del período estudiado, 7,4% de todos los médicos asegurados enfrentaron un reclamo por mala praxis pero en solamente 1,6% de ellos se debió pagar un resarcimiento a los demandantes. Esto determina que el 78% de todos los reclamos no generaron ni condenas ni pago extrajudicial alguno. Basta observar la figura 5 para preguntarse cuántos profesionales integrantes de ese 78% recibieron demandas absurdas o infundadas y padecieron el daño por Síndrome Forense de Sócrates.

Francois Rabelais, quien fue médico, decía: «Ciencia sin conciencia no es más que la ruina del alma...». Todos debemos tenerlo presente en nuestras acciones.

REFERENCIAS BIBLIOGRÁFICAS

1. Gallardo Ortiz MA. El Imputado Inocente Indefenso o el síndrome forense de Sócrates. La más indeseable judicialización de la INTELIGENCIA. Publicación electrónica en http://www.cita.es. 2002.
2. Valdespino Alberti AI, Perdomo M, Gómez Escobar A, et al. Enfermedades iatrogénicas y mal praxis: revisión bibliográfica. Rev. Habanera Cienc. Méd. 2009; 8:5.
3. Fiorentino J. El síndrome Judicial. Publicación electrónica en: http://www.colmed7.org.ar/boletines/bol200511.html.
4. Keklikian RI, Nassif JC. Síndrome forense de Sócrates. Publicación electrónica en http://asaperpublicaciones.blogspot.com/2010/10/sindrome-forense-de-socrates.html 2010.
5. Keklikián RI, Nassif JC. Síndrome Forense de Sócrates. Clínicas Perinatológicas Argentinas. 2005. VOL 4, pág 1. Ediciones ASAPER. Buenos Aires. Libro ISBN: 987-9431-19-7.
6. Portela JG. La relación entre el derecho y moral en el pensamiento tomista. En Anuario de filosofía jurídica y social. 1990, pág 52. Editorial Abeledo Perrot, Buenos Aires.
7. Yang YT, Mello MM, Subramanian SV, Studdert DM. Relationship between malpractice litigation pressure and rates of cesarean section and vaginal birth after cesarean section. Med Care. 2009; 47:234-42.
8. Zwecker P, Azoulay L, Abenhaim HA. Effect of fear of litigation on obstetric care: a nationwide analysis on obstetric practice. Am J Perinatol. 2011; 28:277-84.

9. Keklikián RI, Roccatagliata GM. Blog de axiología y valoración médica. En http://valoracionmedica.blogspot.com).

10. Jena AB, Seabury S, Lakdawalla D, Chandra A. Malpractice risk according to physician specialty. Engl J Med. 2011;365:629-36.

11. Keklikián RI Capítulo 4 Aspectos Médico Legales. En Nassif JC «Obstetricia Esencial» (libro). Editorial Panamericana 2011 (en prensa). Buenos Aires.

12. Pizarro C. Mal praxis en el equipo médico. Rev. Méd. Chile. 2011; 139: 667-671.

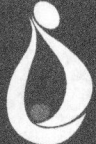

Proyecto Docente "Ágora Médica" (www.agoramedica.com)
Campus Online de Medicina Materno-Fetal «Caldeyro Barcia»
Diplomado en «Demandas Judiciales en Medicina»

Módulo IV.
Anexos

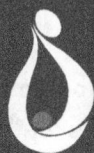

Proyecto Docente "Ágora Médica" (www.agoramedica.com)
Campus online de Medicina Materno-Fetal «Caldeyro Barcia»
Diplomado en «Demandas Judiciales en Medicina»
Módulo IV. Anexos
Unidad 14. Epílogo

14

Epílogo

Manuel Gallo

Posibles ideas nuevas al leer este Manual:

1. Las Demandas Judiciales contra el medico y el sistema sanitario es uno de los grandes problemas de la Medicina actual.

2. El extraordinario avance de la medicina embrionaria y fetal, genética incluida, sin parangón en otras especialidades médicas, nos permite y exige cada vez realizar técnicas más precoces, más complejas y difíciles y por lo tanto de mayor "riesgo judicial".

3. Según los informes de algunas compañías de seguros, las demandas judiciales contra médicos se han multiplicado por 20 en los últimos diez años.

4. Dentro de la Obstetricia, el primer lugar de este siniestro escalafón parece ser que lo ocupamos los que nos dedicamos a la Medicina Perinatal y al Diagnóstico Prenatal.

5. El médico no puede permanecer ajeno a las estadísticas y debe ser consciente del problema que conlleva su ejercicio profesional, formándose en los aspectos básicos e imprescindibles para prevenir malos resultados y evitar demandas.

6. Hay que ir desterrando el término de "error médico" y sustituyéndole por el de "resultado desfavorable". Lamentablemente para todos, los resultados desfavorables, van a seguir existiendo en nuestra especialidad y en Medicina. Es Ley de vida. Los médicos somos humanos y no Dioses.

7. La obligación del médico no es curar al enfermo (en la curación de un enfermo influyen muchos factores que se escapan del acto médico), sino actuar con diligencia, es decir aplicando la "lex artis". Nuestra obligación no es de resultados, sino de medios.

8. La "lex artis" normalmente está desarrollada en los protocolos médicos, esto es, en procedimientos o actuaciones universalmente aceptados en los que se fijan las reglas básicas de actuación que todo profesional medianamente cualificado ha de seguir ante las circunstancias en ellos previstas.

9. Además el profesional de la medicina ha de actuar adecuando su actuación no solo a la "lex artis" que regula supuestos teóricos, sino a la llamada "lex artis ad hoc", esto es, a la actuación exigible en un supuesto concreto, en un servicio médico concreto, con unos medios materiales y humanos concretos, y con las concretas circunstancias del paciente a tratar, en éste caso la madre gestante y el feto.

10. Estan aumentando las demandas judiciales patrimoniales, es decir las que de entrada solicitan una una indemnización económica por la acción del médico, que habitualmente es pagada por la compañía de seguros del médico o por alguna institución sanitaria a la que pertenece el médico.

11. Se ha producido un cambio negativo que ha experimentado en nuestra sociedad, sobre la situación e imagen del médico, posiblemente como consecuencia de todo lo anterior.

12. Ricardo de Lorenzo, Fundador y Presidente de la Asociación Española de derecho Sanitario, aboga claramente por mejorar la formación del médico y evitar errores en el consentimiento informado.

13. Evitar las denuncias, es decir, que éstas disminuyan, es algo que, aunque factible, parece difícil, habida cuenta de los intereses económicos que subyacen bajo ellas y de los antecedentes empíricos que obran en nuestro poder, procedentes de otros países que nos anteceden en los hechos, que hoy nos ocupan y preocupan.

14. Las Sociedades Científicas deben actuar de forma activa en este tema de las Demandas Judiciales y no permanecer al margen de ellas. La SEGO en España es un verdadero ejemplo de cómo se debe enfocar este problema desde una Sociedad Científica, destacando fundamentalmente la labor realizada por el profesor Bajo Arenas, ex-Presidente de la SEGO, y el profesor Fernando Izquierdo, coordinador de las peritaciones judiciales de la SEGO.

15. Los resultados desfavorables, término que es el apropiado, no el de error médico, van a seguir

existiendo en nuestra especialidad y en Medicina.

16. Una historia clínica legible y bien cumplimentada, con informes completos, hora de inicio y finalización del acto médico, informes de pruebas diagnósticas complementarias y documento de consentimiento informado, es la mejor aliada del médico y una historia clínica mal cumplimentada es el peor enemigo del profesional sanitario.

17. Podríamos decir, recordando la famosa frase del político ingles Churchill, que nuestros adversarios están fuera del hospital y nuestros enemigos dentro (colegas y la misma institución hospitalaria, que muchas veces hace parecer, con su comportamiento, como si la demanda no fuese contra un medico de su hospital).

18. En los últimos cinco años se han contabilizado más de 2.000 agresiones a médicos en toda España. En ocho de cada diez casos, con lesiones físicas. Una vez en el juzgado, esos ataques se pueden considerar tanto faltas como delitos, algo que la Organización Médica Colegial (OMC) lleva años peleando por cambiar. La aprobación en el Congreso de los Diputados de la reforma del Código Penal en 2015, pone fin a esa heterogeneidad: agredir a médicos o profesores cuando trabajan es atentado contra la autoridad y conlleva hasta cuatro años de cárcel.

19. En todos los actos médicos que realicemos, hemos de utilizar la tecnología que esté a nuestro alcance.

20. En Obstetricia hemos de utilizar la terminología perinatal correcta y no la popular. El término de "sufrimiento fetal" ha de ser desterrado definitivamente de nuestro léxico, sustituyéndolo por el de "estado fetal no asegurable" o "sospecha de pérdida de bienestar fetal".

21. En todo acto médico hay que procurar seguir los protocolos oficiales de las Sociedades Científicas Nacionales e Internacionales.

22. El documento de Consentimiento Informado, debe ser obligatorio en toda historia clínica y se le debe entregar al paciente en su lengua materna o sino con presencia de traductor al informarle. Este documento de Consentimiento Informado, debe ser individualizado para cada actividad asistencial en nuestra especialidad y tiene que ser respaldado o avalado, es decir, elaborado por una Sociedad Científica Nacional o Internacional y no particular de elaboración propia. Es un documento que tiene la doble opción de aceptación de la técnica diagnóstica o terapéutica y también la de denegación de la misma, incluso después de firmar previamente el consentimiento para realizarla.

23. El consentimiento informado (CI) se prestará, por regla general, de forma verbal. El modelo escrito se reserva, a las intervenciones quirúrgicas, procedimientos diagnósticos invasores y procedimientos que supongan riesgos notorios y previsibles. No obstante, el enfermo puede revocar libremente por escrito su consentimiento en cualquier momento.

24. "Dar la cara" siempre. Es, quizás el punto más importante de todos y el que más pueda ayudar a reducir las demandas judiciales. Cuando ha habido un problema, lo que el médico no debe hacer jamás es desaparecer de la escena. Debe interesarse por la paciente, por la evolución clínica del caso, hablar con la familia, estar constantemente presente y colaborando en la posible solución del problema. Expertos en el terreno de la comunicación dicen que si el médico "da la cara" en forma positiva y constructiva, pidiendo perdón y disculpas a tiempo (si es el caso), se pueden evitar el 50% de las demandas judiciales.

25. Cuando recibamos una Demanda Judicial, tenemos que tomar la noticia con calma y seguir las normas de lo que SÍ debemos de hacer y de lo que NO debemos hacer.

26. En el mundo actual resulta imposible evitar que se produzcan reclamaciones en todos los órdenes, pero quien sea cuidadoso a la hora de prevenirlas, y preste la adecuada atención si es que suceden, estará en mejores condiciones de salir indemne de la situación, que es de lo que se trata.

27. La acusación de corporativismo que se nos hace a los médicos es falsa, ya que cuando un perito ha de hacer un informe oficial, tiene que hacerlo respetando sobre todo la verdad. Además no olvidemos que muchas demandas judiciales tienen su origen en otro médico del hospital o de otra institución que ha hecho a la paciente un comentario o una peritación totalmente negativa en relación con el acto profesional que hizo el medico.

28. La espiral en la que hemos entrado es mala para todos. Genera desconfianza en la relación médico-paciente, costes desorbitados por medicina defensiva, gastos añadidos de litigios que se prolongan por recurrencias a diversas instancias y recelo de las compañías aseguradoras que no saben cuál será la cuantía de la próxima indemnización y que, como hemos señalado, comienzan a retirarse del campo obstétrico.

Proyecto Docente "Ágora Médica" (www.agoramedica.com)
Campus online de Medicina Materno-Fetal «Caldeyro Barcia»
Diplomado en «Demandas Judiciales en Medicina»
Módulo IV. Anexos
Unidad 15. Breve Diccionario "Bilingüe" (Médico-Jurista)

15

Breve Diccionario "Bilingüe" (Médico-Jurista)

Manuel Gallo

ÍNDICE

Vamos a exponer una breve y resumida relación de términos médicos obstétricos más frecuentes, por orden alfabético de los contenidos en las demandas judiciales y su sencilla explicación para especialistas en Derecho.

En contrapartida, vamos a exponer también, muy brevemente por razones obvias, algunos términos jurídicos y su significación para médicos.

DICCIONARIO OBSTÉTRICO PARA JURISTAS

Los vamos a dividir en 4 apartados de términos médicos: 1) Generales, 2) Embarazo, 3) Parto y 4) Recién nacido.

Generales

AAP. Academia Americana de Pediatría.

ACOG. Colegio Americano de Obstetras y Ginecólogos.

Alto Riesgo Obstétrico (ARO). Embarazada con unas características especiales que le confieren una mayor posibilidad de que el embarazo tenga un resultado negativo, bien para ella o el recién nacido.

AMYTS. Asociación de Médicos y Titulados Superiores de Madrid.

CI. Consentimiento informado.

Cláusulas "Claim made". Las cláusulas "claim made" son propias de los seguros de responsabilidad civil, regulando el ámbito temporal del seguro, y caracterizadas por atender al momento de reclamación del perjudicado para determinar el ámbito de cobertura temporal de la póliza.

CPME. Comité Permanente de Médicos de Europa.

Doppler. Técnica diagnóstica del estado fetal, mediante el estudio de los flujos vasculares de la circulación fetal.

Ecografía. Técnica diagnóstica del estado fetal y del curso del embarazo, mediante el estudio por ultrasonidos.

EAPM. Asociación Europea de Medicina Perinatal.

Enfermedad Autosómica. Enfermedad congénita cuyo origen esta localizado en los cromosomas autosómicos y no en los sexuales (X,Y).

Enfermedad recesiva. Es cuando cada uno de los dos padres tiene una copia del gen de la enfermedad. Si un gen es anormal, puede llevar a una proteína anormal o a una cantidad anormal de una proteína normal. Debido a que los cromosomas autosómicos vienen en pares, hay 2 copias de cada gen, una de cada uno de los padres. Si uno de estos genes es defectuoso, el otro puede producir suficiente proteína, de tal manera que no se observa ninguna enfermedad. Esto se denomina una enfermedad recesiva y se dice que el gen es heredado en un patrón recesivo.

FECASOG. Federación Centroamericana de Sociedades de Obstetricia y Ginecología.

FLASOG. Federación Latinoamericana de Sociedades de Obstetricia y Ginecología.

IMC: Índice de Masa Corporal, es la relación entre el peso y la talla de una persona.

Legrado Uterino. Técnica quirúrgica obstétrica que consiste en la evacuación de restos ovulares de la cavidad uterina, cuando se produce un aborto espontanea en la paciente embarazada y limpieza de la cavidad uterina.

LOPS. Ley de Ordenación de Profesiones Sanitarias.

MBE. Medicina Basada en la Evidencia.

Monitorización Biofísica. Técnica diagnóstica del estado fetal, mediante el estudio de variables fetales y maternas.

Monitorización Bioquímica. Técnica diagnóstica del estado fetal, mediante el estudio de los gases sanguíneos del feto.

Multiparidad. Paciente que ha parido varias veces.

Nuliparidad. Paciente que no ha parido nunca.

OMC. Organización Medica Colegial (España).

Perinatal. Periodo comprendido entre la semana 28 del embarazo y los 30 días de vida neonatal.

RCOG. Real College de Ginecólogos y Obstetras de Inglaterra.

Screening. Cribado, Tamizaje, Rastreo.

SCOG. Sociedad Canadiense de Obstetricia y Ginecología.

SEGO. Sociedad Española de Ginecología y Obstetricia.

SESEGO. Sección de Ecografía de la SEGO.

SNS. Servicio Nacional de Salud.

Triple screening. Prueba consistente en la evaluación del riesgo en una paciente embarazada, de tener un hijo afecto con una alteración cromosómica, mediante el estudio de unos parámetros en sangre materna, unos parámetros de la ecografía y la influencia de la edad materna.

UCI. Unidad de Cuidados Intensivos.

WAPM. Asociación Mundial de Medicina Perinatal.

Embarazo

Amniocentesis. Exploración obstétrica que consiste en la extracción de una cantidad de liquido amniótico (generalmente 1 cc por semana de gestación), para el estudio de la dotación cromosómica fetal, en el laboratorio de Genética. Se realiza entre las semana 14 y 18 del embarazo.

Anemia: Cuadro clínica caracterizado por la presencia de cifras bajas de hemoglobina y hematocrito en la sangre. Cuando es importante, necesita, generalmente, de una transfusión sanguínea.

Ascitis Fetal: Acumulación de liquido anormal, en el abdomen fetal.

Biopsia Corial. Exploración obstétrica que consiste en la extracción de una cantidad de vellosidades coriales, para el estudio de la dotación cromosómica fetal, en el laboratorio de Genética. Se realiza entre las semana 11 y 13 del embarazo.

Cariotipo. Constitución cromosómica de una persona. 46 XX es una mujer y 46 XY es un hombre.

Coagulación Intravascular Diseminada(CID). Síndrome caracterizado por un aumento de la coagulación de la sangre de la paciente, producida en forma diseminada por todo el organismo.

Corioamnionitis. Es un proceso inflamatorio de las membranas ovulares del feto, que suele ocurrir por una causa infecciosa.

Desprendimiento Prematuro de Placenta Normalmente Inserta (DPPNI). Desprendimiento total o parcial de la placenta, de la cavidad interna uterina.

Embarazo Pretérmino. Por acuerdo, se define el embarazo a término como aquella gestación comprendida entre las 37 (259 días) y las 42 semanas (294 días) y embarazo pretérmino aquél que **dura menos de 37 semanas** después de la fecha probable de parto (FPP).

Embarazo Prolongado. Por acuerdo, se define el embarazo a término como aquella gestación comprendida entre las 37 (259 días) y las 42 semanas (294 días) y embarazo prolongado aquél que **dura más de 42 semanas (>294 días)** o 14 días después de la fecha probable de parto (FPP).

FPP. Fecha probable de parto.

FUR o FUM. Fecha de ultima regla o menstruación

Hidrops Fetal: Es una patología fetal caracterizada por un edema generalizado de la piel, asociado a una acumulación de liquido en al menos un espacio seroso e incluye derrame pleural, derrame pericardio o ascitis abdominal.

ILE. Interrupción Legal del Embarazo

IVE. Interrupción Voluntaria del Embarazo

Liquido Amniótico. Liquido contenido en la bolsa amniótica y que envuelve al feto durante el embarazo.

Membranas Ovulares. Membranas que envuelven al feto durante el embarazo.

Monitorización Biofísica Fetal. Documento clínico que registra los gráficos de la frecuencia cardiaca fetal, las contracciones uterinas y los movimientos fetales durante el embarazo.

Oligoamnios. Líquido amniótico escaso o ausente.

Parto de Pretérmino. Parto que ocurre antes del termino, es decir entre las 28 y 36 semanas de embarazo.

Polihidramnios. Líquido amniótico excesivo

Preeclampsia. Se define como una hipertensión que aparece después de las 20 semanas de gestación y se acompaña de proteinuria.

Presentacion Podálica o de Nalgas. Presentación del feto cuando la parte que esta colocada en la parte inferior de la pelvis materna, son las nalgas (y/o pies), y no la cabeza como es lo habitual en el 96% de los partos.

Proteinuria. Presencia de proteínas en orina.

Prueba de la Oxitocina. Monitorización Fetal que se realiza para ver el estado en que se encuentra el feto, con la infusión de una hormona llamada oxitocina y observando la relación entre la frecuencia cardiaca fetal y las contracciones uterinas, inducidas por la oxitocina.

Test de Bishop. Puntuación obstétrica que se hace para ver las características de la paciente al final del embarazo o comienzo del mismo y valorar las posibilidades de parto vaginal. Se considera que una puntuación superior a 6 es de buen pronóstico vaginal.

TNE. Test No Estresante, Test basal o Monitorización Fetal que se realiza para ver el estado en que se encuentra el feto, observando la frecuencia cardiaca fetal, los movimientos fetales y las contracciones uterinas.

Parto

Anestesia Epidural. Tipo de anestesia regional, no general, que se administra a las pacientes durante el parto. Es la habitual hoy día en nuestras pacientes.

Anestesia Epidural. Tipo de anestesia regional, no general, que se administra a las pacientes durante el parto. Es la anestesia habitual hoy día en nuestras pacientes.

Ascensos Transitorios de la FCF. Son aumentos, en forma transitoria, de la línea de base de la FCF,, asociados a múltiples causas, aunque a los que se asigna mayor valor pronóstico son los relacionados con los movimientos fetales.

Bradicardia fetal. Caída o desaceleración de la frecuencia cardiaca fetal por debajo de su valor normal que es de 120 a 160 latidos por minuto.

Cesarea Electiva. Cesárea que se realiza antes de que la paciente comience de parto o bien al comienzo del mismo, cuando existe una causa, científicamente aceptada como razón para ello.

Cesárea. Técnica de extracción del feto por vía abdominal.

CU. Contractilidad uterina

Desaceleración de la FCF. Caída de la FCF por debajo de 120 latidos por minuto.

Desaceleracion Prolongada de la FCF. Caida de la FCF por debajo de 120 latidos por minuto, con una duración de 3 a 10 minuto.

Episiotomía. Es un corte quirúrgico que se practica durante el periodo expulsivo del parto, con objeto de facilitar la salida del feto y evitar un desgarro del periné de la madre.

Estetoscopio de Pinard. Aparato para auscultar la FCF durante el embarazo o el parto, a través del abdomen materno.

FCF. Frecuencia Cardiaca Fetal.

Hiperdinamia. Aumento de la contractilidad uterina.

Hipertonía. Aumento del tono uterino, durante el proceso de la contracción del mismo.

Inducción de Parto. Proceso en el que se emplean una serie de procedimientos, farmacológicos o mecánicos, para desencadenar el proceso del parto, antes de que la paciente comience el parto de forma espontanea y con ello lograr el nacimiento del feto.

Linea Basal de la FCF. Es la frecuencia cardiaca fetal media a lo largo de un registro. Se expresa en latidos por minuto. Los rangos de normalidad están en 120 y 160 latidos/minuto.

Monitorización Biofisica Fetal. Documento clínico que registra los gráficos de la frecuencia cardiaca fetal, las contracciones uterinas y los movimientos fetales durante el embarazo y parto. También llamado Registro Cardiotocografico Intraparto.

Partograma. Documento de la historia obstétrica que recoge todas las exploraciones e incidencias habidas durante el transcurso del parto.

Patrón Reactivo de la FCF. Es un patrón normal de la FCF, significando que el feto reacciona a los estímulos, con un aumento transitorio de la FCF.

Registro Cardiotocográfico Intraparto. Documento que contiene registrados los gráficos de la frecuencia cardiaca fetal y las contracciones uterinas, durante el parto.

RPBF. Riesgo de Perdida de Bienestar Fetal. Es una de las indicaciones actuales de la cesárea.

Taquicardia fetal. Aumento o aceleración de la frecuencia cardiaca fetal por encima de su valor normal que es de 120 a 160 latidos por minuto.

Taquisistolia. Contractilidad uterina aumentada, con un ritmo mayor de 3 contracciones cada 10 minutos, que es lo normal.

Variabilidad de la FCF. Son las oscilaciones o fluctuaciones rápidas, latido a latido, de la FCF.

Versión Interna. Maniobra obstétrica que se realiza cuando el feto está en presentación de cabeza, consistente en "darle la vuelta" dentro del útero, para colocarlo en presentación de nalgas + pies y de esta forma poder extraer el feto más rápidamente (gran extracción) en caso de una situación de urgencia obstétrica.

Recién nacido

Anoxia Fetal. Ausencia de oxigeno en los tejidos fetales

Asfixia Neonatal. Cuadro muy grave que se presenta en el recién nacido, producido por una situación de hipoxia-anoxia fetal durante el parto.

Biopsia Fetal. Estudio anatomopatológico del feto, cuando la edad gestacional es inferior a 24 semanas.

Blastopatías. Son enfermedades que aparecen durante las tres primeras semanas después de la concepción.

Crecimiento Intrauterino Restringido. Situación en la cual el crecimiento fetal durante el embarazo es menor de lo habitual. Se conoce con las siglas CIR. Generalmente se considera que hay CIR cuando el crecimiento es inferior al percentil 10 de la curva de peso fetal durante el embarazo.

Cromosomopatías. Son anomalías en el número y estructura de los cromosomas.

Defecto Congénito. "Toda anomalía del desarrollo morfológico, estructural, funcional o molecular, externa o interna, familiar o esporádica, hereditaria o no, única o múltiple, presente al nacer o en etapas posteriores de la vida".

Diagnóstico Prenatal. "Todas aquellas acciones prenatales que tengan como objetivo el diagnóstico de un defecto congénito del feto".

EEG. Electroencefalograma.

Embriopatías. Son enfermedades que se producen en el período embrionario que comprende desde la cuarta hasta la octava o novena semanas de embarazo.

Enfermedad Congénita. "Todo proceso patológico, que puede ir acompañado o no de malformaciones congénitas, presente en el momento del nacimiento, sea o no detectable".

Fetopatías. Son las enfermedades que se producen en el período fetal que se extiende desde la octava o novena semana de gestación hasta el nacimiento.

Gametopatías. Enfermedades de origen preconcepcional y de causa genética (endógena), aunque pueden recibir influencias ambientales (exógenas). Son las Cromosomopatías y las Genopatías.

Genopatías. Son enfermedades hereditarias secundarias a mutaciones de los genes presentes en el óvulo y/o espermatozoide.

Hipoxemia fetal. Falta de oxigeno en la sangre

Hipoxia Fetal. Falta de oxigeno en los tejidos fetales

Índice de Apgar. Puntuación que se realiza en el recién nacido, con objeto de ver sus características neonatales.

Malformación Congénita. "Toda alteración morfológica detectable en el momento del nacimiento, sea o no detectada". Anomalía en el desarrollo, especialmente cuando constituye un defecto estructural.

Necropsia Fetal. Estudio anatomopatológico del feto, cuando la edad gestacional es mayor de 24 semanas.

Percentil. Variable estadística que nos indica los valores de crecimiento de una población. Se expresa desde el percentil 3 al 97 y el percentil 50 se considera que coincide con los valores centrales de la población.

pH cordón umbilical. Medida bioquímica que se realiza en los vasos sanguíneos del cordón umbilical, arteria y vena, con objeto de estudiar su estado bioquímico.

Prevención Primaria. Tiene como objetivo la protección del individuo de la exposición a la enfermedad.

Prevención Secundaria. Tiene como objetivo la detección, diagnóstico y tratamiento precoz y adecuado de los casos en que se han producido ya alteraciones en el organismo, aunque el paciente no presente síntomas, con el fin de intentar la curación total o parcial de su patología.

Prevención Terciaria. Tiene como objetivo el tratar de retener o retrasar la evolución del proceso patológico y sus posibles secuelas, aún cuando persista la enfermedad fundamental.

Recién Nacido Macrosoma: Recién Nacido de peso superior a los 4.500 gramos.

RMN. Resonancia magnética nuclear

Somatometría o Antropometria. Medidas del cuerpo, del feto o recién nacido

Tratamiento Prenatal. "Todas aquellas acciones prenatales que tengan como objetivo el tratamiento de un defecto congénito del feto".

UCIN. Unidad de Cuidados Intensivos Neonatales.

DICCIONARIO JURÍDICO PARA MÉDICOS

Abogado. Licenciado o doctor en derecho que ejerce profesionalmente la dirección y defensa de las partes en toda clase de procesos o el asesoramiento y consejo jurídico.

Carga de la prueba (de culpabilidad o inocencia). Antes la presentaba la demandante, ahora tiene que presentarla el medico o la administración sanitaria.

Fase de Instrucción. Corresponde a la demanda Penal y se desarrolla en el llamado Juzgado de Instrucción, en la que se produce la declaración del médico, así como de otros testigos, la aportación de la historia clínica y en la generalidad de los casos el informe del médico forense adscrito al Juzgado correspondiente.

Fase de Juicio Oral. Corresponde a la demanda Penal y se desarrolla en el llamado Juzgado de Penal. Con todo el material que se vaya instruyendo, el Juez archivará o sobreseerá el procedimiento, o dictará Auto abriendo juicio oral, supuesto éste en el que el médico se enfrentará a un proceso, que normalmente será ante el Juzgado de lo Penal, salvo que el hecho se considere mera falta, en cuyo caso será enjuiciado por el propio Juzgado que haya instruido las diligencias.

Informe Pericial Medico-Legal. Es un informe técnico, realizado por un Perito oficial y solicitado por alguna de las partes o el propio juzgado, sobre un tema determinado en el ámbito médico, con repercusión judicial.

Juez. Persona que tiene autoridad y potestad para juzgar y sentenciar.

Jurisprudencia. Conjunto de las sentencias, decisiones o fallos dictados por los tribunales de justicia sobre una materia determinada, de las cuales se puede extraer la interpretación dada por los jueces a una situación concreta.

La jurisprudencia se inspira en el propósito de obtener una interpretación uniforme del derecho.

Según la sentencia del Tribunal Supremo de 1991 se define como "aquel criterio valorativo de la corrección del concreto acto médico ejecutado por el profesional de la Medicina —ciencia o arte médica— que tiene en cuenta las específicas características de su autor, de la profesión, la complejidad del acto y la trascendencia vital para el paciente, y en su caso, la influencia de factores endógenos —estado o intervención del enfermo, de sus familiares o de la misma organización sanitaria— para calificar dicho acto conforme o no a la técnica normal empleada"

Tiene un valor fundamental como fuente de conocimiento del derecho positivo, con el cual se procura evitar que una misma situación jurídica sea interpretada en forma distinta por los tribunales; esto es lo que se conoce como el principio unificador (art. 321 CPC) de la jurisprudencia, cuya aplicación reposa en el Tribunal Supremo de Justicia.

Por lo tanto es frecuente leer: *el abogado basó su defensa en la abundante jurisprudencia que existe sobre el tema.*

Lex Artis "ad hoc". Tanto el Tribunal Supremo como el Consejo de Estado vienen manteniendo que dicha expresión se traduce en una "asistencia adecuada en función de la preparación científica y técnica del propio personal sanitario, en unas circunstancias determinadas según el caso clínico puntual".

Lex Artis. Tanto el Tribunal Supremo como el Consejo de Estado vienen manteniendo que dicha expresión se traduce en una "asistencia adecuada en función de la preparación científica y técnica del propio personal sanitario".

Orden Civil. En el orden civil el proceso comienza, como se ha dicho, mediante la formulación de una demanda que el médico recibirá en su domicilio, junto con el emplazamiento para que pueda comparecer ante el Juzgado y contestar dicha demanda, normalmente en un plazo de 20 días.

Orden Contencioso-Administrativo. Se requiere siempre que la demandada sea una Administración Pública, de suerte que la afectación del médico es aquí, como se habrá visto, inicialmente colateral.

Orden Penal. El demandado es el médico o profesional sanitario.

Perito Médico-Legal. Se podría definir como "aquella persona que, no siendo parte, en el proceso judicial, elabora un informe a solicitud de alguna de las partes o del propio Juzgado, sobre un hecho para cuya elaboración son necesarios determinados conocimientos técnicos"

Procurador. Profesional del derecho que, en virtud de apoderamiento, ejerce ante juzgados y tribunales la representación procesal de cada parte.